認知症の
コミュニケーション障害
その評価と支援

編著 三村 將・飯干紀代子
Masaru Mimura　Kiyoko Iiboshi

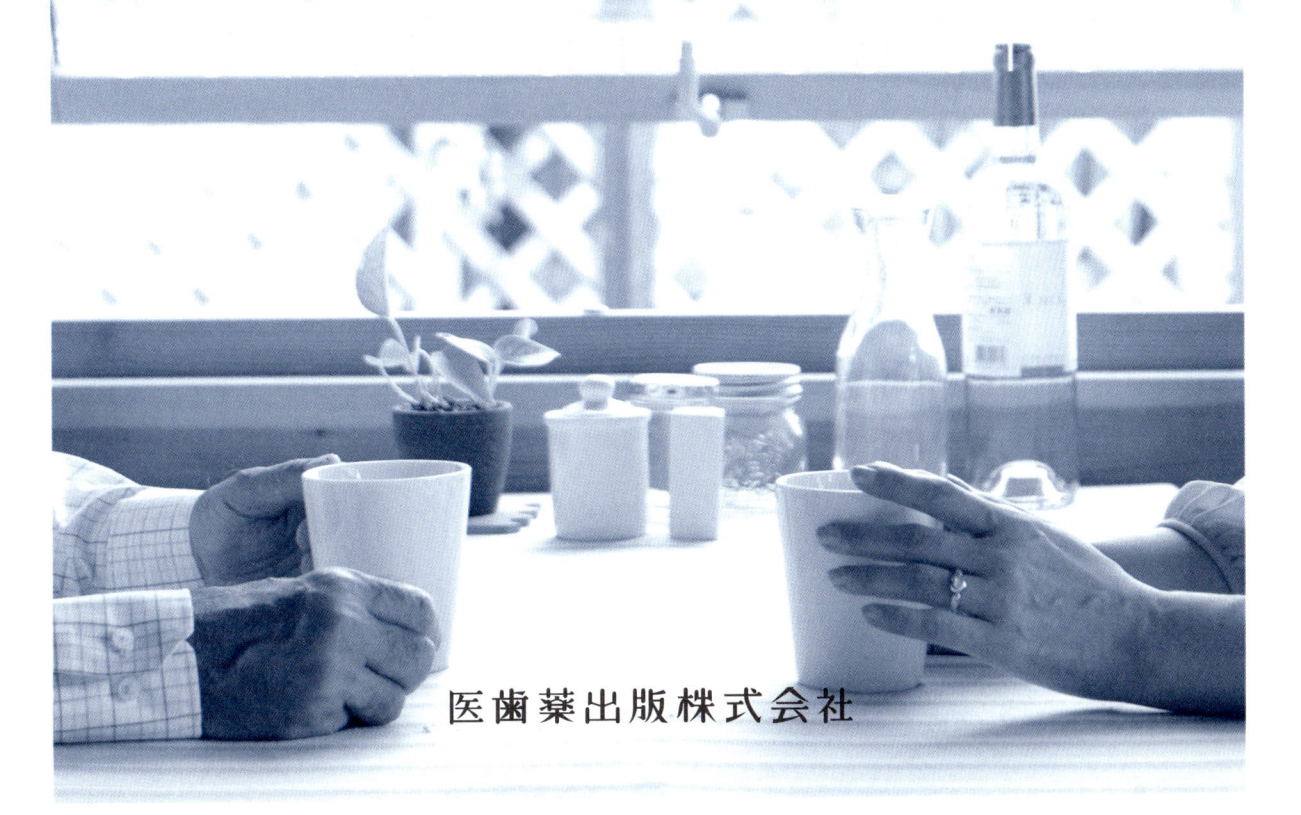

医歯薬出版株式会社

執筆者一覧

編者

三村　將　慶應義塾大学医学部精神・神経科学教室
飯干紀代子　志學館大学人間関係学部心理臨床学科

執筆者（執筆順）

三村　將	同上
飯干紀代子	同上
山田　弘幸	九州保健福祉大学
猪股　裕子	平川病院リハビリテーション科
若松　直樹	新潟リハビリテーション大学医療学部リハビリテーション学科
堀　宏治	昭和大学横浜市北部病院・メンタルケアセンター
小西　公子	昭和大学横浜市北部病院・メンタルケアセンター／東京都立東部療育センター・薬剤部
富岡　大	昭和大学横浜市北部病院・メンタルケアセンター
谷　将之	昭和大学病院附属東病院精神神経科
横山佐知子	昭和大学医学部附属烏山病院精神科
東　一成	東京医科大学救急・災害医学
蜂須　貢	昭和大学薬学部臨床薬理学科
早川　裕子	横浜市立脳卒中・神経脊椎センターリハビリテーション部
森山　泰	駒木野病院精神科
小川　敬之	九州保健福祉大学保健科学部作業療法学科
斎藤　文恵	慶應義塾大学医学部精神・神経科学教室
佐藤　順子	聖隷クリストファー大学リハビリテーション学部言語聴覚学科
仲秋秀太郎	慶應義塾大学医学部加齢と行動認知寄附講座
目黒　謙一	東北大学大学院医学系研究科高齢者高次脳医学
赤沼　恭子	東北大学大学院医学系研究科高齢者高次脳医学寄附講座
船山　道隆	足利赤十字病院精神・神経科
吉野　文浩	醍醐病院精神科
岡　瑞紀	慶應義塾大学医学部精神・神経科学教室
福井　俊哉	かわさき記念病院・病院長
安田　清	千葉労災病院リハビリテーション科／京都工芸繊維大学拡張コミュニティエイド研究センター
上杉　由美	医療法人社団清新会介護老人保健施設ピースプラザリハビリテーション科
吉畑　博代	上智大学言語聴覚研究センター

This book was originally published in Japanese under the title of:

NINCHISYOU NO KOMYUNIKESYON SYOGAI—SONO HYOKA TO SHIEN
(Communication Disorders of Dementia—Assessment and Support)

Editors:
MIMURA, Masaru
　Professor, Department of Neuropsychiatry
　Keio University School of Medicine
IIBOSHI, Kiyoko
　Professor, Department of Clinical Psychology
　Shigakukan University

© 2013　1st ed.

ISHIYAKU PUBLISHERS, INC.
　7-10, Honkomagome 1 chome, Bunkyo-ku,
　Tokyo 113-8612, Japan

序　文

　人間の祖先がいつの時代に音声言語を獲得したかについては諸説あるが，ゲノム分析によるFOXP2遺伝子の発見により，おおよそ10万年前であるという説が有力視されている．この説に従えば，社会を形成して他者と共存して生きる我々にとってかけがえのないコミュニケーションは，10万年の時を経て蓄積され進化してきたことになる．

　日々の臨床で，認知症のスクリーニングテストを実施している時，書字の課題で漢字を書き，「私もこんな字が書けたのね」と愛おしそうに検査用紙を眺める患者がいる．問診やフリートークで，言い淀みながらも最終的に自分の言いたかったことばが言え，心から安堵したような表情を見せる患者もいる．昔の思い出を語った後で，遠い懐かしい思い出を聞き手と共有して静寂に浸ることもある．コミュニケーションは基本的には情報を交換するためのツールであるが，このような場面に遭遇した時，認知症を患った方々にとってのコミュニケーションの持つ奥深さを思う．

　種類や重症度は多様であるものの，ほとんどすべての認知症患者に何らかのコミュニケーション障害が存在する．本書の目的は，コミュニケーションという切り口で認知症をとらえ，支援のための実用的な方法論を提言することである．認知症の臨床に携わるリハビリテーションスタッフ，これから臨床に携わる学部生や大学院生に向けて，症例を多用しながら具体的に解説・紹介することを心掛けた．

　本書の構成は，認知症とコミュニケーション障害についての概説，評価方法，支援方法の3部である．順に読み進めることもできるし，必要な部分を辞書のように読むこともできる．たとえば，「認知症患者の聴覚障害の評価方法を知りたい」，「前頭側頭型認知症に対するコミュニケーション支援のポイントは何か」といった臨床上の疑問を解決する手段として活用することもできる．

　また，疾患名・検査名などは，原則として各節の初出のみ，【日本語（英語フルスペル：略語）】で表示し，再出以降は略語のみを記した．そして，巻末に「本書で用いた主な略語一覧」を掲載している．

　執筆陣は，認知症に造詣が深く，かつ，日々第一線で，認知症患者に丁寧な臨床を実践しておられる先進的な先生方である．本書の内容が，認知症の臨床に携わる医療職の方々に，コミュニケーション支援に関する実践的な知識や技能を提供できるものであると自負している．そして，それを通して，人生の集大成の時期を生きている認知症の方々の日々のコミュニケーションが，適切で豊かなものになることを願っている．

2013年10月

編者　三村　將
飯干紀代子

認知症のコミュニケーション障害
―その評価と支援―
Contents
目 次

第1章　認知症のコミュニケーション障害

- *1* 認知症総論 ……………………………………………………… 三村　將　*2*
- *2* コミュニケーション総論 …………………………………… 飯干紀代子　*8*
- *3* 認知症におけるコミュニケーション障害 ……………………………… *16*
  - 1. 視覚・聴覚に起因するもの ……………………………… 山田弘幸　*16*
  - 2. 音声・構音に起因するもの ……………………………… 山田弘幸　*22*
  - 3. 言語に起因するもの ……………………………………… 猪股裕子　*24*
  - 4. 認知に起因するもの ……………………………………… 若松直樹　*28*
  - 5. 行動に起因するもの …………………… 堀　宏治・小西公子・富岡　大・
    谷　将之・横山佐知子・東　一成・蜂須　貢　*33*

第2章　コミュニケーション障害評価

- *1* 原因別評価 …………………………………………………………………… *38*
  - 1. 視覚 ………………………………………………………… 飯干紀代子　*38*
  - 2. 聴覚 ………………………………………………………… 飯干紀代子　*40*
  - 3. 認知 ………………………………………………………… 早川裕子　*44*
  - 4. 言語 ………………………………………………………… 飯干紀代子　*51*
  - 5. 構音 ………………………………………………………… 飯干紀代子　*55*
  - 6. 行動 ………………………………………………………… 森山　泰　*58*
- *2* 認知症の日常生活評価の実際 ……………………………… 小川敬之　*63*
- *3* 自伝的記憶の聴取 ……………………………………………… 飯干紀代子　*71*

第3章　コミュニケーション支援

- コミュニケーション支援の基本的考え方 ……………………… 斎藤文恵　*82*
- *1* コミュニケーションの類型化に基づく支援方法 ……………………… *86*
  - 1. 全体良好型 ………………………………………………… 飯干紀代子　*88*
  - 2. 聴覚障害型 ………………………………………………… 飯干紀代子　*90*
  - 3. 認知障害型 ………………………………………………… 飯干紀代子　*92*

4. 構音障害型 ……………………………………………………… 飯干紀代子　*94*
　　5. 全体不良型 ……………………………………………………… 飯干紀代子　*95*
2　原因疾患別・重症度別の関わり方 ………………………………………………………　*99*
　　1. アルツハイマー病（AD） ……………………………… 佐藤順子・仲秋秀太郎　*99*
　　2. 血管性認知症（VaD） …………………………………… 赤沼恭子・目黒謙一　*105*
　　3. レビー小体型認知症（DLB） ………………………………………… 船山道隆　*111*
　　4. 前頭側頭葉変性症（FTLD） …………………………… 吉野文浩・船山道隆　*115*
　　5. 軽度認知障害（MCI） ………………………………………………… 岡　瑞紀　*120*
　　6. その他の認知症（AD，VaD，DLB，FTLD，MCI 以外） ……… 福井俊哉　*127*
3　BPSD への対応 ………………………………………………………… 小川敬之　*133*
4　情報支援環境の整備―認知症患者とのより良い
　　コミュニケーションのために― ……………………………………… 安田　清　*138*
5　介護者支援 ……………………………………………… 上杉由美・吉畑博代　*143*
6　グループ訓練 …………………………………………………………… 飯干紀代子　*150*
7　メモリーブックを用いた支援 ………………………………………………………　*154*
　　1. メモリーブック総論 ………………………………………………… 飯干紀代子　*154*
　　2. メモリーブック各論 ………………………………………………… 飯干紀代子　*160*

　●本書で用いた主な略語一覧 ……………………………………………………… *166*
　●索引 ……………………………………………………………………………… *168*

第1章
認知症の
コミュニケーション障害

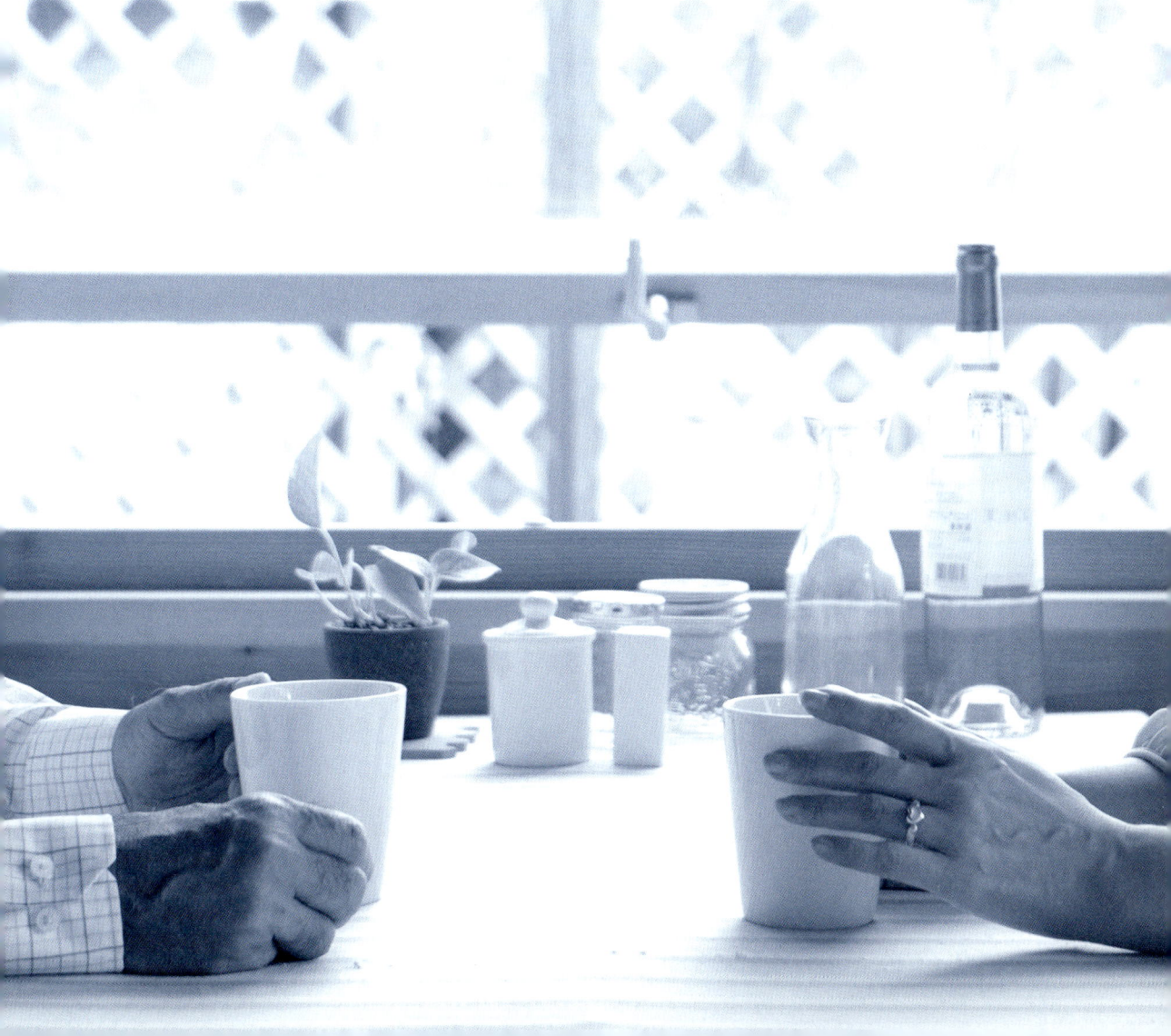

第1章 認知症のコミュニケーション障害

1 認知症総論

1 はじめに

　厚生労働省が「痴呆」を「認知症」という行政用語に変更することを決定したのが2004年12月である．それから10年近くをへて，行政用語としてのみならず，新聞やテレビなど報道場面においても，さらには学術用語としても「認知症」という語はおおむね定着した感がある．すでに国民の4人に1人が65歳以上となった超高齢社会の今日のわが国において，認知症はがんや糖尿病，脳血管障害，心臓病と並ぶ国民病であり，あるいはこれらの疾患以上に切迫した問題となっている．超高齢社会の進展とともに，認知症の患者数は年々増加傾向にあり，現在，認知症患者全体で300万人を優に超え，そのうちの約半数はアルツハイマー病（Alzheimer disease：AD）であるとされている[1]．

2 認知症による受診の状況

　近年，物忘れ・認知症の精査や相談に対応する専門外来が全国的に増えている．これらは物忘れ外来，シルバー外来，認知症外来，高次機能外来など，様々に呼ばれており，その病院・機関の特徴や性質，地域によって受診する患者のタイプも様々である．筆者自身が以前担当していた昭和大学附属烏山病院の高齢者外来を2009年4月～2010年3月の1年間に初診した患者，約200人の性・年齢別の分布を図1に示す．男性66人，女性137人で，女性が男性の倍であった．年齢幅は53～96歳，平均79.6歳であり，80歳以上が116人（57.1％）と全体の半数以上を占めていた．男性の方が若い年齢で受診する率が高く，特に65歳未満の初老期認知症ないし若年性認知症については女性より男性が多くなっていた．臨床診断別内訳（図2）については，血管性との混合型を含め，初診患者の約半分がADであった．これにレビー小体型認知症（dementia with Lewy body：DLB）や血管性認知症（vascular dementia：VaD）が続くが，DLBがまれな疾患ではないこと，VaDは最近の診断基準ではむしろ必ずしも多くないことは特徴的であろう．
　烏山病院の高齢者外来を初診する患者には二極化した傾向がみられた．一群は患者自身ないし家族が物忘れに気づき，精査・加療を希望して初診となる患者群である．認知症スクリーニングのために最もよく用いられる検査であるミニメンタルステート検査（Mini-Mental State Examination：MMSE）では，21点以上の軽度の患者が実に40.2％であった．これらの患者は初期・軽度のADであることが多いが，認知症とはあくまでも自分一人では日常生活に支障を生じる状態を指す．したがって，日常生活が自立している場合，認知症とは診断できず，その前段階とみなしうる軽度認知障害（mild cognitive impairment：MCI）[2]という診断になる．実際，2009年度の

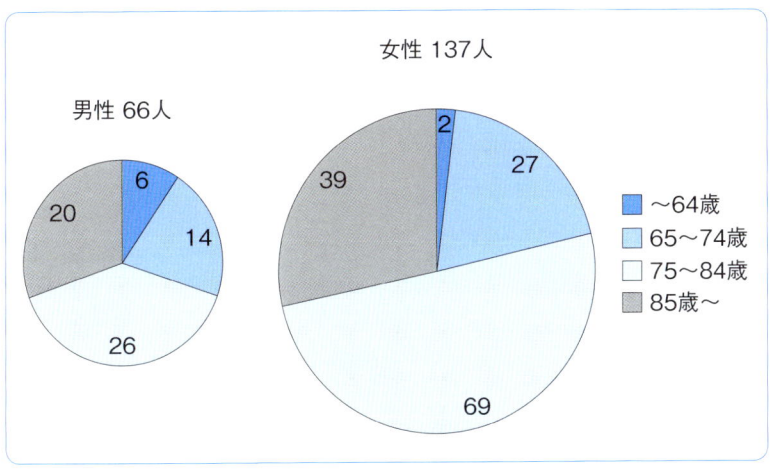

図1 昭和大学附属烏山病院高齢者外来を2009年4月～2010年3月に初診した患者の性・年齢別内訳

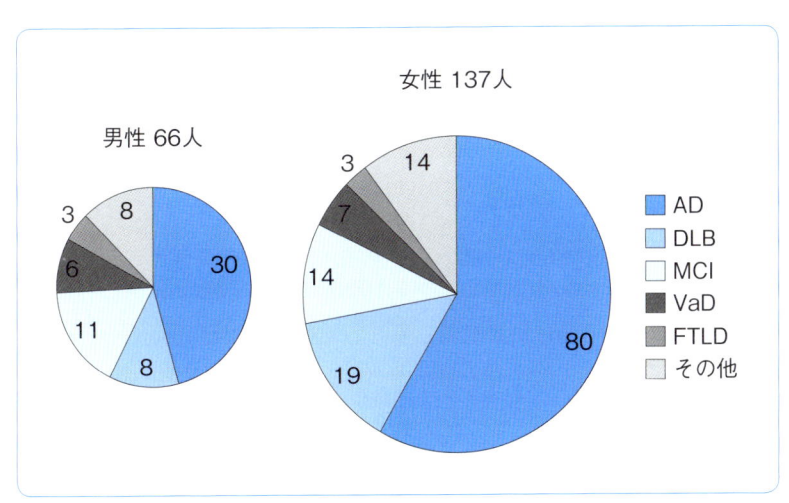

図2 昭和大学附属烏山病院高齢者外来を2009年4月～2010年3月に初診した患者の臨床診断別内訳
AD：アルツハイマー病，DLB：レビー小体型認知症，FTLD：前頭側頭葉変性症，MCI：軽度認知障害，VaD：血管性認知症．その他には，特定不能の認知症，アルコール性認知症，特発性正常圧水頭症，妄想性障害を含む

初診患者の1割以上がMCIの診断となっている（図2）．もう一方の群は記憶障害や実行機能障害などの中核症状もある程度進行しており，それとともに顕著な周辺症状ないし認知症の行動・心理症状（behavioral and psychological symptoms of dementia：BPSD）を認める患者群である．このような場合は家族が疲弊して入院治療を希望してくることが多く，初診患者の約半数が実際に烏山病院の認知症治療専門病棟に入院となった．

3 初期認知症への対応

　前述のごとく，烏山病院の高齢者外来を初診する患者の約4割は軽度ADないしMCIであった．この傾向は現在担当している慶應義塾大学病院の外来ではさらに加速している．慶應病院では神経内科と精神神経科とが協同してメモリークリニックを開設しているが，2008年2月～2012年5月までの初診患者約1,800人の初診時診断別内訳を図3に示す．ここでもADの診断が1/3と最も多いが，注目すべきはMCIが約2割を占めている点である．さらに，メモリークリニックにおいて実施される詳細な神経画像検査（脳MRI，脳血流SPECT）と神経心理学的検査（知能検査，記憶検査，注意力検査，前頭葉機能検査，視覚構成機能検査など）をへてもなお，正常範囲としかいいようのない「健常者」が14％に上った．

　軽症者の受診が増えている背景には，ADという疾患概念が普及してきた点や，ドネペジルなど，ADの中核症状の進行を抑止し得る薬剤に関する啓発が進んできている点があろう．多くの人は物忘れが治らないまでも，少しでも進まないようにしたいと切に願って専門外来を訪れている．これらの軽度認知症ないしその前段階については，たとえ的確に診断できたとしても，何をどこまで伝えるか（説明と告知），そしてどのような治療戦略をとっていくかについてはまだ異論があり，ケースバイケースでもある．

　軽度ADやMCIをより精緻に診断するための画像解析ツールとして，近年では脳MRIのVSRAD（voxel-based specific regional analysis system for Alzheimer's Disease）[3]あるいは脳血流SPECTのeZIS（easy Z-score imaging system）[4]といった定量解析技法が開発されてきている．これらの画像解析ツールは，脳萎縮や局所脳血流低下の程度をわかりやすく表示することができるため，かかりつけ医との連携や，患者・家族への説明に際しても非常に便利である．本書のテーマである認知症のコミュニケーション障害に関しても，たとえばADか前頭側頭型認知症（frontotemporal dementia：FTD）かを鑑別したり，進行性失語（progressive aphasia：PA）の病態把握をしたりする場合に，しばしば画像所見は有用な情報を提供してくれる．

　現在用いられているADの薬物治療の主体はドネペジル・ガランタミン・リバスチグミンといったコリンエステラーゼ阻害薬であり，より重症の症例に対して用いる抗NMDA受容体拮抗薬であるメマンチンも含め，今日ADに対して使用可能な4種類の薬剤はいずれも中核症状の進行抑止を目的とした対症療法である．しかし，将来的にはADの発症ないし進行を止めることができる疾患根治薬/修飾薬が求められている．現在ADの最も有力な発症機序であるアミロイド仮説に基づき，脳内のアミロイドの異常蓄積を抑えて行くことが一つの有力なターゲットである．これまでに行われてきたADへのアミロイド治療はきなみ失敗に終わっているが，これはすでに発症してから導入しても遅いということが一つの問題となっている．アミロイドを標識したPETを用いると，ADにおいては臨床症状が顕在化してくる平均15年前から脳内に異常アミロイドが蓄積してきているといわれている．図3の「健常者」のなかには実はこのようなMCIよりさらに前段階のプレクリニカルADがかなり存在すると想定され，将来的には，このプレクリニカルADの段階から異常アミロイドの蓄積を低減していく方略も可能性がある．

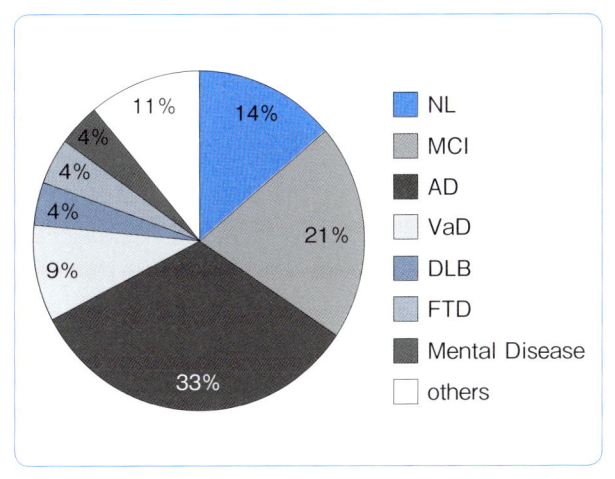

図3 慶應義塾大学病院メモリークリニックを2008年2月〜2012年5月に初診した患者（1,811人）の診断別内訳
AD：アルツハイマー病，DLB：レビー小体型認知症，FTLD：前頭側頭葉変性症，MCI：軽度認知障害，NL：健常，VaD：血管性認知症．その他には，特定不能の認知症，アルコール性認知症，特発性正常圧水頭症，妄想性障害を含む

4 精神症状・行動障害への対応

　専門外来を受診するもう一方の極には，重度のBPSDを呈する患者群がある．BPSDのうち，精神症状としては，妄想，幻覚，うつ・アパシー，不安，不穏・興奮などが代表的であり，行動症状としては，攻撃，大声，徘徊，つきまとい，収集などがあげられる．患者は自分がしまった物の場所を忘れてしまい，探しても見つからないために「誰かが盗った」と言うようになる．「泥棒が入って盗っていった」という侵入妄想のケースもあるが，多くの場合，介護の主力となっている者，たとえば同居して一番患者と接している嫁がターゲットとなる．そのような場合，家族と患者との関係が悪化し，家庭での介護が立ち行かなくなる場合もある．BPSDの評価尺度としては様々なものがあるが，1994年にCummingsらにより開発された精神症状評価尺度であるNeuropsychiatric Inventory（NPI）日本語版[5]がよく用いられている．

　認知症のBPSDに関しては，それぞれの症状に対する対症療法として，様々な向精神薬が用いられるが，その効果とともに限界にも注意が必要である．精神運動興奮や幻覚・妄想などに対しては統合失調症を主な適応症とする抗精神病薬を使用する．しかし，認知症のBPSDに対して適応を有する抗精神病薬は世界的にも存在しないため，症状に応じて各種の薬剤を適応外処方しているのが実情である．定型抗精神病薬はほとんど使用されず，新規の非定型抗精神病薬が第一選択であり，また，若年者に比べるとごく少量から使用することになるが，それでも認知症患者においては，傾眠，ふらつき・転倒，誤嚥などが出現しやすいので，注意が必要である．なお，周知のとおり，認知症の高齢者に抗精神病薬を使用することについては，米国食品医薬品局（US Food and Drug Administration：FDA）からは死亡率が上昇することに対する警告が出されている．そのため，これらの抗精神病薬治療を行うにあたっては，患者/介護者に対して十分な説明のうえ，同意を得る必要がある．認知症の場合，これらの説明をそもそも理解できない，あるいは

理解したとしても忘れてしまうことも多い．また，認知症患者の介護者が高齢である場合，介護者自身の認知機能に何らかの低下がみられることもある．患者および介護者の認知やコミュニケーションの状態を把握し，それに応じた説明を丁寧に行うことが重要である．

認知症患者の入院は可能な限り短くというのが現在の方針である．2009年4月～2010年3月の1年間に昭和大学附属烏山病院認知症治療専門病棟に入院した患者は121人であり，男性43人，女性78人と，やはり女性が男性のほぼ倍であった．入院患者の診断別内訳をみると，やはりADが過半数を占めるが，男女ともDLBの相対的比率が高い．DLBは著明な人物・動物幻視に代表されるように，対応困難なBPSDのために入院となることが多いが，一方で向精神薬の効果が乏しく錐体外路症状などの副作用が出やすい．さらに，ふらつきや転倒・骨折，あるいは誤嚥を生じるリスクが高く，治療的には非常に難渋する病態である．

5 認知症への対応と関わり

認知症に関する医学的知見は21世紀に入ってからのこの10数年の間に飛躍的に進んでいる．前述のごとく，疾患根治薬/修飾薬も開発が進んでいるが，現時点ではいまだに認知症の予防/進行抑止に働く確実な手段はみつかっていない．その意味では，認知症に対する非薬物療法や対応・関わりといった問題がきわめて重要である．非薬物療法の中心となるものがいわゆる広義の認知リハビリテーション（以下リハ）である．将来的には，神経再生や神経刺激によって神経機能の再建が現実的になってくる可能性はあるが，現段階では，回想法・現実見当識訓練法・芸術療法・レクリエーション療法や，これらを組み合わせたデイケアプログラムなどの集団リハないし個人リハによって，進行性の認知機能低下を少しでも抑止し，機能代償や機能維持を図っていこうとしている．近年，ことに初期，軽度の認知症症例に神経心理学的機能回復訓練を試みる報告が増えてきている[6,7]．既述のごとく，認知症の初期の段階，あるいはMCIの段階で治療を求めて医療機関を訪れる患者が増えてきており，今後も種々の技法を組み合わせて認知症のリハに取り組むことがますます重要性を増すと考えられる．

認知症患者やその家族を支える家族会もこの10数年の間に大きく拡充してきている．代表的なものとして，公益社団法人認知症の人と家族の会（http://www.alzheimer.or.jp/）や，若年期の認知症のための彩星（ほし）の会（若年認知症家族会 関東部会）（http://www009.upp.so-net.ne.jp/fumipako/）などがあげられる．これらのなかで，全国キャラバン・メイト連絡協議会（http://www.caravanmate.com/index.html）は，自治体や全国規模の企業・団体などと協催で認知症サポーター養成講座の講師役（キャラバン・メイト）を養成し，認知症患者と家族への応援者である一般市民の認知症サポーターを養成するNPO活動を展開している．オレンジバンドを持つこの認知症サポーターは，現時点で実に400万人を超えている．いかに認知症への社会的関心が高いかを示す現象であろう．医療，福祉，行政，企業といった組織と，一般市民の持つリソースを融合させ，補い合いながら発展していくシステム作りが，今後，よりいっそう加速すると思われる．

6 おわりに

　認知症，物忘れの専門外来の受診状況を踏まえ，認知症の現況について述べた．認知症への対応は患者本人と家族・介護者を核として，専門医療スタッフ，かかりつけ医，ケアマネジャーを中心とする介護チーム，治療やリハに関わる多職種の担当者，グループホームなどの種々の生活施設の職員らがタッグを組み，医療と介護の間でいかに患者と家族の生活の質を高めることができるかが問われている．

　認知症患者がその人らしく生き生きと生活していくためには，周囲からのサポートがかかせない．現時点で認知症患者に医療そのものがなしうることは限られているが，これまでの生活史を大切にし，周囲との関わりを継続していく繋がりを形作ることがきわめて重要である．本書に記載されているコミュニケーションという切り口からみた様々な知恵と工夫が参考になるものと思われる．

■文献

1) 朝田　隆：認知症有病率等調査について―都市部における認知症有病率と認知症の生活機能障害への対応．社会保障審議会介護保険部会（第45回）資料6，平成25年6月6日，http://www.mhlw.go.jp/stf/shingi/2r98520000033t9m.pdf
2) 朝田　隆（編）：軽度認知障害：MCI．第2版，中外医学社，2008．
3) 松田博史：MRIの画像：統計解析によるアルツハイマー型認知症の早期診断．老年精神医学雑誌，15：21-28，2004．
4) 松田博史：神経疾患とSPECT：easy Z-score imaging system（eZIS）を用いた解析．Brain Nerve，59：487-493，2007．
5) 博野信次・他：日本版Neuropsychiatric Inventory―痴呆の精神症状評価法の有用性の検討．脳と神経，49：266-271，1997．
6) 三村　將，小松伸一：軽度痴呆患者に対する認知リハビリテーション．神経心理学，20：233-240，2004．
7) Mimura M, Komatsu S：Factors of error and effort in memory intervention for patients with Alzheimer's disease and amnesic syndrome. Psychogeriatrics, 10：179-186, 2010.

● 第1章　認知症のコミュニケーション障害

2 コミュニケーション総論

1 コミュニケーションとは

　コミュニケーション（communication）とは，ラテン語のコミュニカーレ（communicare：共有）が語源であるとされ，複数者間で何らかの情報や意思を伝達し，それを共有する活動を指す．他者と共存し社会を構成して生きる我々の生活の基盤をなしている．

　コミュニケーションは脳の様々な部位が，場面に応じてネットワークを形成しながら適正に働くことによって成立する．たとえば，相手の話を聞いて自分の考えを話す，本を読んで感想を記すといったことばを使ったコミュニケーション活動は，主として左側のシルビウス裂を取り巻く言語野の働きによる[2]．また，話す時に抑揚をつけたり，言外の意味を慮ったりするのは右半球が関わっている[14]．さらに，相手の話す内容に共感したり，本を読んで心を動かされたりするのは主として大脳基底核や前頭葉が関与している[10]．

　これらの脳部位に何らかの損傷があるとコミュニケーションに支障が生じる．認知症においては損傷部位と広がりによってコミュニケーション障害の種類と重症度は多様であるが（図1），覚醒度が少しでも保たれていればコミュニケーション機能のすべてが失われることは少なく[4]，何らかのコミュニケーションストラテジーが残存している．コミュニケーションが社会の中で他者

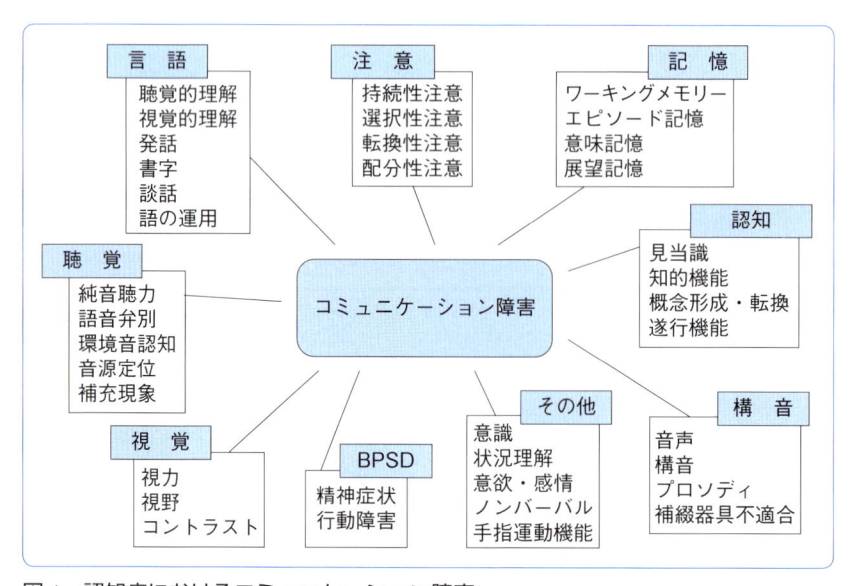

図1　認知症におけるコミュニケーション障害

8

と共に生きる我々に欠かせないものであるという点から考えると，残存している機能を探し，患者を取り巻く周囲の人に伝え，リハビリテーション（以下リハ）で促進することはきわめて重要である．

コミュニケーションを論じるには多様な切り口があるが，本項では，認知症患者の残存機能の発見と活用という視点に立ち，コミュニケーション障害を理解するための基本的な考え方を紹介して，第2章以降の各論の前提としたい．

2 症候論からみたコミュニケーション障害

症候論とは，患者の示す様々な訴えや所見を定義・分類して意味づけを与える方法論である．コミュニケーションに関する症状を分類するために必要な枠組みには，次のようなものがある．

第1は，言語のモダリティ別の症状分類である．コミュニケーションは，相手の発したメッセージを理解する側面と（input），自分がメッセージを発信する側面（output）に大別される．さらに，音声を用いて行われるか，あるいは文字かによって各々が2分され，「聴覚的理解」「視覚的理解」「発話」「書字」の4つのモダリティに分類される．各モダリティには難易度の階層があり，単語，短文，パラグラフ，長文の順に難易度が高くなる．また，単語では，頻度（日常生活でよく使う単語か否か），心象性（イメージしやすい単語か否か）といった属性によって難易度が左右される．たとえば，「慇懃無礼」といった抽象的で，かつ，日常生活でさほど使わない単語より，「りんご」といった具体的で日常生活でよく使う単語の方が難易度は低い．また，短文では，構文の複雑さにより難易度が異なる．たとえば，「熊がりんごを食べる」といった平叙文の方が，「りんごが熊に食べられる」といった受動文より理解しやすい．モダリティ別の障害の有無や重症度の判定は，問診，自由会話，スクリーニング検査，標準失語症検査やWAB失語症検査などの系統的検査で得られたデータを分析することによって行われる．併せて，患者の言語症状の特徴を，表1に示すような用語を用いて分類し記述する．

第2は，情報処理モデルを用いた障害メカニズムの推定である．図2はKaiらによるロゴジェンモデルである[6]．患者が「りんご」の絵を見て，「りんご」と言う＜呼称＞の場面を例にとって説明すると，①の意味システムで絵に関する意味，たとえば，丸い・甘酸っぱい・青森・アップルパイなどが想起される．②の音韻出力レキシコンでは，①で想起された意味に当てはまる単語「りんご」が想起される．③の音韻捜査情報では「りんご」という単語が持つ音韻情報/r/i/n/g/o/が想起され，正しい順序に並べられる．④で各々の音韻を正しく発音するためのプログラムが組まれ，口唇や舌などの発声発語器官を適正に調整して，「りんご」と発語される．このモデルを用いて，表1に示した言語症状を解説すると，②での誤りが意味性錯語，③での誤りが音韻性錯語となる．なお，これらの既存の情報処理モデルは主として単語の処理過程に限定されており，句，文，談話などの障害については，言語性短期記憶，統語能力，意味の文節や回収などといった機能が必要となる[8]．

情報処理モデルを用いた分析には，系統的検査や掘り下げ検査のスコアだけでなく，各下位項目の詳細な誤反応分析が必須である．加えて，既存の検査では不十分あるいは説明がつかない場合も多く，そのような時は，各々の症状に応じた掘り下げ検査を自ら作成することが欠かせない．コミュニケーション障害の症候論からの分析は，障害された機能を明らかにすることで，逆説的に残存している機能を発見することにつながる．認知症患者にコミュニケーション障害の詳細な

表1 発話モダリティにおける代表的な症状

症状名	下位分類	定義	「りんご」を例にした具体例
喚語困難		意図した語を全く喚語できない	
迂言		別の言い方で説明しようとする	「あの，赤くて丸いヤツ」
錯語	音韻性錯語	音の一部を誤る	「きんご」
	意味性錯語	別の似通った語に誤る	「みかん」
新造語		従来の日本語にない新しく作られたことば	「りみかい」
ジャルゴン	音韻性（新造語）ジャルゴン	新造語の羅列	「りみかいが　さてで　はひた」
	意味性ジャルゴン	意味性錯誤の羅列	「みかんが　とりで　かした」
再帰性発話	無意味語再帰性発話	意味のない音の反復	「みかみかみかみか」
	実在語再帰性発話	実在語の反復	「またねまたねまたね」
残語		決まったことばしか出てこない	「すっとんとん」※イントネーションなどで多様な意味を伝えようとする
反響言語		相手が言ったことばを繰り返す	
文法障害	失文法	助詞や助動詞など機能語の脱落	「りんご　みんな　たべる」
	錯文法	助詞や助動詞の誤用	「りんごで　みんなは　たべる」

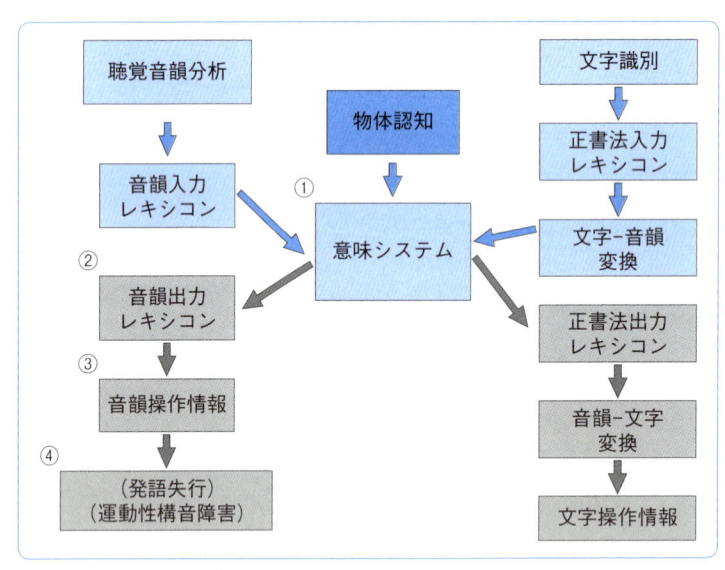

図2 情報処理過程[6]（Kaiら，1996）

検査を実施することは，耐久性や協力性，他の高次脳機能障害の影響などで容易ではないが，適正なコミュニケーション支援を導くために怠ってはならない基本の作業である．

　ところで，変性性疾患による認知症は，近年の生化学・ゲノム解析などの進歩により，古典的な疾患概念からの再分類が急速に進んでいる．たとえば，変性性認知症（degenerative dementia）による原発性進行性失語症（primary progressive aphasia）については，今日，nonfluent/agrammatic 型，semantic 型，logopenic 型の 3 亜型に臨床分類することが提唱されているが[11]，最近見出された logopenic 型についても，すでに，さらなる亜系の存在あるいは再分類の可能性が指摘されてきている[17]．このように，認知症患者の言語症状を詳細かつ丁寧に記載・分析することは，既存の分類に照らして症状を整理するだけに留まらず，今後の認知症の再分類に向けての基礎情報を提供するという点でも意義深い作業と言える．

3 語用論からみたコミュニケーション障害

　語用論とは，言語表現を，それを用いる使用者や文脈との関係でとらえ，分析し意味づける方法論である．つまり，言語の持つメッセージを，ことば通りの意味（字義的意味）だけではなく，含蓄や隠喩などの裏に隠された意味を含めて表現したり，それが用いられている状況に応じて解釈したりする言語活動を指す．

　たとえば，雪がしんしんと降り積もり，分厚い雪で屋根が覆われた白川郷の合掌造りの写真に，「あったかそう」ということばが添えてあったとする．写真だけみると，辺り一面雪で，全然「あったかそう」ではない．しかし，「戸外は雪が深く積もって寒いけれど，家の中ではストーブやこたつで暖かいのだろう．家族が集まって団らんしていて心も温まりそうだ」などと解釈することもできる．極寒の写真と「あったかそう」という相反する状況を，これまでの経験や知識により想像・類推して，納得のいく解釈を導いたということになる．

　また，開いている窓の近くに立っている人に向かって，「寒いですね」と言った場合，字義的には，「今日の気温は 10 度を下回って冷えますね」といった寒さの事実を述べたことになる．しかし，その場面でそれを聞いた人の多くは，「寒いので窓を閉めて下さい」というメッセージと受け取り，「窓を閉めましょうか？」と尋ねるか，黙って窓を閉めるであろう．相手が発したメッセージを，気温の低下という字義的意味だけでなく，窓が開いている→自分は窓の近くにいる→あの人は寒そう，といった状況を鑑みて行動したことになる．

　このように，ことばを状況の中で適切に解釈して運用する能力を語用論的能力と言い，社会の中で他者と共に生きる我々にとって，きわめて重要なコミュニケーション能力の一つである．Penn[12]のモデルによると，語用論的能力は，3 つの要素の相互作用によって成立する．第 1 は「言語技能」であり，これには語彙，音韻，字義的意味，統語などが含まれる．我々が言語機能と呼んでいるものとほぼ同義と言えよう．第 2 は「認知技能」であり，これには知識，記憶，概念，感情などが含まれる．言語機能を支える広範な認知機能と言えよう．第 3 は「社会的技能」であり，患者が属する社会のコミュニケーションに関する規則や慣習である．敬語の使用や，場の雰囲気を読むなどの能力が含まれる．

　コミュニケーション障害の代表格である失語症患者の多くが，主として「言語技能」の低下のために「認知技能」「社会的技能」を活用できず，結果としてうまくコミュニケーションがとれないのとは異なり，認知症患者は「言語技能」の低下もさることながら，「認知技能」や「社会的技能」の顕著な低下が特徴である．たとえば，施設入所中の重度のアルツハイマー病（Alzheimer disease：AD）女性が，消灯前の 21 時頃，「晩ご飯はまだ？　いつなの？　お腹がすいた．早く食事を出して」と，他患を見舞って帰ろうとしている人に，切々と訴えたとしよう．この発話は，語彙，音韻，字義的意味，統語に問題がなく，3 文節レベルの「言語技能」は良好である．しかし，すでに夕食を食べたことを忘れるといった「認知技能」の低下，他患の見舞客に切々と訴え

表2 パラ・コミュニケーションとノンバーバル・コミュニケーション

パラ・コミュニケーション	ノンバーバル・コミュニケーション
声の大きさや高さ	距離
声の質	身体接触
プロソディ（強弱・抑揚・リズム）	姿勢の傾き
話速度	仕草（ボディランゲージ）
発話の明瞭度	ジェスチャー
雰囲気	視線
	表情

るといった「社会的技能」の低下により、結果として彼女の発言は場に不適切で、意図がうまく伝わらない．

ただ、一方で、認知症患者には，「認知技能」や「社会的技能」のうち，これまで本人が培ってきた経験知を含めた知識や文化的背景が残存していることも多い．たとえば，筆者の経験では，中等度の認知症患者の幾人かは，前述した雪の降り積もった合掌造りの家の写真について，「囲炉裏は暖かいからねえ」「さあ，炬燵で暖まりましょう」などと，「極寒と暖かさの語用論的解釈」が可能であった．認知症患者に保たれている語用論的能力に着目し，それをコミュニケーションの手がかりとして会話を引き出す姿勢も重要であろう．

4 言語・準言語・非言語

人が何らかのメッセージを伝達・共有する方法は大きく3つに分けられる．言語（バーバル・コミュニケーション），準言語（パラ・コミュニケーション），非言語（ノンバーバル・コミュニケーション）である[13]．

バーバル・コミュニケーションとは，ことばを用いてメッセージを伝達・共有する方法であり，その特徴や分類については前述の通りである．バーバル・コミュニケーションは他者とのやりとりに用いられることに加え，自分の中で思考を組み立てる，問題を推論して解決を導く，概念を構築するといった内言としての役割も大きい．いずれにしても，人としてのアイデンティティに深く関わっている．

パラ・コミュニケーションとは，言語そのものではないが言語に付随して，メッセージを修飾する役目を持つ．表2は，各々に含まれる具体的コミュニケーション方法の一覧である．発話の明瞭さ（滑舌の良さ），声の大きさや高さ，声の質，抑揚やイントネーション，話速度などである．たとえば，高齢者に話しかける時の留意点として「大きな声で」「ゆっくり」「区切って」「メリハリをつけて」などがあげられるが，これらはすべてパラ・コミュニケーションの技法である．吉川ら[16]は認知症患者に対する介護者の発話スタイルをパラ・コミュニケーションの観点から分析し，認知症の重症度にかかわらず，「敬意と親密さの両方の特性を持つ発話スタイル」が最も患者の評価が高く，一方で，「敬意はあるが親密さを感じられない発話スタイル」「指示的で相手をコントロールする発話スタイル」は「馴れ馴れしい」「非難されている」など患者の評価が低いことを報告している．

12

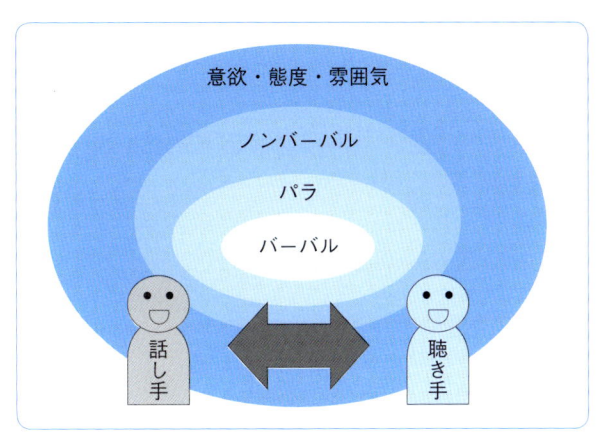

図3　コミュニケーションフィールド

　ノンバーバル・コミュニケーションとは，言語を用いずにメッセージを伝える方法である．視線や表情，ジェスチャー，仕草（ボディランゲージ）が代表的であるが，加えて，相手との距離，姿勢の傾き，身体接触なども重要なメッセージを発する．これらのうち，ジェスチャーは，体の動きによって伝える内容を表現するだけでなく，会話の流れを調節して情報のやりとりをスムーズにする働きや，話し手と聴き手の間に一体感とも言える感情的な繋がりを醸成する役割がある[7]．

　また，認知症患者の約9割にみられる認知症の行動・心理症状（behavioral and psychological symptoms of dementia：BPSD）[5]は，患者が示す何らかのメッセージであるという見方もできる．たとえば，徘徊は「自分の居場所がない」「落ち着かない」「不安である」といった心理状態を，無為は「疲れた」「少し休みたい」「そっとしておいてほしい」といった意思を，ことばではない形で表現しているとも考えられる．

　図3は，2者間における，バーバル・パラ・ノンバーバルの各コミュニケーションの関係を示したものである．認知症患者と適切なコミュニケーションをとるためには，単語の親密性や文の長さ・複雑さといったバーバルな側面の考慮はむろん必要であるが，それに加えて，声の大きさや抑揚，表情や雰囲気といったパラおよびノンバーバルなコミュニケーションへの配慮が欠かせない．特に，認知症が重度になればなるほど，その比重は大きくなる．コミュニケーションの語源である「共有」という観点からは，たとえことばによる意思疎通が不十分であっても，視線や表情によって何らかの雰囲気や感情を共有できていれば，ある種のコミュニケーションは成立しているとも言えよう．患者の発することば以外のメッセージに敏感に気づいて反応する感受性を持つことも重要である．

5 会話分析

　2者間に会話が成立して，それが維持・展開されていくためには，次の4つの要素が必要である[15]．話者交代（turn-taking）：話し手が交替する，破綻と修正（trouble-repair）：言い誤り，聞き間違いなどが生じたら修復する，話題転換（topic-shifting）：話が停滞あるいは一段落したら別の話題を切り出す，話題管理（topic-management）：テーマから大きく逸脱しそうになったら話を元に戻す，である．AD患者の会話の特徴をこれらの視点で分析した研究では，「話者交替」な

表3 Profile of Pragmatic Impairment in Communication (PPIC)

項目		内容
LC	literal content	首尾一貫性, 了解可能性
GP	general participation	他者への関心, 共感性, 社会的態度
QN	quantity	相手が理解するに足る情報量
QL	quality	発話内容の信憑性
IR	internal relation	自分なりの思考の構築
ER	external relation	適切な場面での迅速な表出
CE	clarity of expression	明瞭性, 簡潔性
SS	social style	場面に適した態度
SM	subject matter	発話内容の文化・社会からの逸脱性
AE	aesthetics	特筆すべき対人交流上の雰囲気

ど会話の形式は保たれているものの，話題を維持することが難しく，話題の導入や転換が唐突であることが示されている[1,9]．「話が噛み合わない」「テーマから逸脱する」「唐突に話が変わる」といった臨床でよく遭遇する会話上の問題を，認知症患者自身で修復することは困難であり，医療・介護スタッフが，破綻と修正，話題管理の主導権を持ち，会話をコントロールする能力が要求される．

6 半構造化面接による認知症患者のコミュニケーション能力評価

Profile of Pragmatic Impairment in Communication（PPIC）は，認知症患者を対象にした，半構造化面接によるコミュニケーション能力評価リストである[3]．①個人的な思い出，②Boston失語症診断テストの情景画，③ティーセットの写真を見てお茶を入れる手順を説明する，の3つの話題を提示し，患者のコミュニケーション状況を，LC：首尾一貫性，GP：他者への関心，QN：情報量などの10項目にわたりチェックする（表3）．各項目について，全くない—いつもみられる，の4件法で評価し，10項目の合計得点により，正常，軽微な低下，軽度，中等度，重度，最重度の6段階に評定する．

前述した3つの話題は，自伝的記憶の叙述，物語の叙述，手続き説明，とも解釈でき，本評価リストは異なる3カテゴリーの表出能力を測ることができると言える．加えて，叙述能力だけでなく，評価時の意欲や社会性といったコミュニケーション態度も評価可能である．語用論を含めた広義のコミュニケーションという観点から，障害された能力と残存している能力を見極め，前者を補い，後者を促進させる手がかりの一つになると思われる．

■文献

1) Garcia LJ, Joanette Y：Analysis of conversational topic shifts：a multiple case study. Brain Lang, 58：92-114, 1997.
2) Goodglass H：Understanding Aphasia. 失語症の理解のために．波多野和夫, 藤田郁代監訳：創造出版, 2000.
3) Hays SJ, et al.：Clinical assessment of pragmatic language impairment：A generalisability study of older people with Alzheimer's disease. Aphasiology, 18：693-714, 2004.
4) 飯干紀代子：コミュニケーション支援におけるエビデンスの可能性―言語聴覚士の立場から自験例を通して―．高次脳機能研究, 32：468-476, 2012.
5) Ikeda M, et al.：Delusions of Japanese patients with Alzheimer's disease. J Geriatr Psychiatry, 18：527-532,

2003.
6) Kai J, Lesser R, Coltheart M：Psycholinguistic assessment of language processing un aphasia（PALPA）：an introduction. Aphasiology, **10**：159-215, 1996.
7) 喜多荘太郎：人はなぜジェスチャーをするのか．ジェスチャー・行為・意味．斉藤洋典，喜多荘太郎編著，共立出版，2002，pp.2-14.
8) 小嶋知幸：障害内容別の失語症訓練方針．よくわかる失語症セラピーと認知リハビリテーション（鹿島晴雄・他編），永井書店，2008，pp.185-195.
9) Mentis M, Briggs-Whittaker, Gramigna GD：Discourse topic management in senile dementia of the Alzheimer's type. J Speech Hear Res, **38**：1054-1066, 1995.
10) 三村　將：前頭葉と記憶—精神科の立場から．高次脳機能研究，**27**：278-289，2007.
11) 三村　將：血管性失語症と変性性失語症．認知神経科学，**14**：9-13，2012.
12) Penn C：Aphasia Therapy in South Africa. Some Pragmatic and Personal Perspectives. Holland AL, Forbes MM（Eds.），Chapman & Hall, 1993.
13) Prutting CA, Kirchner DM：A clinical appraisal of the pragmatic aspects of langeage. J Speech Hear. Dis, **52**：105-119, 1987.
14) Rousseaux M, Daveluy W, Kozlowski O：Communication in conversation in stroke patients. J Neurol, **257**：1099-1107, 2010.
15) Whitworth A, Perlins L, Lesser R：Conversation Profile of People for Aphasia（CAPPA）. Whurr Publishers, 1997, pp.26-45.
16) 吉川悠貴・他：模擬会話場面のVTRを用いた介護職員の発話スタイルの評価．日本認知症ケア学会誌，**4**：51-61，2005.
17) 吉野文浩・他：進行性失語をめぐる諸問題　アルツハイマー病とsemantic dementiaの意味記憶障害．高次脳機能研究，**32**：405-416，2012.

第1章 認知症のコミュニケーション障害

3 認知症におけるコミュニケーション障害

1. 視覚・聴覚に起因するもの

　認知症におけるコミュニケーション障害のうち，本項においては視覚・聴覚に起因するもの，次項においては音声・構音に起因するものについて述べる．それに先立ち，まず，コミュニケーション障害の原因となる問題点の全体像と，その全体像の中で視覚・聴覚および音声・構音という要因がどのように位置づけられるかについて概観する．

1 コミュニケーション障害の一般的な原因

　人間同士のコミュニケーション場面を構成する主な要素には，メッセージの発信者，メッセージの受信者，コミュニケーション環境（コミュニケーション媒体を含む）がある（図1）．人間同士のコミュニケーションは，同時双方向の情報のやりとりから成り立っており，一人の人間が情報発信者側および情報受信者側の両方の役割を担わなければならないので，図1では「受・発信者」と表示してある．つまり，コミュニケーション障害の原因は，受・発信者という人的要因，コミュニケーション媒体を含むコミュニケーション環境という物理的要因のいずれか，あるいは両方であることがわかる．

　人間同士のコミュニケーションにおいては，言語的コミュニケーションおよび非言語的コミュニケーションが混在している．図2[1]は，音声言語あるいは文字言語による言語的コミュニケーションにおいて，どのようにして他者からのメッセージを入力あるいは受信し，どのようにして他者へメッセージを出力あるいは発信するか，そのプロセスの概要を示したものである．このように，音声言語あるいは文字言語による言語的コミュニケーションにおいては，「①聴く」（聴

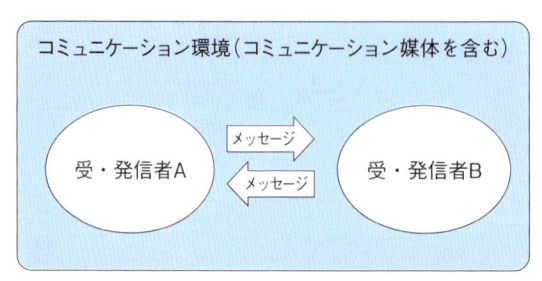

図1　コミュニケーション場面を構成する要素

16

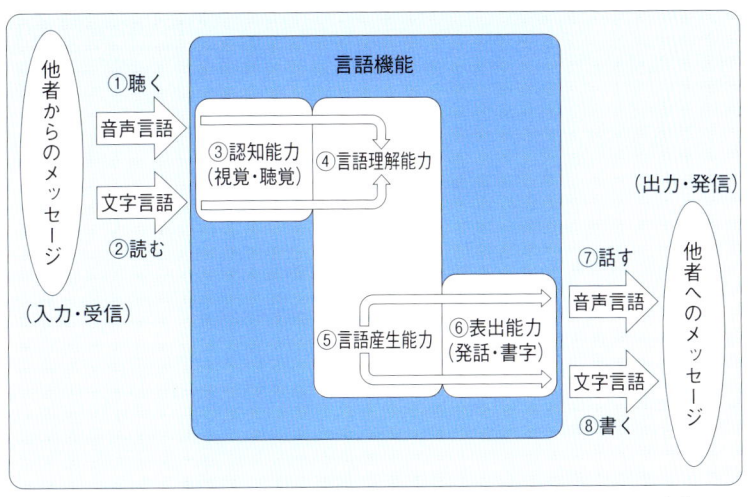

図2 言語機能の諸側面（言語の理解と表出，音声言語と文字言語）[1]

（山田弘幸，2010）

表1 要因別にみたコミュニケーション障害の原因となる主要な問題点

コミュニケーション障害の原因		コミュニケーション障害の原因となる主要な問題点
人的要因	情報発信者側要因	音声障害，発話運動の障害や器質障害による構音障害 上肢などの運動障害による書字障害や情報機器などへのアクセシビリティ障害 知的障害や認知症による言語処理過程における言語産生の障害など
	情報受信者側要因	視覚系・聴覚系などにおける末梢性感覚障害 より高次の認知情報処理過程の障害 知的障害や認知症による言語処理過程における言語理解の障害など
物理的要因	コミュニケーション環境要因（コミュニケーション媒体を含む）	言語音聴取を妨げる周囲騒音や放送設備などの音質低下 長すぎる残響時間など不適切な音響空間条件 相手の表情や文字の読み取りなどを妨げる照度不足あるいは照度過剰 情報通信インフラストラクチャーのトラブルなど

覚）・「②読む」（視覚）・「⑦話す」（構音）・「⑧書く」（書字）という要素が必要不可欠であること，言語機能と総称されるものには，「④言語理解能力」と「⑤言語産生能力」があることがわかる．

　一般に，コミュニケーション障害，すなわちコミュニケーションという同時双方向の情報交換事態において障害が生じる原因には，図1で見たように，人的要因（情報発信者側要因，情報受信者側要因）と，物理的要因（コミュニケーション環境要因）があり，さらにこれらの要因が組み合わさって複雑な複合要因を生じる場合が考えられる．

　表1に示すように，人的要因のうち情報発信者側要因の主なものとしては，音声障害，発話運動の障害や器質障害による構音障害，上肢などの運動障害による書字障害や情報機器などへのアクセシビリティ障害，知的障害や認知症による言語処理過程における言語産生の障害などがある．

　一方，情報受信者側要因の主なものとしては，視覚系・聴覚系などにおける末梢性感覚障害，視知覚障害・聴知覚障害，より高次の視覚的認知障害・聴覚的認知障害，知的障害や認知症による言語処理過程における言語理解の障害などがある．

物理的要因，すなわちコミュニケーション環境要因の例としては，言語音の聴取を妨げる周囲騒音や放送設備などの音質低下，長すぎる残響時間など不適切な音響空間条件，相手の表情や文字の読み取りなどを妨げる照度不足あるいは照度過剰，ディスプレイやビデオカメラなど画像装置のトラブル，情報通信インフラストラクチャーのトラブルなどがあげられる．

ここで，情報発信者側要因および受信者側要因という人的要因に着目すると，コミュニケーション障害の原因となる主要な問題点として，両要因において「知的障害や認知障害による言語処理過程における障害」が含まれ，情報発信者側要因独自のものとして音声言語でのコミュニケーションにおける音声障害，構音障害，および文字言語でのコミュニケーションにおける上肢の巧緻運動障害などが含まれる．一方，情報受信者側要因独自のものとして視覚系・聴覚系などの末梢性感覚障害，およびより高次の認知情報処理過程の障害が含まれる．

また，情報発信者側要因，情報受信者側要因，コミュニケーション環境要因の3要因間には複雑な交互作用が生じるので，たとえば同じコミュニケーション環境下にあっても，環境の影響を強く受けてコミュニケーション障害が生じてしまう人もいれば，全く影響を受けず何の支障も生じないままの人もいたり，あるいは，同一人物においてもコミュニケーション相手やコミュニケーション環境によって，コミュニケーション障害が生じたり，生じなかったりすることになる．

以上のように，一般にコミュニケーション障害においては，人的要因のうち比較的末梢的な視覚・聴覚の問題点によって，主としてコミュニケーションにおける情報の入力・受信過程に障害が生じ，発声・構音や書字など運動機能の問題点によって，主として情報の出力・発信過程に障害が生じることがわかる．さらに，コミュニケーションという同時双方向の情報交換事態においては，情報発信者側と情報受信者側が常に目まぐるしく交代し，双方が同時に発信者側あるいは受信者側となる場合もあるため，問題点がより複雑化することに注意しなければならない．

ここで，受信者側・発信者側という人的要因に，さらに認知症という問題点が加わった場合に

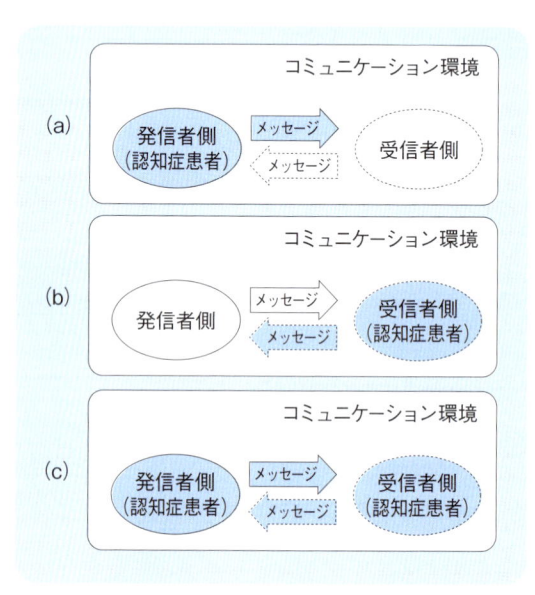

図3　認知症患者がコミュニケーションに関わる際の3形態

ついてみると，図3に示すように，認知症患者のコミュニケーションへの関わり方には，情報発信者側が認知症の場合（図3（a）），情報受信者側が認知症の場合（図3（b）），双方が認知症の場合（図3（c））の3パターンが考えられる．図3（a）では，認知症による発信者側の言語産生能力の低下がコミュニケーション障害の主な原因となり，図3（b）では，受信者側の言語理解能力の低下がコミュニケーション障害の主な原因となり，図3（c）では，発信者側の言語産生能力と受信者側の言語理解能力の両方の低下がコミュニケーション障害の主な原因となる．

2 認知症におけるコミュニケーション障害（視覚に起因する問題点）

以上を踏まえ，表2に，認知症のコミュニケーションにおいて，視覚および聴覚に起因する問題点を示す．

認知症におけるコミュニケーション障害のうち視覚に起因する問題点としては，認知症によって生じる中核的なコミュニケーション障害（ジェスチャー・手話・文字言語などの視覚言語処理過程における理解障害や表出障害など）に加えて，認知症患者に占める高齢者の割合が高いことから，老視や加齢性白内障などの影響が大きいと考えられる．

表2　認知症のコミュニケーションにおいて，視覚および聴覚に起因する主な問題点

問題点の在処	視覚に起因するもの	聴覚に起因するもの
認知症がある発信者側	白内障など末梢性の視覚障害による 相手（受信者側）の認識自体の困難 相手の表情などの視知覚の困難 書字に必要な視覚フィードバック機能の低下 ディスプレイを用いる情報処理機器などの操作困難 コミュニケーション環境（周囲状況）についての視覚的情報の取り込み困難 認知症による 相手（受診者側）の視覚的認知の困難 相手の表情やジェスチャーなどの視覚的認知の困難 コミュニケーション環境（周囲状況）についての視覚的認知の困難	加齢性難聴など末梢性の聴覚障害による 発話時の自己音声フィードバック・リンク機能低下 コミュニケーション環境（周囲状況）についての聴覚的情報の取り込み困難 認知症による 相手（受診者側）の聴覚的認知の困難 相手の声のプロソディなどの聴覚的認知の困難 コミュニケーション環境（周囲状況）についての聴覚的認知の困難
認知症がある受信者側	白内障など末梢性の視覚障害による 相手（発信者側）の認識自体の困難 相手の表情やジェスチャーなどの視知覚の困難 文字，記号などの視知覚の困難 非言語的な視覚刺激全般の視知覚困難 ディスプレイの表示の視知覚困難 認知症による 相手（発信者側）の視覚的認知の困難 相手の表情やジェスチャーなどの視覚的認知の困難 読字困難 記号，サインなどの視覚的認知の困難 言語的・非言語的を問わず，メッセージ内容の視覚的理解の困難	加齢性難聴など末梢性の聴覚障害による 言語的・非言語的を問わず，聴覚刺激の聴取自体の困難 聴取が困難なため，言語的・非言語的を問わず聴知覚の困難 コミュニケーション環境（周囲状況）についての聴覚的情報の取り込み困難 認知症による 相手（発信者側）の声のプロソディなどの聴覚的認知の困難 コミュニケーション環境（周囲状況）についての聴覚的認知の困難 言語的・非言語的を問わず，メッセージ内容の聴覚的理解の困難

表3 加齢による視覚機能の低下[2]（亀山祐美，2011）

部位	変化	症状
角膜	角膜内皮細胞の減少，進行すると水疱性角膜症	視力低下，眼痛
水晶体	水晶体の蛋白質の変性，黄染	屈折障害，調節障害，白内障，水晶体が黄色をおびている
瞳孔	縮瞳傾向，瞳孔括約筋の機能低下	暗いと見えにくい，明順応と暗順応の調整速度低下
硝子体	ゲル状の硝子体が液状に変性し，硝子体中の線維成分が凝集・浮遊する	飛蚊症
網膜	神経細胞減少，血管の加齢性変化，黄斑変性症	視力低下，ぼやける，物が歪んでみえる，欠けてみえる

　すなわち，認知症による中核的な問題点以前に，たとえば白内障など末梢性の視覚障害によって，見えないためにコミュニケーション相手の存在の認識自体が困難な場合，見えないことによって相手の表情や動作の視知覚が困難な場合，文字や記号などのコミュニケーション媒体の視知覚が困難な場合などが生じることになる．

　表3[2]に，視覚機能の加齢性変化を示す．こうした生理的変化は，視覚的認知の阻害要因となるが，さらにアルツハイマー病（Alzheimer disease：AD）では，網膜の神経線維層の厚みが正常群よりも薄くなり，認知症が進行するほどより薄くなることが報告されている[3]．

　以上のように，認知症におけるコミュニケーションでは，認知症そのものによる視覚的認知機能の低下にとどまらず，通常の加齢に伴う末梢性の視覚機能低下も健常高齢者より著しいという阻害要因が加わることになる．

3 認知症におけるコミュニケーション障害（聴覚に起因する問題点）

　認知症におけるコミュニケーション障害のうち聴覚に起因する問題点としては，認知症によって生じる中核的なコミュニケーション障害（話しことば，すなわち音声言語処理過程における理解障害など）に加えて，認知症患者に占める高齢者の割合が高いことから，加齢性難聴（老人性難聴）の影響が大きいと考えられる．

　視覚に起因するものの場合と同様，認知症による中核的な問題点以前に，たとえば加齢性難聴など末梢性の聴覚障害によって，聴こえないためにコミュニケーション相手から話しかけられたこと自体に気づけない場合，聴こえないことによって音声や音響の聴知覚が困難な場合などが生じることになる．

　図4[4]に，年齢別平均オージオグラムを示す．聴覚の感度の側面については，年齢が上がるに連れて高音域の聴覚閾値上昇の程度が著しいことがわかる．

　加齢に伴う変化は，聴覚系全体（伝音系および感音系）に認められるが，伝音系（外耳および中耳）に生じる変化は聴覚に影響を及ぼさないとされている[5]．

　一方，内耳に生じる変化についてSchuknecht[6]らは，1) sensory presbycusis型：ラセン器の聴覚細胞の消失，2) neural presbycusis型：蝸牛神経の変性消失，3) strial presbycusis型：蝸牛の血管条の萎縮，4) cochlear conductive presbycusis型：基底板やラセン靱帯の変化，の4タイプに分類している（表4）[7]．ただし，実際には上記1)〜4)のタイプが混在し，たとえば補充現象を示す内耳性難聴と語音明瞭度の高度な低下を示す後迷路性難聴が混在するなど，それぞれ

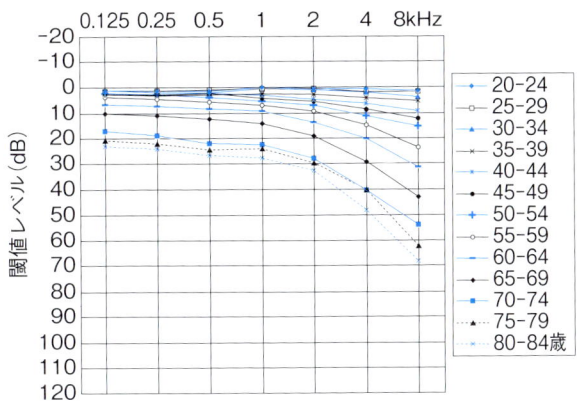

図4 年齢別平均オージオグラム[4]（立木 孝・他，2002）

表4 加齢性難聴の4つの型[7]（青柳 優，2002）

	障害部位	蝸牛回転	聴力障害	
			オージオグラム	語音明瞭度
sensory presbycusis	ラセン器	基底回転端	高音急墜型	障害周波数による
neural presbycusis	ラセン神経節	全回転	全周波数	高度障害
strial presbycusis	血管条	頂回転	全周波数	軽度障害
cochlear conductive presbycusis	基底板，ラセン靭帯	全回転 基底＞頂回転	高音漸傾型	オージオグラムの勾配による

の聴覚障害の特徴が重なった形で出現すると考えられている[5]．

　語音聴取能については，安ら[8]の聴取実験において，VCV刺激（C：摩擦音）の先行母音―摩擦部間の無音区間長が増加すると，摩擦音から破擦音へと識別結果が変化し，また，高齢健聴者群と比較して聴覚の時間分解能が低下した群，摩擦音の聴取閾値が上昇した群，およびこれら両方がみられた群では摩擦音への異聴が増加した．さらに，これらの聴覚特性の劣化に加えて補充現象がみられた群では，よりいっそう異聴が増加する傾向がみられた．

　以上のように，加齢性難聴においては，聴覚の感度の側面（聴力レベルで示される聴覚閾値）のみならず弁別能の側面（語音明瞭度）も障害されるので，聴覚閾値に比して語音明瞭度の低下の程度が著しいという特徴を示す．

　図5-a[9]は，AD，アルツハイマー型老年認知症（senile dementia of Alzheimer type：SDAT）および健常脳（老人斑多発脳）について，大脳皮質における神経原線維変化（neurofibrillary tangle：NFT）の分布を示したものである．これより，単位面積当たりのNFT数はADの方がSDATよりはるかに多く，また，SDATにおけるNFTの分布パターンは健常脳に類似しているが，ADにおけるNFTの分布パターンは健常脳とは全く異なるパターンとなっており，聴覚皮質近傍の上・中・下側頭回では，ADにおけるNFT数は健常脳との比較のみならず，SDATとの比較でも非常に多いことがわかる．

　また，**図5-b**[9]は，ADおよびSDATについて，大脳皮質におけるNFT数の増加率を示したものである．これより，ADにおいては視覚野近傍の鳥距溝皮質（V）におけるNFT数の増加率は

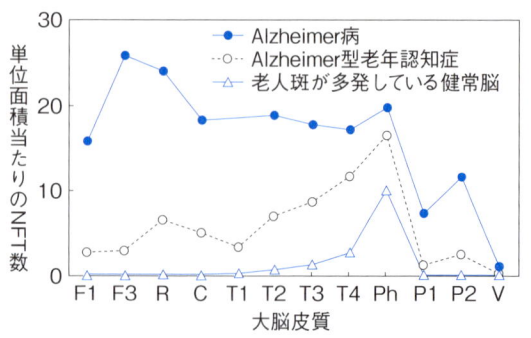

図 5-a 大脳皮質における単位面積当たりの NFT 数[9]（水谷俊雄，2002）
F1：上前頭回，F3：下前頭回，R：直回，C：帯状回，T1：上側頭回，T2：中側頭回，T3：下側頭回，T4：内側後頭側頭回，Ph：海馬傍回，P1：上頭頂小葉，P2：下頭頂小葉，V：鳥距溝皮質．

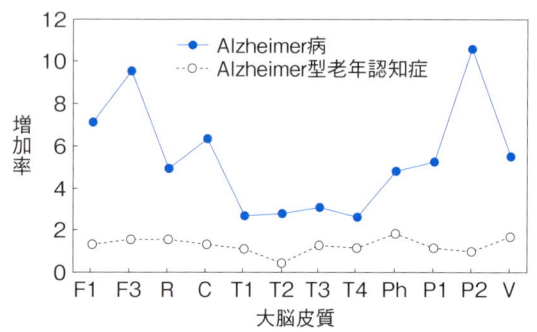

図 5-b Alzheimer 病，Alzheimer 型老年認知症における老人斑の増加率[9]（水谷俊雄，2002）
横軸の略号は図 5-a と同じ．増加率とは 95 パーセンタイル値（健常脳における各年代，各大脳皮質に出現した老人斑の数をゼロから並べたときの 95 番目の値）で，各疾患の同年代，同一部位に出現した老人斑数を割った値．

約 6 倍であるのに対し，聴覚野近傍の側頭回（T1～T4）では約 3 倍と比較的低くなっていることがわかる．また，SDAT における NFT 数増加率は，どの皮質でも健常脳の約 1.5 倍でほぼ均一であるが，AD においては部位によって増加率が大きく異なっている．

以上のように，認知症の原因疾患によって聴覚皮質における異常の生じ方も異なるため，認知症におけるコミュニケーションでは，認知症そのものによる聴覚的認知機能の低下の他，加齢による聴覚機能の低下，さらに認知症の原因疾患によってはいっそうの聴覚機能の低下も阻害要因として加わることになる．

2. 音声・構音に起因するもの

本項では，認知症におけるコミュニケーション障害のうち，音声・構音に起因する問題点について述べる．

一般にコミュニケーション障害の原因は，前項ですでに述べたように，人的要因（情報発信者側要因・情報受信者側要因）および物理的要因（コミュニケーション環境要因）からなる（前項図 1，表 1 参照）．

また，認知症患者のコミュニケーションへの関わり方には，図 3（前項，以下同）に示すように，情報発信者側が認知症の場合（図 3（a）），情報受信者側が認知症の場合（図 3（b）），双方が認知症の場合（図 3（c））の 3 パターンが考えられる．

したがって，認知症患者がコミュニケーションに関わる際の音声・構音における問題点の現れ方は，表 1 に示すようなものとなる．

発声における加齢の影響については，男性高齢者では声の基本周波数が高くなり，声の強さや高さが不安定になって揺らぎが増し，喉頭雑音も増加する傾向があるとする報告が多い．一方，女性高齢者では基本周波数が低くなり，不安定になって揺らぎが増すといわれている[10,11]．

また，加齢に伴う発声発語器官の機能低下により，特に男性高齢者では，発話速度が低下し，音節の持続時間が延長し，息継ぎの回数が多くなるなど発話のクオリティが低下する傾向があ

表1 認知症のコミュニケーションにおいて，音声および構音に起因する主な問題点

問題点の在処	音声および構音に起因するもの
認知症がある情報発信者側	**加齢性および/または末梢性の呼吸・発声・発語機能低下・障害による** 声の強さの低下 発声持続時間の短縮 音声障害 器質性構音障害 運動性構音障害 **認知症性疾患における呼吸・発声発語器官の運動機能障害による** 声の強さの低下 発声持続時間の短縮 運動性構音障害 発声困難
認知症がある情報受信者側	**加齢性および/または末梢性の呼吸・発声・発語機能低下・障害による** 声の強さの低下，発声持続時間の短縮，音声障害，器質性構音障害，運動性構音障害 ↓ 発信者へのフィードバック（相槌や返事など）の低下 **認知症性疾患における呼吸・発声・発語機能の低下による** 声の強さの低下，発声持続時間の短縮，音声障害，運動性構音障害 ↓ 発信者へのフィードバック（相槌や返事など）の低下，困難

る．加齢によって喉頭位置が下がり，声道長が延長した結果，母音のフォルマント周波数が低下する傾向や，歯の欠損や義歯の使用に伴う声質変化もあるとされている[10,11]．

このように，認知症におけるコミュニケーション障害のうち音声・構音に起因する問題点としては，情報発信者側の立場となった認知症患者が，加齢性の変化によって声の強さが低下したり，発声持続時間が短縮したりしている場合の他，もともと末梢性の音声障害，器質性構音障害，運動障害性構音障害などを合併していた場合，パーキンソン病（Parkinson disease：PD）など神経変性疾患における呼吸・発声発語器官の運動機能障害によって，音声障害や運動障害性構音障害を合併している場合，あるいは認知症そのものによる認知情報処理過程の障害を有する場合などが考えられる．

一方，情報受信者側においても，上記の情報発信者側の場合と同じく，加齢性や末梢性の問題点，あるいは神経変性疾患や認知症そのものによる認知情報処理過程の障害などによって，情報発信者側への相槌や返事などコミュニケーションを円滑化する機能が低下あるいは困難となる場合が考えられる．

つまり，認知症のコミュニケーションにおいては，認知症そのものによる認知情報処理過程の障害によるコミュニケーション障害が生じる他，視覚・聴覚に起因する問題点の場合と同じく，音声・構音に起因する問題点においても，一般的な音声障害や構音障害によるものだけでなく，認知症患者に占める高齢者の割合が高いことから，加齢性の問題点も強く影響すると考えられる．

■文献
1) 山田弘幸：ベーシック言語聴覚療法―目指せ！プロフェッショナル―．医歯薬出版，2010，p52．
2) 亀山祐美：感覚器の機能低下と認知症．医学のあゆみ，**239**：388-391，2011．

3) Danesh-Mayer HV et al.: Reduction of optic nerve fibers in patients with Alzheimer disease identified by laser imaging. Neurology, **67**：1852-1854, 2006.
4) 立木　孝・他：日本人聴力の加齢性変化の研究．Audiology Japan, **45**：241-250, 2002.
5) 西村忠己, 山下哲範, 細井裕司：老年性難聴．神経内科, **68**：436-441, 2008.
6) Schuknecht HF, Gacek MR：Cochlear pathology in presbycusis. Ann. Otol. Rhinol Laryngol, **102**：1-16, 1993.
7) 青柳　優：高齢者の耳鼻科疾患．公衆衛生, **76**：355-359, 2002.
8) 安　啓一・他：高齢者における聴覚特性の劣化が無声摩擦音・破擦音の識別に及ぼす影響．日本音響学会誌, **68**：501-512, 2012.
9) 水谷俊雄：聴覚皮質は老化の影響を受けにくい？．医学の歩み, **200**：186-187, 2002.
10) 今泉　敏：音声音響検査．MB ENT, **20**：19-23, 2002.
11) 日本音声言語医学会編：声の検査法　基礎編．医歯薬出版, 1995, pp.183-200.

3. 言語に起因するもの

　失語症は『正常な言語機能を一旦獲得した後，大脳の言語中枢などの病変により，聞く・話す・読む・書くという言語操作能力に障害をきたした状態』であり，病巣，言語理解や自発話の状態などの症状によりいくつかの型に分類される．

　しかし，変性疾患に伴う失語症は，従来の失語症分類にあてはまらないことが多い．
　1980年代になり，Mesulam[1]が失名辞で発症し左半球シルビウス裂近傍に病変を有する5例を提示し，緩徐進行性失語の概念を提唱したのを皮切りに，変性性認知症における失語症状が整理されてきた．Snowdonら[2]は，前頭側頭葉に病変の主座を持つ前頭側頭葉変性症（frontotemporal lobar degeneration：FTLD）のうち，非流暢な一群を進行性非流暢型失語（progressive nonfluent aphasia：PNFA）としてFTLDの一亜型とし，FTLDはFTD, PNFA, 意味性認知症（semantic dementia：SD）に臨床病態分類された．さらに近年では，Gorno-Tempiniら[3]により，この2型に加えlogopenic型（logopenic progressive aphasia：LPA）が提唱されている．
　本項では，認知症の原因疾患別に脳機能低下による言語症状を整理し，加えて全般的精神機能低下による言語障害などに触れる．

1 前頭側頭葉変性症に伴う言語障害

1.1 進行性非流暢型失語（progressive nonfluent aphasia：PNFA）

　PNFAでは，左半球シルビウス裂周囲の萎縮により，前言語領域の障害を反映した失語を呈する．発症初期から言語表出面の障害が特徴として経過，言語機能以外の認知機能は損なわれない，もしくは比較的保たれる．
　失語症状の特徴として，失構音，努力性発話，発話速度の低下，プロソディの異常，発話量の低下，失文法，復唱障害，錯語（音韻性・語性），錯読などがあるが，語彙は比較的保持されている．聴覚的理解障害の程度は様々である[4,5]．

PNFA　60代　女性

　「入れ歯が合わず喋りにくい」と何回も歯科受診して義歯を調整し，「うまくしゃべれない」ということを主訴に他院を受診．発話は非流暢で，発話量少なく，「お…た…よう…ご…だい…まとう」など努力性発話，失構音の症状が進行，筆者との出会いは初発から3年目であったが，すでに語唖の様態を呈していた．失語症と並行し，進行性の失行症も随伴しており，意思伝達時の

口頭表出のみならず，書字，ジェスチャーの使用も困難であった．理解力は比較的保たれ，"はい-いいえ"にてコミュニケーションを行っていた．

1.2 意味性認知症（semantic dementia：SD）

側頭葉前方部底面から限局性萎縮をきたすため，意味記憶障害が特徴となる．優位半球（主には左側）に萎縮をきたすと，ことばの意味理解や物の名前など知識が選択的に失われる．進行性で流暢型の失語症＝語義失語を呈する．語義失語は日本語に特有の失語症であるが，意味理解障害（複数の物品から，指示物を指すことができない）と語想起・呼称障害（物の名前が出ない）の二方向性の障害を示す．反面，音韻操作は保持され，音韻性錯語や文法的な誤りは認められず，単語レベルでは復唱は良好である．

発話面は語健忘が初発，自発話は流暢で，統語の誤りはみられない．語想起・呼称障害が強く，語頭音効果はみられず，正解を与えても認知できない．特に固有名詞や具体語で顕著である．

理解面は，意味記憶障害を反映し，左優位例ではことばの意味がわからない語義理解障害を呈する．「○○って何ですか？」という応答は，SDに特徴的である[6,7]．復唱可能な語の理解ができず，理解しようとして繰り返すような反響言語的発話（理解なき復唱）もみられる．

文字言語は，漢字音訓ルールの混乱による類音的錯読（三日月：「サンカゲツ」など），類音的錯書がみられる．仮名文字はスラスラと読めるが，意味がとれない（理解なき音読）．

SD（軽～中等度）の発話例　60代　男性

Th：昼食はサラダです　→　pt：はあ，サラダ？　サラダって何ですか？＜語義理解障害＞

金槌の絵　→　pt：これは…こうやって（ジェスチャーにて用途は示せた）

金槌の漢字提示　→　これは…キンツイ＜類音的錯読＞

Th：カ　→　pt：カ？

Th：カナ　→　pt：カナ？

Th：カナヅチですよ　→　pt：カナヅチ？＜理解なき復唱＞　カナヅチっていうのか？＜再認困難＞

1.3 logopenic型（logopenic progressive aphasia：LPA）

自発話および呼称における喚語困難と文レベルの復唱障害を特徴とする伝導失語に近い病像である．発話速度が遅く，喚語困難のため停滞するが，たどたどしさはなく，失文法もみられない．音韻ループの障害を中核とし，呼称時の誤りの性質は，音韻論的なものである．統語と聴覚的理解は比較的保たれる[8,9]．

1.4 前頭側頭型認知症（frontotemporal dementia：FTD）

前頭葉・側頭葉前方部の葉性萎縮を背景に精神症状・行動障害が前景となるFTDは，病初期より人格変化，病識欠如，被刺激性亢進，脱抑制，考え無精，立ち去り行動，常同行動，時刻表的生活，滞続言語，自発性の低下などを示す．

言語症状は，病初期には前頭葉機能低下を背景に，喚語困難や語想起障害がみられ，進行と共に自発語は減少し，失語型としては超皮質性運動失語の様相を呈する．中期以降は，反響言語（オウム返し），同語反復（「おはようございます，ございます…」など何度も繰り返す），オルゴール時計症状（「私のお父さんはね，学校の先生をしていて…など，いつも同じ内容の話をする」），同じ語句を繰り返す滞続言語，再帰性発話（何を聞かれても「かえってどうも」と答えるなど）などがみられ，末期には無言症に至る[4]．

また，被刺激性亢進：反響言語や強迫的言語応答・強迫的音読（目の前にある新聞などが目に入ると，それを音読する），脱抑制：考え無精・立ち去り行動，常同行動：同語反復・滞続言語・オルゴール時計症状，自発性の低下：考え無精・出まかせ応答・当意即答（質問に対し，考えもせず即座に「わかりません」と答えるなど）など，行動障害に起因する言語反応が，コミュニケーション上の支障になることも多い．

中〜末期 FTD の発話例　50代　男性

中期まで言語未治療で，筆者が出会った頃はすでに緘黙状態に近くなっており，初診時は時折，再帰性発話がみられていた．

　Th：おはようございます　→　pt：うっせいこのやろう
　Th：ごはん食べましたか　→　pt：うっせいこのやろう＜再帰性発話＞

周囲の人から誤解を受けそうなことばであるが，本人が好き好んで発していたわけではなく，これが唯一の言語的コミュニケーションツールになっていた．

2 アルツハイマー病（Alzheimer disease：AD）

側頭葉内側領域の萎縮に伴う記憶障害が初発症状となる AD でも，進行過程で側頭葉外側，頭頂葉と萎縮が拡がるにつれ，言語障害が顕在化してくる．病初期は語彙の減少に始まり，進行と共に言語理解障害，文字言語の障害，呼称障害などがみられる．脳血管障害などでの失語症に比し，症状の出方が不均一であるが，失語症のタイプとしては，初期には健忘失語，中期には超皮質性感覚失語，後期にはウェルニッケ失語から全失語を呈する[10]．

2.1　軽度〜中等度 AD の言語症状

発話面は，病初期よりことばが思い出しにくい語健忘のため，「あれ」「それ」など代名詞の多用や，回りくどい表現の迂言（例：帽子→「頭に被るやつ」），ことばの言い間違いである語性錯語（例，靴→「靴下」など意味的に関連のあるもの，靴→「時計」など意味的に無関連のもの）が現れ，進行と共に会話で支障をきたす．語健忘は意味記憶障害の影響も受けている．

統語的側面はある程度保たれるため，文法的には正しい文レベルでの流暢な発話であることが多い．文字言語は，初期より漢字の読み書き障害が出現する．音読はできても意味理解が困難，書字では部首の誤り，文字の逆転，字形想起障害（文字の形が崩れる）がみられる．

コミュニケーションは，一見会話の形態はとれているが，内容を分析してみると，意味情報の処理困難，言語操作困難から話題はかみ合っていない．記憶障害に由来するが同じ話や質問を繰り返し行う，話の脈絡を失う，理解障害に由来し質問されたことと違うことを答える，話のつじつまを合わせようとする取り繕い反応などがみられる．

2.2　重度 AD の言語症状

精神機能は高度に障害され，言語理解・表出面での障害もいっそう進行，意味理解困難となり，自発語・語彙はさらに減少，語間代（「こんにちちちちち」のように単語の一部を反復），保続，音誦症（音の羅列，意味はとれない）などがみられ，会話は困難になる．末期は全失語の状態に移行し，無言状態となる．

AD 中等度の会話例　80代　女性

　Th：生まれはどちらですか　→　pt：生まれは…，父がね，あそこの…そこの…えーっと，いちばんエライひと…こっか（国家？）の…　なにけんかしらないけど…，いえ，しっているけど

26

でてこないの．＜語健忘，喚語困難，語性錯語，取り繕い反応＞

　Th：偉い人って社長さん？　→　pt：えらいっても…わたしこんなところにはいっちゃってるから…　ニホンの…こっかの．だからあれね…．＜喚語困難，語性錯語，保続，意味理解障害，取り繕い反応＞

3 血管性認知症（vascular dementia：VaD）

　血管性認知症は，脳梗塞や脳出血，くも膜下出血など脳血管障害が原因で生じる．急激に発症し，血管の支配領域にそい，虚血性変化や壊死によりその範囲内の神経組織が障害され，認知症状の他，片麻痺や失語，失行・失認などの局所神経症状を呈する．一般には皮質下ラクナによるものが頻度は高いが，これは失語は生じない．脳卒中発作を繰り返しながら段階的に認知障害が増悪する階段状の経過をたどり，まだら状の機能低下（認知機能の一部は低下，一部は保持）を示すが，人格は保持されることが多い．

　言語面は，巣症状としての失語に自発性の低下・活動性低下が加わることで，言語症状は増悪，失語を伴わないタイプでも，言語理解障害や語想起・呼称の障害がみられる．コミュニケーションは，対人関係における理解や判断は比較的保たれるため，会話の形態はとれるものの，虚血病変が皮質下に散在するタイプでは感情失禁（笑・泣）が誘発されたり，易怒的になる，注意が保たれず会話が中断するなど支障をきたすこともある．

　なお，ウェルニッケ失語や超皮質性感覚失語を認知症と誤診することもあるため，注意が必要である．

4 その他変性性認知症に伴う言語機能障害

4.1 大脳皮質基底核変性症（corticobasal degeneration：CBD）に伴う言語障害

　中心前回を含む前頭葉左右非対称に萎縮が始まり，言語症状としては構音障害や，前頭弁蓋部の言語野に萎縮の中心があると失語症状が初発となる．発語失行，失構音へと症状が徐々に進行する緩徐進行性失語（PNFA：前述）の状態像となる．

4.2 皮質下性認知症の言語機能障害

　PD，および類縁疾患である進行性核上性麻痺を初めパーキンソニズムを伴う皮質下性認知症では，際立った失語症状はみられないものの，精神運動性の緩慢さから反応の遅延，意味処理の問題，語流暢性低下，喚語困難などでコミュニケーションに支障をきたすことがある．意味的側面の障害に比し音韻的側面は保たれ，反響言語，仮名文字の音読は可能であることも多い．

5 全般的精神活動低下に伴う言語機能障害

　廃用症候群は，廃用により生ずる身体機能低下（筋萎縮・関節拘縮・心肺機能低下など）および認知機能・精神機能の低下のことを指し，発動性低下，注意集中力の低下，興味関心の低下が生ずる（日常生活活動障害，偽性認知症）．前述した言語障害を伴う認知症でも，廃用が加わることで言語機能低下は増幅される[11]．

　長期臥床や言語刺激の乏しさなど，環境要因により精神活動は低下，随伴して言語機能も低下し，反応遅延，言語理解障害，発話開始の遅れ，語想起困難，反響言語的応答，保続などがみられ，会話に集中せず途切れがちになる．

全般的言語機能低下の会話の例　70代　男性　DLB＋廃用症候群

　　Th：□□さん　→　pt：……（数十秒おいて）はい．＜反応遅延＞
　　Th：（小声で視線を外して）□□さん　→　pt：…はい．＜聴覚障害は否定的＞
　　Th：今日はいい天気ですよ　→　pt：…テンキ…はい．＜反応遅延，反響言語＞
　　Th：体調はどうですか　→　pt：どうって…，…テンキ…いいんじゃない…．＜反響言語的応答，保続，反応遅延＞

6 おわりに

　以上，認知症に伴う言語・コミュニケーションの障害について概説した．
　認知症患者は，進行と共に言語理解困難や言語表出能力の衰退による意思や感情表現が困難になる．原因疾患別の言語特性を理解し，言語機能のみならず広くコミュニケーションに焦点を当て，丁寧に評価を行い，適切な対応を図っていくことが望ましい．

■文献

1) Mesulam MM：Slowly progressive aphasia without generalized dementia. Ann Neurol **11**, 592-598, 1982.
2) Snowden JS, et al.：Testa HJ. Progressive language disorder due to lobar atrophy. Ann Neurol, **31**：174-183, 1992.
3) Gorno-Tempini ML, et al.：The logopenic/phonological variant of primary progressive aphasia. Neurology, **71**：1227-1234, 2008.
4) 池田　学：前頭側頭葉変性症．認知症　臨床の最前線（池田　学編），医歯薬出版，2012，pp57-65.
5) 高ノ原恭子・他：進行性非流暢性失語3例の臨床的特徴の比較—言語症状と脳画像所見から—．高次脳機能研究，**30**：428-438, 2010.
6) 綿森淑子，上杉由美，久保眞清：認知症を伴う言語・聴覚障害の評価とリハビリテーション．老年精神医学雑誌**22**，264-271，2011.
7) 田邉敬貴・他：語義失語と意味記憶障害．失語症研究，**12**：53-167，1992.
8) 吉野眞理子：logopenic．認知症—神経心理学的アプローチ（辻　省次，河村　満・編），中山書店，2012，pp158-160.
9) 三村　將：血管性失語症と変性性失語症．認知神経科学，**14**：2012.
10) 高月容子・他：アルツハイマー病患者の言語障害—WAB失語症検査日本語版による検討．失語症研究，**18**：315-322，1998.
11) 下村辰雄：認知症の記憶・言語障害へのケア．臨床リハ，**18**：3，2009.

4．認知に起因するもの

1 はじめに

　一般に心理学や認知科学における認知とは，人間が知覚した外界の対象を，経験や知識，記憶，思考などに基づいて理解するという，心的・知的な情報処理過程全体のことを指している．その意味で認知ということば自体はあくまで中立的であり，否定的な意味合いもなければ疾病を示す概念でもない．
　認知症という用語が使われて8年以上経過しているが，医療や介護の現場において，認知症を有していることを"認知がある"と表現するのを耳にする．これは本来の語義からすれば"認知

がある（保たれている）"のならば望ましいとも受け取れ，認知という用語が不全・疾病の意味合いに誤用されやすいことを示している．

いずれにしても，主要な認知症性疾患であるADの場合，その初期の段階から記憶・言語・行為，知覚・遂行機能といった重要な認知機能に障害が認められる．本項ではこうした認知機能の低下のなかでも，特に診断や療養生活のうえでポイントとなる，記憶に起因するコミュニケーション障害について概括する．

2 記憶

まず，記憶に関する研究では，研究者や研究の対象により若干の違いがみられる．記憶の時間的分類については表1の上段に示すとおりである．実験心理学や認知心理学など，主に健常者を中心とした記憶研究においては，short-term memoryの訳語としての"短期記憶"は，大雑把にいって数秒から数十秒間，ないしは1分間程度のことを指している．そして，それ以降の記憶はすべてlong-term memoryの訳語としての"長期記憶"に含むと考えられている．

これを前提に認知症を考えると，認知症の記憶障害は短期記憶でも障害が明らかであり，長期記憶ではさらに障害が高度であると理解されるが，これは初期の認知症の臨床像では必ずしも当てはまらない．つまり，ADであっても，軽度の段階では数秒から数十秒という，心理学でいうところの短期記憶には障害がみられないことも多い．神経心理学的検査の数唱課題などでは，一般の記憶容量といわれる7桁程度の復唱は達成可能であることが多く，心理学的な意味での短期記憶の障害は認められないことになる．ただし，実際問題として認知症の臨床では数唱課題が3〜4桁しか達成できないことをしばしば経験する．これは短期記憶容量そのものの障害のためではなく，せん妄など何らかの意識障害や精神症状により，十分に課題へ取り組めないためであることが多い．つまり，言い換えれば，数唱課題は短期記憶というよりも注意・集中機能の指標と考えた方が適切である．

表1 記憶の時間的区分

心理学的分類（健常）		短期記憶 short-term memory	長期記憶 long-term memory	
	時間	数秒から数十秒（1分）	それ以上（〜数十年）	
		即時記憶 immediate memory	近時記憶 recent memory	遠隔記憶 remote memory
臨床的分類（記憶障害）	時間	数秒から数十秒	数分・数時間〜一（数）週間	それ以上（〜数十年）
	検査方法	数唱課題 100から7の連続減算 PASAT	RAVLT/ROCFT 7語記銘検査 WMS-R	小学校の遠足の記憶 結婚式の記憶 社会的事件の記憶
	障害	軽度では障害なし	障害がより高度	障害を認める
	状態	注意・集中機能に相当 障害があれば，注意や精神症状を示唆する	生活上の障害が顕著	より遠隔の記憶の方が保たれる傾向にある（記憶の時間的傾斜）

PASAT：定速聴覚連続付加検査
RAVLT：レイ聴覚性言語学習検査
ROCFT：レイ複雑図形検査
WMS-R：ウェクスラー記憶検査

認知症では記憶障害が数分から数時間，ないしは，数日から数週間という区分で，明らかであるかどうか検討することが重要である．けれども，これに心理学的な記憶分類を当てはめると，数時間も数週間も長期記憶に含まれてしまい双方を区別することができない．そのため認知症の臨床では表1の下段に示すような，即時記憶（immediate memory），近時記憶（recent memory），遠隔記憶（remote memory）といった用語によって記憶範囲を分類することが多い．

3 記憶障害の影響

認知症の記憶障害は，疾病の進行段階によって程度は異なっている．ADへの移行前段階と位置づけられる軽度認知障害（mild cognitive impairment：MCI）は，①物忘れを自覚しており，②客観的に新規の事象を記憶・保持・想起できないものの，③その他の認知機能は保たれるため，④基本的に日常生活は自立しており，⑤認知症とはいえない状態を指している．この段階でも本人の健忘に対する不安は高く，粟田[1]は認知症の発症に先立つ抑うつ状態は複合的であるとしながらも，初期の認知機能低下に伴う心理的反応の影響を示唆している．役割の喪失・対人関係や社会生活の破綻など，生活環境の変化が病前性格の影響も受けて抑うつ状態に陥る症例の少なくないことを指摘している．

ADを発症した場合，とりわけ近時のエピソードに関する記憶が障害を受けやすい（中核症状）．特に，出来事全体を忘却してしまう点に特徴があり，記憶の流れを帯にたとえれば，ある記憶で形成されている帯のつながりが一定範囲ですべて失われ連続性を失う（粗大なエピソード記憶の障害）．通常の加齢による健忘（良性の健忘）では，記憶の帯はどこか一部でもつながっているので，ヒントやきっかけで想起が可能であることが多い．この場合，健忘による日常生活への支障の程度が，疾病としての健忘の基準となることが多い．

ADによる健忘はゆるやかに進行しつつ，次第に数分から数十分前のことも想起できない状態となる．また，記憶の帯の欠落とも関係すると思われるが，ADではヒントによる再生も不良であることに特徴がある（再認の障害）．病初期には失念したことへの取り繕いもみられるが，進行に伴い「そんなことは全くない」という反応となり，場合によっては「そんなことを言ってわたしを騙そうとしている」などと，被害的な感情を抱く引き金にもなるため，健忘に対する配慮は必須となる．

3.1 記憶障害がコミュニケーションに影響する事例

典型的には財布や通帳，印鑑など，生活に重要な物品ほど，本人の置き忘れにもかかわらずその行為自体を失念してしまい，なくなったと混乱することがある．そして同居する娘や嫁など，より身近な人間ほど窃盗の疑いをかけられることが多い．疑われる側にすれば，日々のケアや支援こそすれ，濡れ衣を着せられるとは思いもよらない．疑惑を向けられること自体が暴言や暴力に等しい苦痛といえる．

しかしながら，認知症における記憶障害の性質を考える時，高齢者本人は品物がなくなったことイコール家族による窃盗というほど短絡的な発想をしているのではないこともうかがえる．記憶は他の知的判断や情動に先行して障害を受けやすい．仮に，そうした認知機能状態において財布がなくなったとしよう（実際には本人の置き忘れ）．家の中には自分と家族の2人しかいない．

この場合，自分が財布を置き忘れた認識がなければ，通常，犯人は外部の侵入者か家族しか考えられない．そこで，疑惑を払拭したいがために家族へ財布のことをたずねる（実はこうした確

認は何回も続いているのである）．それに対して家族は必死に否定したり，「家の中でなくなるわけがない」と怒ったりする．また，一緒に探すと言い出せば本人よりもさっさと財布を見つけてしまう．

こうした体験を重ねることは本人にどんな感情をもたらすだろう．犯人は外部から侵入したという理解となるだろうか．本来，こうした家族とのやりとり（エピソードの記憶）は健忘により失われるはずだが，不信感や叱責の悲しみ（情動の記憶）は比較的保たれることが指摘されている．だとすれば，貴重品がなくなる経験を繰り返すなかで，疑惑の目が身近な人間に向かってしまうこともある程度やむを得ないところがある．

そこで，必ずしも容易なことではないが，認知症患者がこうした心理状態に陥らないようにするためには，物品がないとの訴えは「本人にとっての事実」であることに充分理解を示すことが重要である．そのうえで，置き忘れ場所がわかるのであれば，本人によって発見できるよう誘導することや，紛失したとしても家族が確実に対処するので心配はないというメッセージを伝える．それらによって本人が安心感を得ることこそ，記憶障害から派生する被害的感情によるコミュニケーションの障害を小さくするポイントとなる．

4 記憶障害の心理状態と認知症の行動・心理症状（BPSD）

たとえば我々でも，ある約束ごとについてその有無を何度も確認されると，「自分に勘違いがあるのではないか」という心理に襲われるかもしれない．ましてや，実際に健忘を有する場合，わからないことをわかっているように振る舞う取り繕いは強いストレスである．再認の障害も明らかな程度に健忘が進行した段階では，事実をめぐっての「あった・なかった」の議論は不毛であり，本人のストレスを高める結果にしかならない．本人だけではなく，家族やケアスタッフでも，記憶障害の存在を意識していなければ（いたとしても），同じ内容を何度も繰り返す対応に疲弊してしまい，当人との関係を悪化させることにもなりやすい．

現在，認知症のケアでは，認知症の行動・心理症状（behavioral and psychological symptoms of dementia：BPSD）の発生をいかに最小限に抑制するかは重要な課題である．BPSDの発生には，疾患の進行による要因や，本人の体調不良などの他に，人間関係を中心とした環境や，関わりが不適切なことによる本人の不快な心理状態が関係することが指摘されている[2]．BPSDの発症予防はひとえにコミュニケーションの課題であり，そのためにも記憶障害の性質を理解しそれにそった対応が必要となってくる．

5 記憶障害を有する高齢者とのコミュニケーションを補助する手法

5.1 誤り排除学習

そこで，記憶障害を有する際のコミュニケーションを少しでも円滑にする手法として「誤り排除学習」の理論が有効と思われる[3~5]．これは重度の記憶障害を呈する健忘症候群に対する記憶訓練からの知見であるが，認知症にも応用することができるだろう．理論概要は次のとおりである．

認知症では記憶すべき情報に対して誤った想起がしばしばなされる．そのため，我々は正しい情報を定着させる目的で，誤った想起を訂正したうえで再想起させるといった関わりや訓練の方が実施しやすい．こうした「試行錯誤（誤り喚起）」によって，だんだんと記憶の痕跡が強まるこ

とを期待しているのである．

しかしながら，この手法は記憶障害がある場合には必ずしも適切ではない．というのも，情報の想起に失敗し，それを他者からであれ自らであれ訂正したとしても，記憶障害のために「訂正したという体験」そのものが忘却されてしまう恐れが高い．のみならず，想起した（自らが創り出した）誤った反応が強化され定着しやすい傾向にあり，いつまでも正しい情報に到達できない危険が高いのである．

一般に，医療・福祉の現場では，時間をかけて高齢者の発言を待ち，不正解であっても一旦はそれを受容するといった態度が重要とされる．もちろん，それは多くの場合そのとおりであり基本的な態度である．しかしながら，記憶障害を有する際のコミュニケーションへの対応としては推奨されないことも銘記しなければならない．つまり，高齢者が反応に窮している場合には，我々から積極的に正しい情報を伝えることが重要となる．

誤りを排除することにポイントがあるならば，直接正答を提示する他にも，正答に到達しやすいヒントや情報の提示方法を強調することなどもあり得るだろう．また，単調な反復確認作業をするのか，自主的に正答を求める作業に関わるのかという，能動性の影響も考慮に値する．この点では一例として，軽度の認知症患者における顔と氏名の対連合学習訓練において，「誤りの有無条件」に加え，学習を「概念的に行った条件」と「知覚的に行った条件」の比較を行い，「誤り排除＋概念的符号化」学習群が有意に高成績という結果を得た[6]．このことは，記憶障害が比較的軽度の高齢者の場合，正答に確実に到達するヒントなどを提供することは，学習やコミュニケーションへ促進的に作用することを示唆している．

6 おわりに

認知症患者とのコミュニケーションでは，認知症に起因する課題として記憶障害の影響が大きい．認知症における記憶障害が進行性かつ不可逆的である以上，コミュニケーションのうえでは同じ内容の繰り返しや想起の錯誤はやむを得ない．

この点を見失うことでいたずらに対象者との関係にストレスを持ち込むことは，BPSDの発症を減少させるためにも避けなければならない．誤り排除学習理論を応用したコミュニケーションは実際的であり，認知症患者と関わるスタッフや家族が心得ておきたいスキルの一つといえるだろう．

■文献

1) 粟田主一：抑うつ状態．老年精神医学雑誌，**16**：302-309，2005．
2) 橋本 衛：行動障害を持つ家族にどのように接したらよいか教えてください．Modern Physician，**30**：192-195，2010．
3) 三村 將：記憶障害のリハビリテーション−間違った方がおぼえやすいか？ 努力したほうがおぼえやすいか？ 失語症研究，**18**：30-38，1998．
4) 三村 將・小松伸一：記憶障害のリハビリテーションのあり方．高次脳機能障害研究，**23**：181-190，2003．
5) 三村 將・小松伸一：軽度痴呆患者に対する認知リハビリテーション．神経心理学，**20**：233-240，2004．
6) 若松直樹：現実見当識訓練/リアリティ・オリエンテーショントレーニングの理論と実践 高齢者こころのケアの実践—下巻（小海宏之・若松直樹編），第一版，創元社，2012，pp.20-27．

5. 行動に起因するもの

1 はじめに：良いコミュニケーションとは何か

　人（ヒト）における大脳は他の種より大きく発達しており，これが他の動物の群れとは異なる"社会"という組織を作ることを可能にしている．この社会の中で，人の脳の役割は平たくいえば，"行動判断"ということになる．外界からの刺激を判断，処理し，その時の状況（見当識など）に基づき，実行可能な行動の中でとるべき行動を選択して，計画を立て，実行し，評価することが脳の役割である．社会は人の集合体であるために，他の人は表現された行動に何らかの"影響"を受け，これが他の人の脳への刺激となり，同様に刺激を判断，処理，行動選択，計画，実行，評価を行うことになるが，これが時に連鎖され（繋がり），"行動"，"刺激"が複数以上の人の間で双方向性に連動する．この連鎖がコミュニケーションである．この連動の中で，最終的に"益"なる方向に連動体（組織，社会）が進行した時に，"良いコミュニケーション"がとれたと言える．

　大脳はこのように，社会の中でより良く生きるために発達した臓器であるために，大脳皮質が器質性に障害される認知症では当然，"良いコミュニケーション"がとれなくなる．本項では"良いコミュニケーション"がとれなくなる認知症，その中で最も頻度の高いADによる行動障害のパターンを示し，"良いコミュニケーション"をとるための認知症の行動障害への対処法を提示する．なお，行動障害のパターン，行動障害への対処法は筆者らの過去の研究を踏まえたものであり，あくまで私見であることを最初にお断りする．

2 認知症（AD）における BPSD のパターン

　ADの行動障害はBPSDと呼ばれている．BPSDのパターンは行動評価尺度を用いて，行動を定量化した後，認知症の重症度別の頻度，因子分析の手法を用いて分類化する方法がとられている．この結果，BPSDは，①ADの中等度の段階に多く，②"うつ症状（感情障害，不安）"，"精神病症状（幻覚，妄想）"，"行動障害（徘徊，仮性作業，攻撃性，日内リズム障害）"の主な3群に分けられ[1]，使用する評価尺度により，"脱抑制"，"自発性低下"などの群が加わること，③"うつ症状"は軽度に多く，ADの進行とともに頻度が減弱し，"精神病症状"および"行動障害"は逆に軽度には比較的少なく，ADの進行とともに頻度が増加することが示されている．

　筆者らも，歩数計を用いた徘徊行動の定量化研究[2〜4]を皮切りに，加齢[5]や疾患（AD）の進行[6]がBPSDに与える影響を調べてきた．

　まず，BPSDのために認知症病棟（当時，痴呆病棟）に入院したADないし血管性認知症（VaD）の症例107人の一日のBPSDを問題行動評価票（TBS）で，歩行数を歩数計（万歩計）で評価し，まず，歩行数とTBSの各項目との相関を求めた．歩行数増加と直接相関を認めるのは"徘徊"，"仮性作業"，"収集"，"放尿・弄便"の4つの行動であり，"徘徊"，"仮性作業"はADの軽度の段階から認められ，これは遂行機能障害と関係するものと考えられた．"徘徊"，"仮性作業"，"収集"，"放尿・弄便"はADの重度の段階で認められ，認知症にみられるいわゆる徘徊に相当するものと考えられ[2]，アセチルコリン（ACh）の低下との関係性が示唆された（**表1**にTBS

の因子分析の結果，表2にTBSの各項目と歩行数の相関の結果を示す)[7]．この他，AChの低下と関係する症状としてアパシーがある．

次に，認知症のBPSDのために精神科を初診したADの症例79人の認知機能をMMSEで，BPSDをBehave-AD (Behavioral Pathology in Alzheimer's Disease Rating Scale) にて評価し，対象群を以下のように2群に分類した．

1．検査時年齢の中間値（81歳）により，81歳以上の比較的高齢群（OG）と81歳未満の比較的若年群（YG）に分けた．つまり，加齢によるBPSDの変化を調べることを行った[4]．

2．MMSEの中間値（12点）により，12歳以上の比較的高認知群（HPG）と12歳未満の比較的低認知群（LPG）に分けた．つまり，ADの進行によるBPSDの変化を調べることを行った[5]．

それぞれ，OGとYGの2群間，HPGとLPGの2群間でBPSDを比較し，さらに，BPSDの因子分析をOG，YG，HPG，LPGでそれぞれ行い，OGとYGの2群間，HPGとLPGの2群間でのBehave-ADの質的差異を検討した．

加齢によるBPSDの影響を調べた研究の結果：日内リズム障害がOGではより重度であった．因子分析の結果は，YGにおける構成因子は，第1因子は，"障害行動"（行動障害，攻撃性，日内リズム障害），第2因子は，"抑うつ"（感情障害，不安および恐怖），第3因子は，"精神病症状"（妄想観念，幻覚）であった．これに対して，OGにおける構成因子は，第1因子は，"精神病症状"（妄想観念，幻覚，不安および恐怖），第2因子は，"障害行動"（行動障害，攻撃性，日内リズム障害），第3因子は，"agitation"（攻撃性，感情障害）であった[4]．

ADの進行によるBPSDの影響を調べた研究の結果：日内リズム障害，行動障害がLPGではより重度であった．因子分析の結果は，HPGにおける構成因子は，第1因子は，"障害行動"（行動障害，攻撃性，日内リズム障害），第2因子は，"抑うつ"（感情障害，不安および恐怖），第3因子は，"精神病症状"（妄想観念，幻覚）であった．これに対して，LPGにおける構成因子は，第1因子は，"精神病性うつ"（感情障害，不安および恐怖，妄想観念，幻覚，攻撃性），第2因子は，"障害行動"（行動障害，攻撃性），第3因子は，"日内リズム障害"（日内リズム障害）であっ

表1　問題行動評価票（TBS）の因子分析[2]（堀　宏治ら，2004）

TBS項目	第1因子 (46.10%)	第2因子 (18.20%)	第3因子 (7.40%)	第4因子 (5.90%)	第5因子 (5.20%)
誣告	0.891				
否定・曲解	0.827				
団らん妨害	0.571				
トラブル	0.788				
暴言・暴力	0.886				
まつわり	0.675				
叫び	0.881				
徘徊	—				
仮性作業		0.509			
収集		0.925			
放尿・弄便		0.897			
夜の騒ぎ			0.884		
異食				0.865	
隠匿					0.469

表2 問題行動評価票（TBS）と歩行数の相関[3]（堀　宏治ら，2010）

TBS項目	相関
誣告	np
否定・曲解	np
団らん妨害	np
トラブル	np
暴言・暴力	np
まつわり	np
叫び	np
第一因子の合計得点	$p<0.05$
徘徊	$p<0.01$
仮性作業	$p<0.01$
収集	$p<0.05$
放尿・弄便	$p<0.01$
第二因子の合計得点	$p<0.01$
夜の騒ぎ	np
異食	np
隠匿	np

た．上記結果をまとめると，加齢やADの進展により，感情障害，不安および恐怖の抑うつ症状が，妄想観念，幻覚，攻撃性と結びつくことがわかった[6]．したがって，ADのBPSDの中で妄想，幻覚，攻撃性はうつ症状，セロトニン系の機能障害と関係すると考えられた．

以上の結果から，BPSDはアパシー，徘徊を中心としたACh低下症状と妄想，攻撃性を中心としたセロトニン系機能障害，うつ症状の二者に分類される．

3 BPSDからみたADのコミュニケーション障害への対応法

以上のことから，ADのBPSDの対処方法を薬物療法と非薬物療法の観点から，それぞれ考察してみたい．

薬物療法としては，AChの増強療法[8]と抗うつ治療である．2011年より，本邦でも抗認知症薬として，コリンエステラーゼ阻害薬として2剤（ガランタミン，リバスチグミン）が従来のドネペジルに加わった．これらはAChの増量効果による認知機能の改善以外にBPSDの改善も期待されている[10]．また，やはり2011年より，NMDA受容体拮抗作用薬としてメマンチンも抗認知症薬に加わった．メマンチンもACh増強作用があり，コリンエステラーゼ阻害薬と併用することにより，ACh増強に関して相乗効果が期待できる[9]．

抗うつ治療としては，抗うつ薬は当然であり，SSRIの抗うつ薬によるBPSDの改善が報告されている[11]．しかし，抑うつ気分と精神病症状や攻撃性が結びついた症状は単にうつではなく，"双極性障害"が隠れていることが多く，近年，"双極性障害"とまではいかないにしても，"双極性障害の傾向"を意味するbipolarityの考え方が重視されている．このために，実はADのBPSDに対しては，"双極性障害"への適応を取得した非定型抗精神病薬を含めた増強療法薬が重要と考えている．

非薬物療法としては，残存した機能を刺激し，障害が及んでいない領域で処理する刺激を提示することを提唱したい．また，本人の生活歴を充分に聴取し，どのような行動パターンをとった

人物なのかを割り出すことである．出現したBPSDは過去の本人が行った行動パターンが"変形"した物と考えるべきである．したがって，本人が現在の行動で何がしたいのかを汲み取り，どのような行動であるかを推測することである．そのうえで，その行動を"正しく行えるように"行動を是正することである．このように心掛けることで，BPSDの出現を防ぎ，BPSDを相対的な"正常行動"に変えていくことが肝要と考える．

人は人の集合体である社会の中に参加し，人とコミュニケーションをとる（他の人と何らかの関係性を持つ）ことで，自己実現，社会貢献を目指して生きていく存在である．これは，老年期でも当てはまる．したがって，"良いコミュニケーション"を阻害する認知症，なかでもBPSDのコントロールは高齢社会にとって最重要課題と考える．

4 おわりに

"良いコミュニケーション"を障害するADのBPSDのパターンを示し，BPSDへの対処法を提示した．現在，筆者らはBPSDに対して非薬物療法が強調されすぎていると考えている．もちろん，BPSDの対応は薬物療法と非薬物療法両者の連携が車の両輪のように重要であることには異論はない．しかし，薬物療法を行えるのは医師のみであり，精神科医師にとってBPSDの正しい治療法を確立することが大切と考えている．BPSDも脳の器質性基盤を基に生じるものであり，BPSDを生じさせる器質性の基盤をより明らかにし，BPSDに対して"正しい薬物療法"を実践することが肝要と考えている．

■文献

1) 堀　宏治，冨永　格，小西公子：向精神薬療法の限界：痴呆患者の異常行動．こころの科学，**116**：97-101, 2004.
2) 堀　宏治：入院痴呆患者における徘徊の分類と認知機能との関係：徘徊行動の数量化の観点から．慶應医学，**77**：171-183, 2000.
3) 堀　宏治：痴呆と徘徊．老年期痴呆研究会誌，**15**：97-98, 2010.
4) 堀　宏治・他：アルツハイマー型痴呆の進展と認知機能の変化：行動症候の観点から．老年精神医学雑誌，**12**：1299-1307, 2001.
5) Konishi K, et al.：Effects of aging on behavioral symptoms in Alzheimer's disease. Psychogeriatrics, **9**：11-16：2009.
6) Hori K, et al.：Mood symptoms are related to psychotic symptoms in severe Alzheimer's disease. J Addict Res Ther 3：doi：10.4172/2155-6105. S5-002；2012.
7) 堀　宏治・他：アルツハイマー病に対する抗認知症薬の高用量投与の適応：アパシーの観点から．精神科治療学，**25**：531-538, 2010.
8) 堀　宏治，小西公子，蜂須　貢：認知症最前線へのアプローチ最新の実地治療アルゴリズム：治療プランの設定と治療指針．Medical Practice, **29**：720-724, 2012.
9) Hori K, et al.：Memantine abolishes anticholinergic activity in patient with Alzheimer's disease at moderate stage. J Alz Dis Parkinson, 2：doi：10.4172/2161-0460.1000108；2012.
10) 堀　宏治，小西公子：認知症の超高齢者のうつ状態に対してfluvoxamineが奏効した1症例．新薬と臨床，**59**：98-100, 2010.
11) Hori K, et al.：Galantamine for aggressive behavior in Alzheimer's disease. J New Remedies Clinics, **61**：1304-1305；2012.

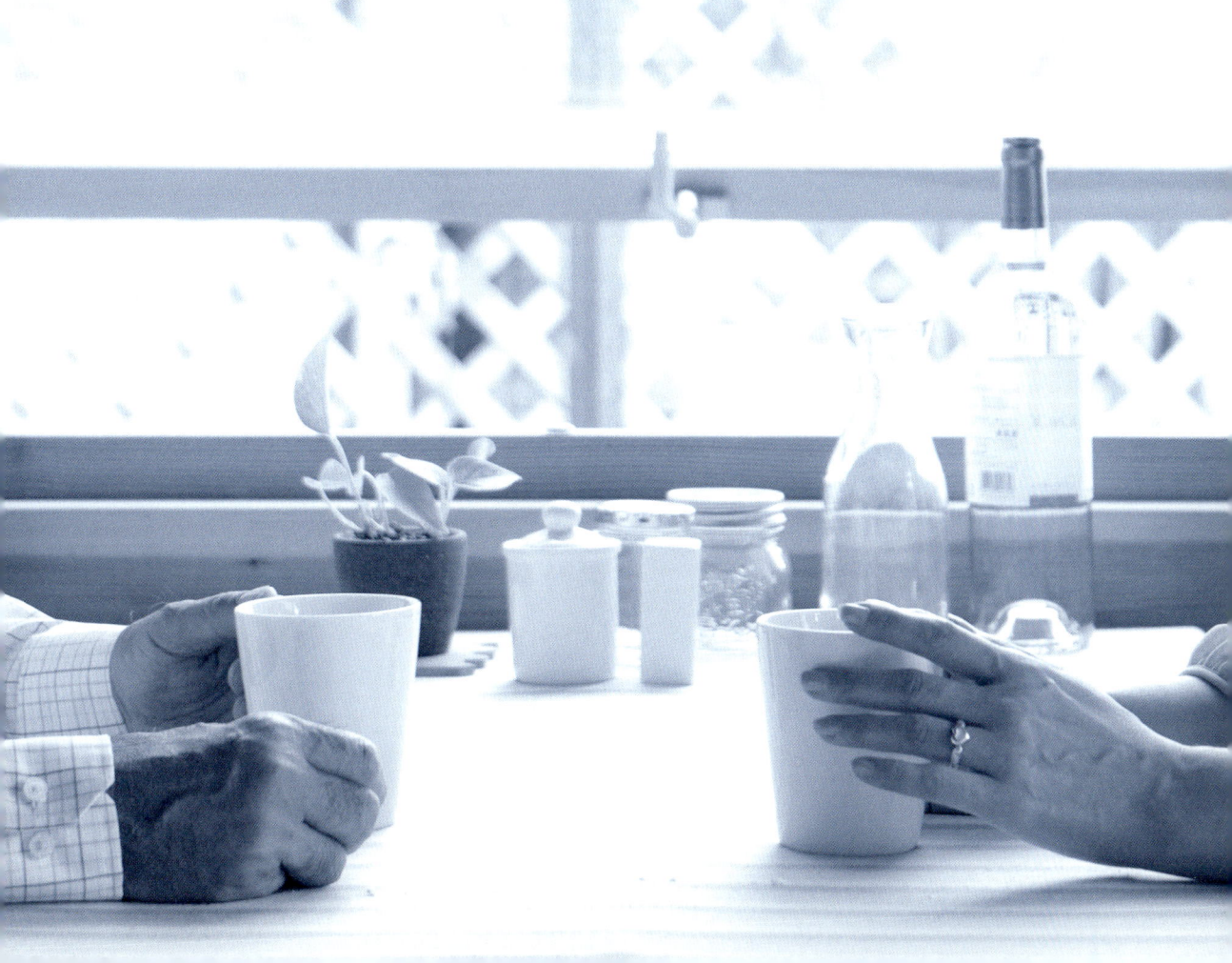

第2章
コミュニケーション障害評価

第2章 コミュニケーション障害評価

1 原因別評価

1. 視覚

　第1章3節で示したように，加齢に伴って視覚機能は低下する．**表1**は代表的な視覚機能低下を日常生活にそって示したものである．このような視力低下，色彩弁別困難，視野狭窄といった症状は，コミュニケーションに少なくとも3つの点で支障を生じる．第1に，字が見づらくなることによる文字言語との接触低下や回避，第2に，検査で用いる文字が見えにくいことによる検査施行への支障，第3に，会話相手のジェスチャーや表情が見えにくいことによる意思疎通の齟齬である．

　視覚機能低下と認知機能との関連についてもいくつかの報告が散見される．特別な視力への追加矯正なしで高齢者を7年間フォローアップしたReyesら[1]は，遠見視力は認知機能に影響を及ぼさなかったが，近見視力低下群は良好群より有意に認知機能テスト成績が低下したことを報告している．また，Zubenkoら[2]は認知機能低下のない90歳以上の高齢者は，白内障の有病率が有意に低いことを報告しており，視覚機能低下が認知機能に何らかの影響を及ぼすことが示されている．認知症患者の視覚機能を的確に把握し，リハビリテーション（以下リハ）やケアに活かす意義は大きいといえよう．

　視覚機能低下が疑われる場合に必要な検査は，視力検査，コントラスト感度検査，視野検査などの機能自体を測定するものと，ミネソタ式臨界読書力検査日本版（Minnesota Rearing Test-Japanese Version, 以下，MNREAD-J）[3]などの視覚機能を使った行動の達成度の評価である．認知症患者の場合，検査の教示が理解できない，理解したとしても忘れてしまう，検査への耐久性が低いなどの理由により，これらの検査を正規の手続きで実施して正確な結果を得ることはかなり難しい．我々はこれらの検査のうち，MNREAD-Jの一部を用いて，認知症患者の臨界読書力

表1　高齢者の視覚機能低下[6]（田中恵津子，2007，一部改変）

遠視化	近くのものが見えにくい
視力低下	視力が全体的に下がる
コントラスト感度低下	淡い色同士の対象物の識別が難しい
動体視力低下	動いているものを，素速く目で追えない
暗順応低下	薄暗いところや暗いところで，より見えにくい
紫〜青色識別低下	紫・青・緑が識別しづらい
視野狭窄	全般的に（左右上下），視野が狭くなる

を評価し，認知機能検査や日常成果における文字提示の参考にしている．多くの認知症患者に残存する言語機能の一つである仮名文字の音読[4]を活用した検査といえる．

本項では，コミュニケーションの出発点という観点から，認知症患者に対する文字判別評価の実践例と，視覚障害に対する観察による評価を紹介する．

1 MNREAD-J を用いた検査

目的：判読可能な文字の大きさを明らかにして，認知・言語機能検査実施時や日常生活で使う文字サイズの目安にする．

適応：最重度を除く認知症患者．MMSE（Mini-Mental State Examination）が5点前後であっても，後述する工夫次第では，検査施行可能である．

概要と施行上の工夫：MNREAD-Jは，ミネソタ大学ロービジョン研究室により開発されたMinnesota Rearing Test MNREAD 視力チャートを，日本人の読書行動・読書材料・ロービジョン臨床での応用上のニーズなどを考慮に入れて翻訳・改変した日本語版である．最大読書速度（文字サイズが最適な場合に読める最大速度），臨界文字サイズ（最大読書速度で読める最小の文字サイズ），読書視力（何とかギリギリ読むことができる文字サイズ）の3つの能力を測定できる．

字のサイズごとに単語や文章が順番に並んでおり，実際の読書と同じように患者に読んでもらい，正誤や速度を測定する．筆者らは，児童向けに開発された仮名文字で書かれた単語で構成されたMNREAD-JK[5]を用いて，認知症患者の判読可能な文字サイズの目安を把握している．

患者の目から約30cmの距離に，仮名文字で書かれた単語が大きいサイズから徐々に小さくなっていくチャート図版（以下，図版）を示し，指で単語を示しながら読んでもらう．図版は，机上に置いた状態でも，机上に斜めに立たせた状態でも，どちらでもよい．患者が見やすい状態を選ぶ．頭の影などで暗くならないよう，また，光で図版が反射しないよう，天井の電灯や窓からの日差しに注意する．文字が小さくて患者が読めなくなったところで，検査を中止する．読めなくなったサイズの1つ上が，その患者が読める文字の大きさの目安である．

2 評価時の留意点

視覚機能低下疑いのある患者を評価する場合，環境面を整えることは重要である．**表2**に，室内の明るさ，手元に当たる照明の角度など具体的な留意点を示した．また，視覚機能低下により

表2 視覚機能低下疑いのある高齢者とのコミュニケーション[7]（田中恵津子，2007，一部改変）

視覚環境整備	直射日光を避ける
	明るすぎず，暗すぎず （晴れた日のレースのカーテン越しの光）
	天井の照明を自分の頭で遮らないようにする
	見たい物に直接ライトを当てる
コミュニケーションの工夫	無駄なことばを省き，ゆっくり説明する
	一人の説明者によって説明する
	重要な部分は繰り返す
	本人が確認できる文字サイズで書いて渡す

視覚的情報が制限された場合，情報は正確に，かつ記憶に残るような伝え方をすることが重要である．たとえば無駄なことばを省き，ゆっくり説明する，一人が一貫して説明するなどの工夫は，患者のコミュニケーション環境を支える素地となる．

■文献
1) Reyes Ortiz CA, et al.: Near vision impairment predicts cognitive decline ; data from the Hispanic Established Populations for the Epidemiologic Studies of the elderly. J Am Geriatr Soc, **53**：681-686, 2005.
2) Zubenko GS, et al.: Visual impairment, age related macular degeneration, contract, and long-term mortality ; the Blue Mountains Eye Study. Arch Ophthalmol, **125**：917-924, 2007.
3) 小田浩一：ミネソタ読書チャート MNREAD-J（解説/特集）．眼科診療プラクティス，**57**：79, 2000.
4) 高月容子・他：アルツハイマー病患者の言語障害—WAB失語症検査日本語版による検討—．失語症研究，**18**：315-321, 1998.
5) 新井千賀子・他：MNREAD-JK を使用したロービジョン児童・生徒の読書評価とその教育的活用に関する研究．第9回視覚障害リハビリテーション研究発表大会論文集，2000, pp.105-108.
6) 田中恵津子：医療機関で行うロービジョンのリハビリテーション導入．眼科プラクティス，**14**：20-23, 2007.
7) 田中恵津子：高齢者のロービジョンケア．ロービジョンケアガイド（樋田哲夫 編），文光堂，2007, pp112-111.

2. 聴覚

　加齢と共に耳の聴こえは低下し，加齢性難聴と呼ばれる状態像を呈す．高音域に著明な聴力の低下，語音を聞き分ける能力の低下，音源を定位する能力の低下などが主症状である[1]．聴覚障害が疑われる場合，聴こえのレベルを知るために必要な検査は，標準純音聴力検査と語音聴力検査である．加えて，語音了解度検査，音場（スピーカ法）での語音聴力検査なども必要に応じて行うことになる．しかし，認知症患者の場合，検査の教示が理解できない，理解したとしても忘れてしまう，検査への耐久性が低いなどの理由により，これらの検査を正規の手続きで実施して正確な結果を得ることはかなり難しい．

　認知症患者が多数入所する介護老人保健施設（以下，老健）や介護療養型病床における聴覚障害の調査によると，70〜90％に聴覚障害がみられることが報告されている[2,3]．聴覚障害はコミュニケーション過程の出発点と位置づけられる刺激入力段階に生じる障害であるため，日常生活に与える影響も大きい．また，会話音が聞こえないために介護，看護，リハ場面のやりとりに困難が生じるだけでなく，環境音も含めたすべての聴覚刺激が入力されないために周囲に対する関心も弱まる．進行が緩徐であることから家族や介護者に気づかれにくく，手のかからぬおとなしい患者としてリハや介護者の関わりが薄くなる傾向がある[4]．情報量や人との関わりが減ることで，難聴高齢者特有の心理的な問題が生じることに加え，近年の大規模前向き調査により，聴覚障害がアルツハイマー病（Alzheimer disease：AD）発症のオッズ比を高める可能性のあることも報告されている[5]．

　認知症患者に対する正規の手続きでの聴覚検査は困難であるとしても，可能な範囲で標準純音聴力検査を実施し，左右耳の聴覚レベルを確認してコミュニケーション支援の基礎資料を提供することの意義は高い．高齢者の聴覚障害は感音性難聴であるため，本来なら標準純音聴力検査に加えて語音聴力検査による言語音の聴取機能を行うのが必須であるが，認知症患者に語音聴力検

査を実施するのは容易ではない．標準純音聴力検査により，認知機能検査や言語検査を実施する際の検査者の声の大きさ，あるいは家族やスタッフが患者と会話する際の声の大きさの目安を明らかにすること，聴こえに左右差がある場合は良聴耳を特定して伝えることが，臨床現場での現実的な目的であろう．

以上を踏まえ，本項では，コミュニケーションの出発点としての聴覚を評価するという観点から，筆者らが実施している認知症患者に対する聴覚検査の臨床的工夫を紹介する．

1 オージオメータを用いた検査

目的：左右耳の聴こえのレベルを明らかにして，聴覚障害の有無と程度を把握する．また，認知機能や言語検査を実施する際，あるいは家族やスタッフが患者と会話する際の，声の大きさの目安や話しかけの方向を確認する．

適応：最重度を除く認知症患者．MMSEが5点前後であっても，後述する聴覚検査への反応方法を工夫すれば，検査施行可能である．

概要と施行上の工夫：標準純音聴力検査が可能な患者には，正確な手続きに従って検査を施行する．理解力，記憶力，耐久性などに問題があり，標準純音聴力検査が施行困難な場合，筆者らは会話音域における聴力レベルを把握することを目的として，4分法に必要な周波数，0.5KHz，1KHz，2KHzのみ測定している．

音刺激への応答方法として，定式のボタン押しが可能であれば通常の方法で行う．記憶力低下のためボタンを押すのを忘れたり，手指の巧緻性低下や振戦のためボタンが押せない，あるいは複数回押したり，失行のためボタンを耳に当てたりといった反応がみられたら，ボタン押しではなく他の反応方法を用いる．具体的には**表1**に示すように，①手指を動かす，②指さし，③表情変化，④口頭表出，⑤音刺激の模倣などである．

測定場所は，防音室が原則である．しかし，防音室がない場合，あるいは，対象者が防音室という密室での測定を拒否した場合，測定途中で不安や不穏などのBPSDが生じた場合には，検査室，談話室，会議室などの比較的静かな場所で測定を行う．その際，テレビ，BGM，施設内放送，会話音，空調などの周囲雑音を可能な限り排除する．

2 オージオメータ以外の評価方法①—「認知症者の聴こえの日常生活支障度評価表」による評価

筆者らは，佐藤ら[6]，岡本ら[7]の日常生活支障度評価表あるいは補聴効果評価表から118の評価項目を収集し，施設利用者の主な生活場面である居室，食堂・デイルーム，洗面・トイレ，浴室

表1 純音聴力検査に対する認知症患者の応答方法

応答方法	認知症患者に多くみられる言動
手指を動かす	手を挙げる，指を動かす，机をたたく，ヘッドフォンを触る
指さし	音源の方向を指さす，ヘッドフォンを指さす
表情変化	音源の方向に視線を動かす，びっくりした表情をする
口頭表出	「はい」「聞こえました」「何か音がする」
音刺激の模倣	「ボー（低音域）」「ポー（中音域）」「ピー（高音域）」

表2　認知症者の聴こえの日常生活支障度評価表[8]（飯干紀代子ら，2005）

	言語音聴取	環境音聴取
居室	居室入口での呼名 居室での会話	ドアの開閉音 人の足音
食堂	食堂での会話 レクリエーション時の会話 テレビの音声	
洗面		洗面時の蛇口の水音 トイレのドアノック
浴室	浴室での会話	

評定
3：普通の声は聞こえる
2：大声は聞こえる
1：大声でも聞こえない

2：聞こえる
1：聞こえない

についての評価に適すると思われる8項目（言語音聴取6項目，環境音聴取2項目）を選出し，不足と思われた項目を追加して10項目からなる「認知症者の聴こえの日常生活支障度評価表（以下，聴こえ支障度評価）」を作成した（表2）[8]．10項目の内容は言語音聴取が6項目（居室入口での呼名，居室での会話，食堂での会話，レクリエーション時の会話，テレビの音声，浴室での会話），環境音聴取が4項目（ドアの開閉音，人の足音，洗面時の蛇口の水音，トイレのドアノック）である．評定は，老健利用者の理解力を考慮し，言語音については3段階（普通の声は聞こえる，大声は聞こえる，大声でも聞こえない），環境音については2段階（聞こえる，聞こえない）とした．

老健入所者30例（男性8例，女性22例，平均年齢80.0±9.8歳）を対象に，オージオメータによる標準純音聴力検査と，自記式による聴こえ支障度評価を実施した．視覚や理解力に問題のある場合は言語聴覚士が評価表の質問をわかりやすく伝えるなどの介助を行った．改訂長谷川式簡易知能評価スケール（Revised Hasegawa's dementia scale：HDS-R）得点別に結果を分析すると，総得点15点以上の患者の支障度評価は平均聴力レベルと高い相関がみられたが，15点未満の患者は相関がなかった．以上より，聴力検査機器を用いた検査ができない場合，HDS-Rで15点以上の中等度～軽度の認知症患者には，簡便なアンケートを使って聴覚障害の支障度を評価する方法は一定の有効性があることが示された．

3 オージオメータ以外の評価方法②―聴性行動反応を用いた評価

前述した「聴こえ支障度評価」が適用できない重度認知症患者の聴こえの程度を類推する方法として，筆者らは聴性行動反応を用いた聴力推定の可能性を検討した．対象は老健入所者32例（男性9例，女性23例，平均年齢80.0±9.6歳）で，4分法による平均聴力レベルの範囲は20.0～78.5dBHL，平均54.6dBHLであった．聴性行動反応を誘発させる刺激音として，①指こすり音，②囁き声・普通の声・大声による呼名を用いた．

指こすり音は，乳幼児や知的機能低下のある小児・成人に対する聴覚障害スクリーニング方法

である[11]．指こすり音の提示方法は，検査者が患者の後ろに立ち，患者の耳から10センチ離れた場所で，親指と人差し指を5秒間こすり合わせるものである．音源への振り向きや，視線移動，指さし，「あれ？」「何？」「何か聴こえる」「聴こえました」といった発話を聴性行動反応ありとした．呼名の提示方法は，検査者が患者の1m後ろに立ち，「○○さん」と本人の名前を呼びかけるものである．普通騒音計NL-22®（リオン）にて測定した指こすり音の音圧の平均は34.0±5.2dBSPL，前述した指こすり音への聴性行動反応に加え，「はーい」「誰？」「ここですよ」「私です」などの発話を反応ありと判定した．囁き声・普通の声・大声による呼名の音圧の平均は各々36.0±6.7dBSPL，63.0±4.1dBSPL，70.7±3.9dBSPLであった．

全例が，指こすり音，囁き声・普通の声・大声による呼名のいずれかに反応したが，指こすり音への反応者は3例にすぎなかった．4分法による聴力レベルとの関係をみると，囁き声に反応のなかった18例の聴力レベルの平均72.3dBHL±4.2は，囁き声で反応した14例の平均32.3±5.8dBHLより，有意に高かった（p<0.01）．以上より，低音域と高音域の周波数から構成される指こすり音は周囲雑音の影響を受けやすく，高音域が障害される加齢性難聴患者のスクリーニングとして不適切と判断された．一方で，呼名を用いる方法は，本人にとって強い意味を持つ「氏名」が重度認知症患者にも刺激音として有用であり，囁き声での呼名に反応した者と反応のなかった者との間に反応閾値の差を認めたことから，聴力推定の可能性が示唆された．この方法では，聴力の左右差は見出せないが，重度認知症患者の聴覚障害の有無をスクリーニングする方法としては一定の有用性があると思われる．

4 観察による日常生活や心理状態の評価

高齢者の聴覚障害のほとんどを占める加齢性難聴は緩徐に無自覚的に進行するため，本人が必要に迫られて聞こえにくさを補償する代替手段を身につけていることがある．認知機能低下のある場合は新たな行動を獲得することは困難であるが，すでに自ら用いている代替手段は手続き記憶化していると考えられコミュニケーション手段として利用できることが多い．表3に認知症患者に有効と思われる聴こえを補償するストラテジーを示す．観察によりこのような行動の有無を評価し，その中から活用できるストラテジーを確立・促進させ，スタッフや家族と共有していくことが重要である．

また，聴覚障害のある高齢者は，表4に示すような心理状態にあることが報告されている[9]．認知症患者の場合，これらの心理特性が一律に出現するというより，目立たなくなるものと際立

表3　聴こえを補償するストラテジー[10]（吉田悠加ら，2007，一部改変）

話し手に近付く
話し手の口元を見る
周囲がうるさい時は静かな場所に移動する
聞き返す
近くの人に尋ねる
ゆっくりはっきり言ってくれるよう頼む
紙に書いてもらう

表4　聴覚障害のある高齢者の心理特徴

他人に話しかけられると緊張する
神経過敏になる
聞き取りにくいため，イライラしやすい
団らんなどで無視されやすく寂しくなる
無口になりやすい
劣等感を抱きやすい
感情のコントロールが難しくなり，口論しやすい
人を避け，孤立的な生活パターンになる
抑うつ気分や被害妄想的気分になりやすい

つものが個人によって著しく異なるという印象を持つ．たとえば，認知機能低下によって周囲への関心が薄れてくるため焦燥感は少ないが，一方で，人を避け無口になり孤立無為の状態になりやすい．また，自分から訴えてくることは少ないものの，じっくり話を聞くと，疑念や邪推，あるいは妄想などを持つ患者も多い．聴覚障害のために情報量や人との関わりが減少することで生じるこれらの心理状態を理解したうえでリハやケアにあたると，患者との良好関係性構築の突破口になることを臨床では多く経験する．

■文献
1) 立木 孝・他：日本人聴力の加齢変化の研究聴覚障害．Audiology Japan，45：241-250，2002．
2) 栢木 忍・他：介護療養型医療施設におけるコミュニケーション障害第一報―聴覚障害について―．鹿児島高次脳機能研究会会誌，20：1-4，2009．
3) 高木初子，水戸美津子：高齢者通所施設利用者の聴力障害の実態．自治医科大学看護学ジャーナル，6：61-70，2009．
4) 矢嶋裕樹，間三千夫，中嶋和夫：難聴高齢者の聴力低下が精神的健康に及ぼす影響．Audiology Japan，47：149-156，2004．
5) Lin FR, et al.: Hearing loss and incident of dementia, Arch Neurol, 68：214-220, 2010.
6) 佐藤昭三・他：聴能に関わる生活の質指数自記式質問紙日本版の開発―第1報：加齢に伴う変化．Audiology Japan，43：54-62，2000．
7) 岡本牧人・他：「きこえについての質問紙」の作成．厚生科学研究感覚器障害研究事業「難聴によるコミュニケーション障害と補聴器による改善効果の評価法に関する研究」平成13年度厚生科学研究費報告書：2002，pp7-10．
8) 飯干紀代子，倉内紀子，山田弘幸：介護老人保健施設における聴覚障害の実態―スクリーニング方法の検討 (3)．Audiology Japan，48：373-374，2005．
9) 加賀君孝：加齢性難聴とコミュニケーション．JOHNS，21 (4)：587-593，2005．
10) 吉田悠加，西村忠己，細井祐司：補聴器装用が心理・社会的側面に与える影響．Audiology Japan，50：52-60，2007．
11) 中山博之，荒尾はるみ：指こすり音聴取検査についての検討．Audiology Japan，37：322-329，1994．

3. 認知

認知は，中枢神経系の働きが心理過程に変換されたもので，心理過程は行動に変換されない限り外部からは観察できない[1]．よって認知の評価は，正確には，観察できる行動を通して，間接的に心理過程を評価する．単に行動の正誤だけを評価するのではなく，その行動の背後にある心理過程を考えながら評価することが重要である．

たとえば，いくつかの物品から時計をポインティングさせる課題を考えてみる．時計ではなく，ハサミを選んだからといって，誤って認知しているとは限らない．時計を時計として正しく認知していても，保続によりハサミを選んでしまった可能性も考えられる．単純に聞きとりの間違い，つまり知覚の誤りである可能性もある．ポインティングという行動の正誤が，常に認知の正誤と同義とは限らない．

認知の評価は，表出された行動を通してしかできないだけに，その行動として現れた背景を探るためにも，日常生活の観察や複数の検査結果などから総合的に検証することが重要である．本項ではまず認知評価の一般的な手順を述べ，次いで臨床でよく用いる検査バッテリーを紹介する．

1 評価の手順

評価は、**表1**に示した手順ですすめることが理想である。大まかにいえば、残存する障害が認知障害であることを確定するため、知覚や運動の問題や言語の問題を除外し、そのあとで、認知障害の特徴を検討する、という流れである。

臨床場面では、状況により表1の順序ではできないこともあるかもしれない。しかし、情報収集もなく、いきなり検査からスタートすることは危険である。本人の苦手なことを検査しようとすれば、人によっては拒否反応を示し、その後の評価ができなくなることもある。評価者自身が不要なコミュニケーション障害を作ることのないよう、十分な配慮が必要である。

評価においては、障害された機能だけでなく、残存する機能や強みも見出し、今後の介入に役立つ情報を得る視点も持って取り組みたい。

1.1 対象者に関する情報の収集

必要なのは疾患に関する情報だけではない。患者本人がどんな人なのかを知るための情報が必要である。収集すべき主たる情報を**表2**に示す。

もし、多くの情報を収集する前に本人と会わざるを得ない状況になったとしても、少なくとも「現在の生活」に関する情報だけは収集してから会う必要がある。たとえば、微熱、下痢、頻尿などの情報があれば、体調により集中できない可能性も加味し、評価中の反応を注意深く評価できる。その日の体調や様子を踏まえてから会うことは、評価者として不可欠なことである。

情報のソースは診療の記録だけでなく、本人を取り囲む家族や治療スタッフなども利用する。情報を得て本人とインテークに臨むことにより、本人の病気に関する認識と実際との差異も確認できる。

なお、ADLと生活史の評価については、本章の第2・3節を参照されたい。

1.2 知覚・運動機能を確認

認知は、ある対象物を知覚したうえで成り立つ心理過程である。よって知覚に問題があれば当然認知にも影響する。正確に見る、聞く、感じることができているかを確認することは重要である。前述した情報収集においても、視力や視野、目に関する疾患（緑内障や白内障など）、聴力、体性感覚、異常感覚（しびれや熱感など）などには特に留意し、必要に応じて検査も実施する。

表1　認知評価の手順

① 対象者に関する情報の収集
② 知覚・運動機能を確認
③ 言語理解・表出を確認
④ 知覚する感覚様式による違いの有無を確認
⑤ 認知障害の特徴を検討

表2　収集する情報

- 病前の生活
  - 生活歴　性格　家族との関係
  - 職歴　教育歴　趣味趣向
  - 宗教　習慣　交流関係　など
- 病気に関する情報
  - 現病歴　既往歴
  - 現在の理学的所見　脳画像所見
  - 使用している薬の情報　など
- 現在の生活
  - 現在の体調　食欲　睡眠　排泄　情動
  - ADL　一日の過ごし方
  - 最近の面会者　担当医師　担当看護師　など

視覚，聴覚の評価については，本節の第1・2項を参照されたい．

一方，知覚し認知した結果を表出するための運動機能の確認も必要である．具体的には，筋力低下や不随意運動などにより，運動が阻害されていないかを確認する．詳細な検査ができなくても，食事場面での箸やスプーンの操作，検査場面での鉛筆の持ち方や筆圧，座り方，歩容などの観察から障害の有無にあたりをつけることも可能である．

知覚や運動に関する基本的な評価方法については，神経内科などのテキストを参照されたい[2]．

1.3 言語理解・表出を確認

一見すると認知障害のようでも，指示されたことばの意味がわからない，あるいはわかっていてもうまくことばに表現できないなど，実は言語に問題があったという場合もある．認知の問題と確定する前に，言語機能について確認する．

なお，言語・構音の評価については，本節の第4・5項を参照されたい．

1.4 知覚する感覚様式による違いの有無を確認

知覚そのものに問題がないにもかかわらず，対象物を認知できない病態がある．それが失認症である[3]．たとえば，視覚性失認のケースは，視覚からは何かが同定できないのに，触ってみるととたんにわかる．血管性認知症（vascular dementia：VaD）では特定の脳領域の損傷により，ある感覚様式に特異的な認知の障害が生じることも考えられ，注意を要する．単一の感覚様式だけでなく，多様式にまたがることもある（多様式失認）．評価方法については他書を参照されたい[4,5]．

感覚様式により認知に違いがあることが把握できると，コミュニケーション上障害のない感覚様式を利用することが可能となる．たとえば，視覚性認知に問題があるならば，「これを見て」と伝えるより，具体的な名称を述べる（聴覚の利用），あるいは触れさせる，持たせる（体性感覚の利用）などの工夫が可能となる．

1.5 認知障害の特徴を検討

対象者のコミュニケーション障害が，知覚や運動の問題だけでは説明できず，かつ言語の問題だけでもないことを示し，特定の感覚様式にも影響されない障害であることが確認できたら，いよいよ，認知障害の特徴を検討する．実際には，認知の障害だけというより，様々な問題が複合的に生じている場合が多いが，効果的な介入に結びつけるためには，障害の特徴を解きほぐしておく必要がある．

臨床的には対象者の日常生活やある場面の行動を観察して障害のあたりをつけて，優先すべき評価項目から実施することが多い．スクリーニング的な検査バッテリーを利用し，全体像を把握し，その結果から気になる項目について，掘り下げた評価を行う．掘り下げ検査については，既存の検査が利用できる場合もあるが，障害によっては評価者が新たに作り出す場合もある．

2 検査の利用

検査の導入にあたっては，本人への適切な説明が必要である．マニュアル通りに説明してもかえって混乱させてしまい，信頼性の低い結果しか得られない場合もある．本人に合わせた工夫をし，検査実施の精度を高め，客観的な結果を得る努力をする．

検査結果は，点数や標準値との比較だけではなく，誤反応の分析も重要である．誤り方の傾向，浮動性の有無，時間経過による変化などを把握することにより，障害の質的な検討が可能となる．

1. 原因別評価

3 代表的な検査バッテリー

3.1 HDS-R（表3）[6]

短時間で実施できるスクリーニング検査としてよく用いられる．9つの設問から構成され，正答に対しては1〜2点，誤答やできなかった時には0点として採点する．満点は30点である．20点以下を認知症の疑いありとしている．10点以下の場合には，高度の認知症と考えられる．

検査はすべて言語が必要であるため，言語機能に障害がある場合は信頼性のある評価はできない．また，初期の認知症患者，知的に高い作業に従事している者，高学歴の者では，認知症であっても高得点を示すこともあるので注意を要する．

表3　改訂長谷川式簡易知能評価スケール（HDS-R）[6]（加藤伸司ら，1991，一部改変）

（検査日：　　年　　月　　日）　　　　　　　　　　　　　　　　（検査者：　　　　　　　　）

氏名：　　　　　　　　　　生年月日：　　年　　月　　日　　年齢：　　　　　　　歳

性別：男／女　教育年数（年数で記入）：　　　　年　検査場所

DIAG：　　　　　　　　　　（備考）

1	お歳はいくつですか？（2年までの誤差は正解）	0　1
2	今日は何年の何月何日ですか？　何曜日ですか？（年月日，曜日が正解でそれぞれ1点ずつ）	年　0　1 月　0　1 日　0　1 曜日　0　1
3	私たちがいまいるところはどこですか？（自発的にでれば2点，5秒おいて家ですか？　病院ですか？　施設ですか？のなかから正しい選択をすれば1点）	0　1　2
4	これから言う3つの言葉を言ってみてください．あとでまた聞きますのでよく覚えておいてください．（以下の系列のいずれか1つで，採用した系列に○印をつけておく）1：a）桜　b）猫　c）電車　2：a）梅　b）犬　c）自動車	0　1 0　1 0　1
5	100から7を順番に引いてください．（100−7は？　それからまた（93）7を引くと？　と質問する．最初の答えが不正解の場合，打ち切る）（86）	0　1 0　1
6	私がこれから言う数字を逆から言ってください．（6-8-2，3-5-2-9　2-8-6を逆に言ってもらう．3桁逆唱に失敗したら，打ち切る）　9-2-5-3	0　1 0　1
7	先ほど覚えてもらった言葉をもう一度言ってみてください．（自発的に回答があれば各2点，もし回答がない場合は以下のヒントを与え正解であれば1点）a）植物　b）動物　c）乗り物	a：0　1　2 b：0　1　2 c：0　1　2
8	これから5つの品物を見せます．それを隠しますのでなにがあったか言ってください．（時計，鍵，タバコ，ペン，硬貨など必ず相互に無関係なもの）	0　1　2 3　4　5
9	知っている野菜の名前をできるだけ多く言ってください．（答えた野菜の名前を右欄に記入する．途中で詰まり，約10秒間待ってもでない場合にはそこで打ち切る）0〜5＝0点，6＝1点，7＝2点，8＝3点，9＝4点，10＝5点	0　1　2 3　4　5

合計得点

3.2 ミニメンタルステート検査（Mini-Mental State Examination：MMSE）（表4）[7]

HDS-R同様，スクリーニングとしてよく用いられる．検査はHDS-R同様30点満点だが，11項目からなる．内容の違いは，シリアル7（100から7ずつひく計算）を5回要求すること，5物品の記銘検査・数唱・語想起がないこと，呼称・復唱・言語理解（3段階の動作命令）課題・読み・書字・図形模写があることである．正常は24点以上とされる．

表4　MMSE[7]（森　悦朗ら，1985，一部改変）

（検査日：　　年　　月　　日）　　（検査者：　　　　　）

	質問内容			
1	今年は何年ですか．＊各1点　合計5点	年	0	1
	今の季節は何ですか．		0	1
	今は何月ですか．	月	0	1
	今日は何日ですか．	日	0	1
	今日は何曜日ですか．	曜日	0	1
2	ここは，何県ですか．	県	0	1
	ここは，何市ですか．	市	0	1
	ここは，何病院ですか．	病院	0	1
	ここは，何階ですか．	階	0	1
	ここは，何地方ですか．	地方	0	1
3	これからいう3つの言葉をいってみて下さい．後でまた聞きますのでよく覚えて下さい．（以下のいずれか一つで，採用した系列に○印を付けておく） 1：a）桜　b）猫　c）電車 2：a）梅　b）犬　c）自動車		0 0 0	1 1 1
4	100から7を引く（5回まで）93，86，79，72，65（正当1個に1点）．最初が誤りでも2度目が正解であれば1点．できなければ「フジノヤマ」を逆唱させる．（マヤノジフ−5，ヤマノジフ−1，マヤジフ−2）		0　1　2 3　4　5	
5	先ほど覚えてもらった言葉をもう一度いってみて下さい（自発的に解答があれば各2点，もし解答がない場合以下のヒントを与え正解であれば1点） a）植物　b）動物　c）乗り物		0 0 0	1 1 1
6	（時計をみせながら）これは何ですか．＊各1点 （鉛筆をみせながら）これは何ですか．合計2点		0 0	1 1
7	文章反復「みんなで力をあわせて綱を引きます」（1回のみで評価）		0	1
8	（三段階の命令）「右手にこの紙を持って下さい」「それを半分に折りたたんで下さい」「机の上に置いてください」（各段階ごとに1点）		0　1 2　3	
9	次の文章を読んで，その指示に従ってください．「目を閉じなさい」		0	1
10	文章を書いてください（文法や読点は不正確でも自発的で意味のあるもの）		0	1
11	次の図形を書いてください．		0	1
	得点合計		/30	

MMSEも，年齢や教育年数に影響を受けることや，軽度認知症に対する感度が低いことに留意する．

3.3 Japanese version of the Montreal Cognitive Assessment：MoCA-J（表5）[8]

MoCAはMMSEより難易度が高く，軽度認知障害（mild cognitive impairment：MCI）や軽度アルツハイマー型認知症のスクリーニングに対する感度，特異度が高く，多くの国の言語に翻訳されている．パーキンソン病（Parkinson disease：PD）など様々な疾患による認知障害についてもデータを蓄積している検査である．本邦でも日本語版の有用性が報告されている[9]．

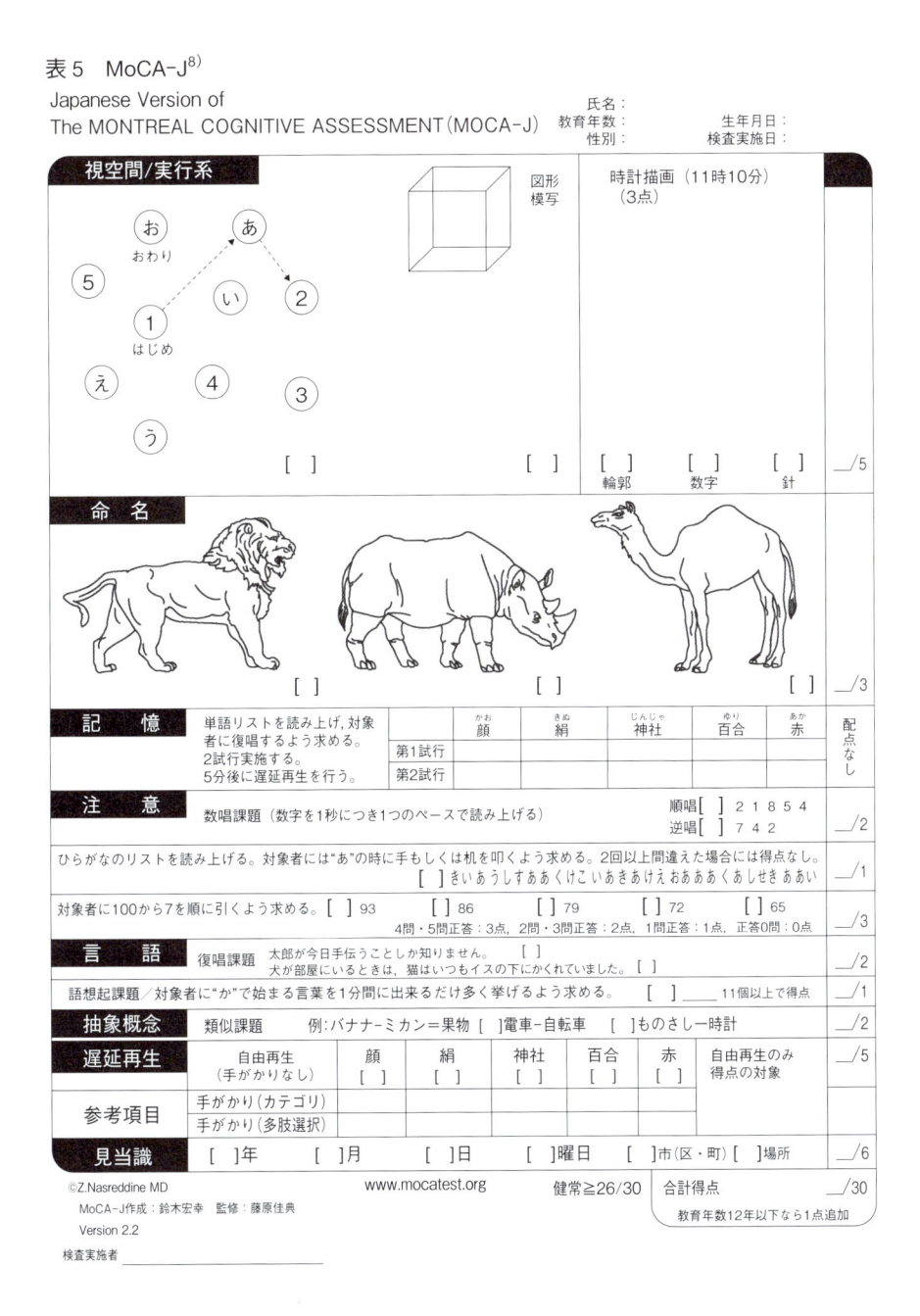

表5 MoCA-J[8]

内容は，視空間/実行系，命名，記憶，注意，言語，抽象概念，遅延再生，見当識からなり，30点満点，カットオフ値は26点以上が正常とされている．特徴的なのは，Trail-Making Testの簡易版ともいえる検査や，ビジランス，抽象概念など，前頭葉機能とされている内容が含まれること，命名課題が日用物品ではなく動物の線画であること，記憶課題が5単語であることである．復唱課題もやや難易度の高い文章である．また採点の際，教育年数が12年以下なら1点追加されることも異なる．

HDS-RやMMSEではスクリーニングできなかった実行系や抽象概念などが含まれている点で，必要な掘り下げ検査のあたりがつけやすいことは魅力であるが，課題がやや難しいため，臨床的にはMCIが疑われる対象者に限られる面もある．

3.4 臨床認知症評価法（Clinical Dementia Rating：CDR）[10]

CDRは，認知症の重症度を評価する検査方法である．対象者に対して実施する検査ではなく，対象者の日常生活の状態を把握している家族や介護者が対象者の認知機能に関する質問に答え，その回答を点数化し重症度を評価する．評価項目は，記憶，見当識，判断力と問題解決能力，地域社会の活動，家庭および趣味，身の回りの世話の6つのカテゴリーからなり，それぞれ「なし0点」「疑わしい0.5点」「軽度1点」「中等度2点」「重度3点」の5段階で評価する．原則として，情報が曖昧で判断に迷う場合は，重症な方に判定する．

CDRの総合判定は，「記憶」を基本カテゴリーと考え，いくつかのルールに従い，判定する．各カテゴリーのスコアが記憶のスコアの近くに集まっている場合は，比較的簡単に総合評価ができる．一方で，記憶以外のスコアが記憶のスコアからかけ離れて分布していると，判定が難しい場合もあり，精度の高い判定をするには解説書を熟読し，ルールを理解する必要がある．

3.5 ウェクスラー成人知能検査（Wechsler Adult Intelligence Scale-Revised：WAIS-R, Wechsler Adult Intelligence Scale-Ⅲ：WAIS-Ⅲ）[11,12]

一般的な知能検査として，ウェクスラー成人知能検査（WAIS-R・WAIS-Ⅲ）がある．対象者の教育歴や職歴から考え，明らかに低下している場合などは，認知症が疑われる．本検査は，言語性と動作性の知的機能が分かれており，各検査のばらつきから障害された機能と残存した機能を考察することが可能である．

4 その他の検査

認知機能の掘り下げ検査として，必要に応じて様々な神経心理学的検査を用いることができる．神経心理学的検査については成書を参照されたい[13,14]．

検査はあくまでも道具であり，使い方次第では障害の理解が進む可能性もあるが，一方で侵襲を与えるだけで，マイナスの効果しか得られない場合もある．検査の使用にあたっては，検査の結果そのものだけでなく，検査間や下位項目間の違いや，誤り方の特徴，評価者が観察したこととの関係などから，総合的に考察することが重要である．

■文献

1) 山鳥　重：高次脳機能障害とは．高次脳機能障害マエストロシリーズ①，医歯薬出版，2007，pp.12-26．
2) 田崎義昭，斎藤佳雄，坂井文彦：ベッドサイドの神経の診かた，改訂17版，南山堂，2010．
3) 鈴木匡子：失認症．高次脳機能研究，**29**：216-221，2009．

4) 石合純夫：失認と関連症状．高次脳機能障害学．第2版．医歯薬出版，2012．pp.109-149．
5) 早川裕子，鈴木匡子：失認のアセスメント．リハビリテーション．高次脳機能障害その評価とリハビリテーション（武田克彦，長岡正範編著），中外医学社，2012．pp84-92．
6) 加藤伸司・他：改訂長谷川式簡易知能評価スケール（HDS-R）の作成．老年精神医学雑誌，**2**：1339-47，1991．
7) 森 悦朗，三谷洋子，山鳥 重：神経疾患患者における日本語版 Mini-Mental State テストの有用性．神経心理学，**1**：82-90，1985．
8) http://www.mocatest.org/
9) 鈴木宏幸，藤原佳典：Montreal Cognitive Assessment（MoCA）の日本語作成とその効果について．老年精神医学雑誌，**21**：198-202，2010．
10) 目黒謙一：痴呆の臨床．第1版，医学書院，2004，pp.104-141．
11) 品川不二郎・他：日本版 WAIS-R 成人知能検査法．第3版．日本文化科学社，1991
12) 日本版 WAIS-Ⅲ刊行委員会：WAIS-Ⅲ成人知能検査．第1版．日本文化科学社，2006．
13) Lezak MD（鹿島晴雄総監修，三村 將，村松太郎監訳）：レザック神経心理学的検査集成．第1版，創造出版，2005．
14) Golden CJ, Espe-Pfeifer P, Wachsler-Felder J（桜井正人訳）：高次脳機能検査の解釈過程―知能，感覚―運動，空間，言語，学力，遂行，記憶，注意―．第1版，協同医書出版社，2004．

4. 言語

　認知症患者の言語機能を評価する目的は，①コミュニケーション障害の有無をスクリーニングし，コミュニケーションストラテジーとして有効な残存能力を明らかにする，②鑑別診断や言語訓練立案のために詳細に症状を分析する，の2点であろう．評価の進め方は，リハにおける通常の機能評価と同様，まず①のスクリーニングを行い，その結果を受け必要に応じて②の精査に進むのが基本である．ただし，認知症患者は場の状況や教示の理解困難により，①のスクリーニングで評価を修了せざるを得ない場合も多い．②の精査は，重症度別では軽度認知症あるいはMCI，原因疾患別では，前頭側頭型認知症（frontotemporal dementia：FTD）やADが主な対象となろう．

　本項では，①スクリーニング，②精査という2つの目的別に，既存の失語症検査を認知症患者に実施する際の留意点を整理する．言うまでもなく，これらの検査はマニュアルに従って全項目を実施すべきであるが，認知症患者の検査への耐久性や生活場面での必要性を考慮し，筆者の経験に基づく緩やかな臨床的活用方法も併記する．

1 スクリーニングと残存コミュニケーションストラテジーを明らかにするための検査

1.1 認知症コミュニケーションスクリーニング検査（Communication Screening Test for Dementia：CSTD）：言語機能[1]

　目的：言語機能の4モダリティ，すなわち，聴覚的理解，視覚的理解，発話，書字の機能をスクリーニングし，コミュニケーション手段として使える残存能力を探すことが目的である．

　適応：重度～軽度認知症患者．

　概要と施行上の留意点：言語機能の4モダリティについて単語と短文レベルで評価する．各課題は語の頻度・親密度・意味分類が統制されており，因子分析と通過率により抽出した22項目から構成される．平均所要時間は7分程度である．検査道具は，加齢による視覚機能や手指巧緻性

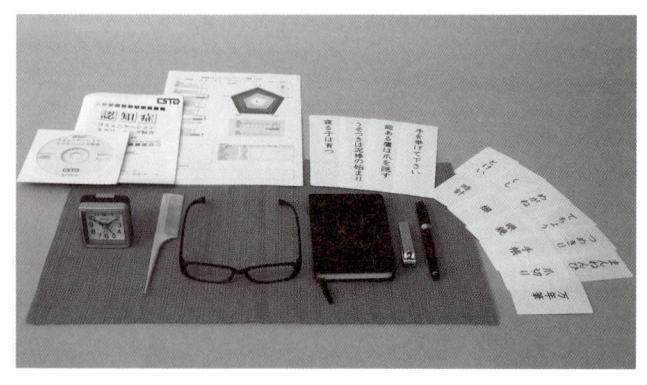

図1 Communication Screening Test for Dementia[1]

の低下を考慮した大きさで，高齢者の時代背景を考慮した古風なデザインである．検査道具の入ったケースに付属品の滑り止めシートを敷いて，ベッドサイドでも実施可能である（図1)[1]．

厳密に客観的なデータを得るというより，認知症患者へのコミュニケーション支援の手がかりを得ることが目的であるため，教示文や反応の待ち時間などの基準は緩やかである．得点範囲は0～22点であり，得点により言語機能の全体的な重症度がわかる．言語機能の4モダリティごとの点数により，障害された機能と，コミュニケーション方法として有効活用できる残存機能を発見することができる．たとえば，ある患者が聴覚的理解よりも視覚的理解の得点が高く，かつ漢字より仮名の得点が良い場合は，聴いて理解させるよりも文字を読ませた方がよく，しかも仮名表記が有効ということになる．

患者の反応は可能な限り記録しておくとコミュニケーション方法のヒントにつながる．たとえば，「めがね」を「ネガネ」と書いた場合，判定としては誤答で0点であるが，「ネガネ」と書ければ，相手は「めがねのことかな？」と推測でき，コミュニケーション成立のための有効な手段の一つとなる．

なお，本検査の集計ソフトに，コミュニケーションの基本的構成要素である聴覚，認知，構音の検査結果を併せて入力することで，結果をレーダーチャートで可視化できる．行動観察所見や対応方法のポイントを記入する欄も含めてA4用紙1枚の報告書スタイルとなっており，プリントアウトして他職種に情報提供することが可能である．

1.2 重度失語症検査[2]

目的：コミュニケーションの残存能力を言語・非言語の両領域にわたって調べ，コミュニケーションストラテジーの手がかりや，介入のきっかけを得ることが目的である．コミュニケーション成立のために必要な他者への非言語的な働きかけ，ジェスチャーなどの非言語的象徴機能，言語機能を検査できる．

適応：重度～中等度認知症患者．

概要と施行上の留意点：導入部（挨拶，名前，年齢，住所），非言語基礎課題partⅠ（やりとり，指さし，マッチング，身体動作の模倣），非言語記号課題partⅡ（物品使用，記号の理解，ジェスチャーの表出，描画，意味関連の理解），言語課題partⅢ（聴覚的理解，視覚的理解，音読，発語，復唱，書字，系列語・母音，数・時計の理解）から構成される．患者に必要なpartだけを実施してもよい．いずれも名前などの身近なことや，単語，ごく簡単な文レベルであり，下位検査に含まれる課題項目も5つ前後に抑えて実施時間を短縮するなど，患者への負担を軽減す

る工夫がなされている．所要時間の目安は導入部から順に，約10分，25分，50分，50分である．なお，検査用の物品は付属していないので，自分で揃える必要がある．

我々は重度～中等度例に対して，導入と非言語基礎課題partⅠを中心に用いている．重度認知症患者は覚醒度や注意力，意欲の低下を随伴することが多く，実際の認知機能より低くとらえられがちである．本検査を施行して，たとえば，目を見て挨拶すれば返答が得られる，腕相撲などの身体接触のある活動でやりとりができる，歌唱できるなどの残存する機能を明らかにし，介入のきっかけにしたり，スタッフに伝えたりすることは有益である．

1.3 実用コミュニケーション検査（Communication ADL Test：CADL）[3]

目的：日常のコミュニケーション能力について，コミュニケーション場面のシミュレーションを通じて評価する．認知症患者は，意欲，協力性，症状の浮動性などにより，言語機能検査成績と日常生活でのコミュニケーション状況が乖離している場合が多い．言語機能検査では得点しているのに生活場面で発揮できていない場合と，逆に，検査では得点できないのに生活場面ではコミュニケーションがとれている場合の両方がある．いずれにしても，認知症患者の生活を支えるという観点から，本検査で，生活場面におけるコミュニケーション能力を類推すると同時に，コミュニケーション行為のどのレベルに支障があるか（たとえば，買い物では，品物の選択・値段判断・お釣り計算）を分析して，介入の糸口を探すことができる．

適応：中等度～軽度の認知症患者，MCI．

概要と施行上の留意点：導入部（挨拶，氏名，はい―いいえ，住所，年齢，症状を言う），病院（受診申込用紙記入，病院内のサインを読む，薬を飲む），外出（切符を買う，エレベーターの階を言う，買い物，メニューを見て注文，道を尋ねる），電話（出前の注文，電話番号を調べる，電話を受けメモをとる），その他（時刻を合わせる・告げる，テレビの番組欄を見て判断，新聞を読む，天気予報を聞く，量の概念）から構成される．

発話以外のコミュニケーション手段（身振り，指さし，描画など）を用いた場合や，多少の誤りがあった場合でも伝達できれば得点が与えられる．また，聞き返し，代償反応，自己修正，回避などを観察することにより，コミュニケーション困難場面における有効なストラテジーを発見することもできる．たとえば，聞き返しがあり再教示により正答できた場合は，大きめの声で言う，あるいは2回繰り返せば理解できる可能性が高いし，特定の質問に対して無反応な場合は，わからない時は沈黙することで意思表示している可能性がある．

総得点によりコミュニケーションレベルを，全面介助，大半介助，一部援助，実用的，自立の5段階に判定する．可能であれば全項目を検査することが望ましいが認知症患者は困難なことが多く，また，患者の現在の日常生活にはないし将来的にも経験することはないであろう項目もある．筆者らは，中止基準を活用して，遂行困難な項目は速やかに中止して次項目に移るよう心掛けている．実施可能であった下位項目について反応を詳細に観察し，活用可能な残存機能を発見する視点が大切と思われる．

2 鑑別診断や言語訓練立案のため，詳細に症状を分析するための検査

失語症患者用に開発された失語症の系統的検査と掘り下げ検査が活用できる．本項では，標準失語症検査，同補助テスト，WAB失語症検査，失語症語彙検査，新日本版トークンテストについて，筆者の臨床経験を含めて紹介する．トークンテスト以外は所要時間が長い．認知症患者は

第 2 章　コミュニケーション障害評価

神経心理検査に対する易疲労性が高い．検査目的を明確に絞って必要な下位項目のみを実施し，休憩をとる，複数回に分けて施行するなど患者の疲労に注意を払う．

2.1　標準失語症検査（Standard Language Test of Aphasia：SLTA）[4]

　言語の 4 モダリティ，聴覚的理解，視覚的理解，発話，書字に計算を加えた 5 領域，26 下位検査から構成される．採点は正答に至るまでの時間やヒント後の正答を考慮した 6 段階であり，患者の反応を細やかに分析してコミュニケーション方法に活かすことができる．たとえば，段階 5（遅延反応）であれば時間をかければ正答にたどりつける，段階 4（不完全正答）であれば漢字の一部なら書けるのでそれを基に言いたいことを類推できる，段階 3（ヒント後正答）であれば相手に繰り返して言ってもらうと理解できることなどが推察される．

　正答数を正答率プロフィールにプロットすることにより，下位検査ごと，言語の 4 モダリティごとの重症度を可視化できる．訓練プログラムを立案するには失語症者の訓練同様，障害された機能を，保たれた機能を使って促通させることが基本である．その際，正答率という量的判断のみではなく，質的側面の検討が重要である．たとえば，FTD 2 例が，共に文の復唱の正答率 20% だった場合，正答率は同じでも誤答の原因あるいは誤りの機序が異なる場合がある．復唱困難が，発語失行による歪みの多い努力性発話による場合は進行性非流暢型失語（progressive nonfluent aphasia：PNFA），言語性短期記憶障害あるいは音韻配列障害による場合は logopenic 失語症（logopenic aphasia）の可能性が高い．誤答の質的検討を行うことで認知症の原因疾患鑑別のための情報提供ができるとともに，言語機能訓練方法も導かれる．

2.2　SLTA 補助テスト（SLTA-ST）[5]

　言語に関する下位項目は，「2. はい-いいえ応答」「3. 金額および時間の計算」「4. まんがの説明」「5. 長文の理解」「6. 呼称」である．筆者らは，「4. まんがの説明」「5. 長文の理解」「6. 呼称」を用いて，認知症が軽微な場合の言語症状を評価している．原因疾患別では，特に，AD にみられる，話の中核を把握できない，隠喩がわからない，話にまとまりがない，といった談話障害を把握するのに適している．これらの軽度例は言語訓練の適応となるため，訓練効果判定にも活用できる．

　なお，検査結果の数値を入力するとプロフィールにグラフが自動表示されるソフト（エクセルファイル）を日本高次脳機能障害学会ホームページより無料でダウンロードできる（http://www.higherbrain.gr.jp/）．

2.3　WAB 失語症検査[6]

　失語症検査（Western Aphasia Battery：WAB）の日本語版である．自発話，話しことばの理解，復唱，呼称，読み，書字の 6 つの言語課題に，行為と構成を加えた 8 領域 31 下位検査から構成される．言語課題の「自発話」と「情景画の説明」が SLTA にはない項目であり，認知症患者の談話レベルの障害を評価することができる．言語課題の他に，行為（上肢，顔面，道具使用，複雑な動作），構成（描画，積木，レーブン色彩マトリシス検査〔Reven's Coloured Progressive Matrices：RCPM〕）課題が含まれているのも本検査の特徴であり，それらを失認や失行，動作性知能の検査として分割して利用することもできる．所要時間は言語課題のみでは 1 時間以内であり，比較的短時間で実施できる．失語指数や大脳皮質指数を算出でき，言語症状の継時変化を数値で確認することが可能であるが，訓練立案のためには SLTA で述べたように下位検査項目の質的分析が欠かせない．なお，検査用の物品は付属していないので，自分で揃える必要がある．

2.4 失語症語彙検査（A Test of Lexical Processing in Aphasia：TLPA）[7]

単語の理解・表出機能を多面的に評価することが目的である．「語彙判断検査」，「名詞・動詞検査」，「類義語判断検査」，「意味カテゴリー別名詞検査」の4領域，計11下位検査から構成される．症状に応じて必要な下位検査のみを取り出す，あるいは組み合わせて用いることができる．

症状の詳細な分析を目的としていることから下位検査1つ当たり40～200項目あり，認知症患者には1つの下位検査を終えること自体が困難な場合が多い．我々は頻度と意味カテゴリーを統制して抜粋した項目を用いて，AD患者の障害構造や継時的変化，訓練効果を明らかにする試みを実施中である．

意味性認知症（semantic dementia：SD），logopenic失語症，PNFAなどの前頭側頭葉変性症（frontotemporal lobar degeneration：FTLD）やADの言語症状の分析や比較検討，あるいは臨床研究を行う際に，本検査の部分的な活用は有益である．たとえば，「名詞・動詞検査」で名詞の理解と表出の差異を明らかにする，「意味カテゴリー別名詞検査」で名詞の呼称や理解における意味カテゴリー特異性を明らかにする，などである．

2.5 新日本版トークンテスト（The new Japanese version of Token Test）[8]

聴覚的理解の微細な障害を検出することが目的である．トークンと呼ばれるプラスチックでできた15～25 mmの5色の丸と四角の図形を，検査者の指示通りに動かしてもらう．SLTAやWABの聴覚的理解検査では物品や線画を使うため，各々の意味や相互関係で正答が類推できることがある（たとえば，万年筆の上に百円玉は置けないなど）．本検査はそのような文脈情報を排除したトークンを検査道具として用いることで，難易度の高い聴覚的理解力を測ることができる．繰り返しによる学習効果も起こりにくいため，SDなどのFTLDや，軽度AD例，MCI例に対する言語訓練効果の経時的測定としても使用価値が高い．所要時間は約10分である．

■文献

1) 飯干紀代子：認知症コミュニケーションスクリーニング検査．エスコアール，2013．
2) 竹内愛子・他：重度失語症検査―重度失語症者へのアプローチへの手がかり―．協同医書出版社，1997．
3) 綿森淑子：実用コミュニケーション検査―CADL．医歯薬出版，1990．
4) 日本高次脳機能障害学会（旧 日本失語症学会）Brain Function Test委員会：SLTA標準失語症検査Standard Language Test of Aphasia（日本高次脳機能障害学会・編）．
5) 日本高次脳機能障害学会 Brain Function Test委員会：標準失語症検査(Standard Language Test of Aphasia：SLTA)（日本高次脳機能障害学会・編），改訂第2版，新興医学出版，2003．
6) Andrew Kertesz：WAB失語症検査 日本版（Western Aphasia Battery）（WAB失語症検査［日本語版］作製委員会：代表：杉下守弘），千葉テストセンター．
7) 藤田郁代・物井寿子・奥平奈保子：失語症語彙検査，改訂第2版，エスコアール，2001．
8) 平口真理：新日本版トークンテスト．三京房，2009．

5. 構音

肺から出された呼気が，気道を通って声帯を振動させることにより声が生まれる．その声が，軟口蓋，舌，口唇などの形状や運動によって特定の特徴を持つ言語音として発せられる．この一連のプロセスには，姿勢，呼吸，共鳴，調音の4つの機能が正確に，かつ十分に遂行される必要があり，そのいずれかに何らかの支障があると構音障害が起こる．認知症自体は，VaDやレビー

小体型認知症（dementia with Lewy body：DLB），一部のFTDを除けば，原理的には晩期まで構音障害は出現しない．しかし，高齢者の場合，特に構音障害を生じるような疾患がなくとも，加齢により，次のような構音の問題が起こる．まず，姿勢については，筋力低下や骨の形状変化のため円背や側弯が起こりやすくなり，適切な姿勢を一定時間保つことが困難になる．したがって，呼吸が浅く速くなり，十分な呼気を確保できず，声の大きさが低下する．また，声帯の厚みや弾力性が損なわれるため声質も粗糙性や気息性の成分が多い，いわゆる，しわがれ声となる．調音については，口唇，舌の筋力低下やコントロールの低下により，不正確になる[2]．また，一人暮らしで会話相手がいない，あるいは話す機会がないといった構音に関する行為の不使用，いわゆる廃用により，これらの機能の変化や低下はいっそう増悪する．加えて，義歯の欠損，不適合などによっても構音は不明瞭になる．

　構音障害が疑われる場合，必要とされる評価は，①患者の発話の明瞭度を聴覚印象によって判定する方法，②発声発語器官の形態や運動範囲・速度・強度を視診・触診する方法，③音声分析や筋電図などの機器を用いる方法の3つがある．しかし，認知症患者にとって③の機器を用いた検査は，教示理解困難や検査への耐久性低下などの理由により正規の手続きで実施して正確な結果を得ることは難しい．①の発話明瞭度の評価，②の発声発語器官の形態や運動範囲・速度・強度の評価が現実的な方法であろう．特に，①の明瞭度評価は，認知症患者の発話に実用性があるかを判定するという点で，日常生活でのコミュニケーション状態に直結する．まず，スクリーニングとして患者の発話明瞭度を評価し，異常がみられたら発声発語器官の検査を行う，という流れが，認知症患者の構音障害の評価として有益かつ効率的であろう．

　本項では，既存の構音検査を認知症患者に実施する際の留意点を整理する．言うまでもなく，これらの検査はマニュアルに従って全項目を実施すべきであるが，認知症患者の検査への耐久性や生活場面での必要性を考慮し，筆者の経験に基づく緩やかな臨床的活用方法も併記する．

1.1　認知症コミュニケーションスクリーニング検査（CSTD）：構音機能[3]

　目的：構音障害のスクリーニングとして，発話明瞭度を評価することで，構音障害の有無と程度を明らかにする．

　適応：重度～軽度認知症患者，MCI．

　概要と施行上の留意点：発話明瞭度の評価は，患者から何らかの発話を得ることが前提条件である．認知症患者は，認知機能や意欲の問題で検査への協力性が低下していることが多く，加えて視覚や聴覚の問題も加わり，分析のために必要な発話が得られないことが多い．本検査は，意欲や認知症重症度による影響を可能な限り排除して，幅広い対象から発話が得られるよう，高齢者に馴染み深いことわざを課題として用いている．構音障害を検出しやすい9音素（r，s，z，ts，tʃ，t，d，k，g）[4]を多く含む2文節から5文節のことわざの中から，構音障害，失語症，認知症，健常者を対象に予備検査を実施し，明瞭度の群間差により3課題が抽出されている．運動障害性（麻痺性）構音障害の検査法-短縮版による結果との妥当性も確認されている．所要時間は1分前後であり，ベッドサイドでも施行可能である．

　検査手続きは，ことわざの書かれたカードを提示して患者に音読してもらっても，検査者がことわざを言って患者に復唱してもらってもどちらでもよいが，経験的には，カードを見ると重度の認知症患者でも反射的・自動的に音読することが多い．視覚障害や文字理解困難のある場合は，復唱してもらう．

表1 発話明瞭度の評価尺度

1	よくわかる
2	時々わからない語がある
3	聞き手が話題を知っていればわかる
4	時々わかる語がある
5	全くわからない

　得られた発話を検査者の聴覚印象によって，表1に示す5段階評価（段階1；よくわかる～段階5；全くわからない）を用いて明瞭度評価する[5]．多くの患者にとってことわざは馴染み深いため発話が得られやすいというメリットがある半面，検査者にとっても親和性がきわめて高いことから，評価は厳密に行う．わずかな音の歪みや声量低下による不明瞭さも聞き逃さずに評価する．経験的には，ことわざの発話で不明瞭さがある場合は，日常生活の会話ではかなり支障を生じる．本検査で，異常が認められれば，精査を行う．

　なお，本検査の集計ソフト（エクセル）に，コミュニケーションの基本的構成要素である聴覚，認知，構音の検査結果を入力すると，結果をレーダーチャートで可視化できる．行動観察所見や対応方法のポイントを記入する欄も含めてA4用紙1枚の報告書スタイルとなっており，プリントアウトして他職種に情報提供することが可能である．

1.2 運動障害性（麻痺性）構音障害の検査法-短縮版[6]

目的：発声発語器官の形態，運動範囲・強さ・速度を評価して，障害の有無と程度を明らかにし，訓練立案の基礎資料を得る．

適応：中等度～軽度認知症患者，MCI．

概要と施行上の留意点：声，母音と子音（4音），文章音読による音声，調音，プロソディの評価と，口唇・舌・軟口蓋などの発声発語器官の形態と運動速度を診る．所要時間は10分程度である．母音と子音を発語してもらう場合，聴力低下や理解力低下などの理由により音刺激を与えて復唱させる方法では，発語が得られない，あるいは異なる音を発語してしまうことが多い．認知症患者の残存機能の一つである仮名文字を提示しながら促すと，目的とする発語が得られることが多い．なお，文章音読は200字程度あるため，認知症による言語機能の影響により音読できない患者もいる．単語レベルや短文レベルの評価を行いたい場合，筆者らは，次に述べるSLTA補助テストの下位項目を使用している．

1.3 SLTA補助テスト「1．発声発語器官および構音の検査」

目的：発声発語器官の形態，運動範囲・強さ・速度を評価して，障害の有無と程度を明らかにし，訓練立案の基礎資料を得る．

適応：中等度～軽度認知症患者，MCI．

概要と施行上の留意点：呼吸，発声，口唇・舌・軟口蓋などの発声発語器官の形態と運動速度，単音節101音，単語25音，短文5文，文章から構成される．義歯の状態や，食事状況，口腔顔面の感覚など，広く発声発語器官の機能を診ることができるのも特色である．単音節や単語の発語を得る場合，前述のように，仮名文字を提示しながら音刺激を与えると目的とする反応を得やすい．

■文献

1) Linville SE：Vocal Aging. Thomson Learning. pp139-188, 2001.
2) Ptacek PH：Phonatory and related changes with advanced age. Journal of Speech and Hearing Research, **9**：340-352, 1996.
3) 飯干紀代子：認知症コミュニケーションスクリーニング検査. エスコアール, 2013.
4) 柴田貞雄：運動障害性（麻痺性）構音障害 Dysarthria に対する治療と対策. リハビリテーション医学, **28**：447-479, 1991.
5) 伊藤元信：単語明瞭度検査の感度. 音声言語医学, **34**：237-243, 1993.
6) 伊藤元信・他：運動障害性構音障害 dysarthria. 音声言語医学, **21**：194-211, 1980.

6. 行動

1 認知症の行動・心理症状（behavioral and psychological symptoms of dementia：BPSD）

国際老年精神医学会[9]は BPSD 症候を「認知症患者に頻繁にみられる知覚，思考内容，気分，行動の障害の症候」と定義し，行動と心理症状に分けている．前者は「患者の観察」，後者を「患者や親族との面談」により明らかにされるものとし，軽症から重症のものまで以下の3つに分類している（表1）[9]．

表1　BPSD 症候[9]（国際老年精神医学会，2005）

グループⅠ（厄介で対処が難しい）
心理症状：妄想，幻覚，抑うつ，不眠，不安
行動症状：身体的攻撃性，徘徊，不穏
グループⅡ（やや処置に悩まされる）
心理症状：誤認
行動症状：焦燥，社会通念上不適切な行動と性的脱抑制，部屋の中をうろうろする，喚声
グループⅢ（比較的処置しやすい）
行動症状：泣き叫ぶ，罵る，無気力，繰り返し尋ねる，人につきまとう

BPSD の評価が重要な理由の一つは，背景疾患により特徴的なパターンがあり，臨床診断に有用なことである．また臨床上高頻度に認められ患者および家族に大きな影響を与えるため，その対処は患者のケアに有用である[6]．

BPSD と脳神経基盤の関係は密接なものからさほどでないものがある．たとえば DLB の幻視や，FTLD の常同行動は，診断基準に明示された症状であり，疾患特有の神経基盤に既定されたいわゆる中核症状としてとらえるべき症候である．一方，AD の物盗られ妄想はその神経基盤の存在下で，様々な身体・心理・環境的要因が作用し生じると考える方が妥当である[5]．以下に主な BPSD について述べる．

1.1 心理症状

妄想：外的現実についての誤った推理に基づく不正な確信で，患者の知能や文化的背景に一致せず，正しい論証によって訂正できない．AD では物盗られ妄想（物を盗られる）以外に，嫉妬妄想（配偶者が浮気をしている）などの出現頻度が多い．妄想は DLB でも高率にみられる[11]．

幻覚：現実の外的刺激に関連しない間違った知覚認知で，妄想的説明がある場合とない場合がある．最も多いのは幻視で，AD より DLB に特徴的であり，「小さな子どもが青い服を着て去っていく」「蛇が見える」「壁が燃えている」といった，人物，動物，物体に関する鮮明な幻視が繰り返される．なお認知症では幻視，幻聴以外の幻覚はまれである[11]．

誤認：幻覚・妄想の症候学は精神病の臨床から生まれたものである．一方で認知症の幻覚や妄想は行動を支配する程度は少ないなど，精神病のそれとは異なる．認知症の症候学で重要なものの1つに誤認がある[4]．誤認は外部刺激の知覚錯誤であり，患者自身の誤認（自分の鏡像を自分だと認識できない），人物誤認（娘を姉と間違えるなど），物体誤認（洋服が人に見えるなど），重複性記憶錯誤（本来1つのものが複数存在すると信じる），幻の同居人（自宅に誰かがいるなど），テレビ映像の誤認（映像が現実の3次元空間で生じていると想像する）などが含まれる[10]．なお **2** で述べる NPI，Behave-AD には誤認の項目がなく，妄想に含まれる．

抑うつ状態，アパシー：次の症状のうち1つでもあれば抑うつ状態を疑う．①気分の落ち込みが続き，楽しみが失われる，②自己卑下的なことをいい，死にたいともらす，③うつ病の家族歴や既往がある．

アパシーは日常の活動や身の回りのことに興味を示さず，関わりを避け発動性が低下する状態で，うつ状態でみられる不快な気分や自律神経症状は伴わない[11]．

1.2 行動症状

徘徊：どこともなく歩き回ることであり，物事について調べる，しつこくつきまとう，目的なしに歩くなど数種類の行動が含まれる．

徘徊と類似した症状に周徊がある．これは毎日同じコースを数キロにわたり繰り返し歩くもので，常同行動の一つであり，FTLD で認められる[11]．

不安・焦燥：不安は漠然とした恐れで，焦燥は苛立ち焦ることである．

不穏・興奮・易刺激性：不穏は穏やかでなく落ち着かなくなり，興奮は気持ちが高まり抑えられず，易刺激性はささいなことで不機嫌となり急に怒る状態である．

暴言・暴力：大声で叫ぶ，罵るなどの暴言や，叩く，押す，引っ掻く，噛むなどの暴力である．

脱抑制：泣き叫ぶ，多幸感，性的脱抑制，自己破壊的行動などの行動である．

拒絶：介護者や治療スタッフに対する非協力的な態度や行動である．

せん妄：せん妄は薬剤，身体疾患などにより，意識混濁に錯覚，幻覚，精神運動興奮が加わった特殊な意識障害である．なお，せん妄は BPSD には含まれない．すなわち BPSD の診断上せん妄の除外が不可欠であるが，臨床上鑑別困難なことがまれでない．

2 BPSD を評価するスケール

BPSD を定量的に把握するための様々な評価尺度が開発されているが，次に代表的な3つのスケールを述べる．

2.1 コーエン・マンスフィールド agitation 評価票（Cohen-Mansfield Agitation Inventory：CMAI）

CMAI[2] は，agitation（焦燥）を評価し，その特徴の一つは述語を用いずに具体的な行動の頻度を評価することである．また攻撃的行動と非攻撃的行動の2つのカテゴリーを設け，それぞれのカテゴリーに含まれる行動の変化を独立して評価することが可能である．

表2　CMAI と Behave-AD の評価項目[7]（本間　昭ら，2002，一部改変）

CMAI の評価項目	Behave-AD の評価項目
攻撃的行動 1．つばを吐く 2．悪態をつく・攻撃的発現 3．たたく（自分をたたく場合も含む） 4．ける 5．人や物につかみかかる 6．押す 7．奇声を発する 8．叫ぶ 9．かみつく 10．引っかく 11．物を引き裂く・壊す **非攻撃的行動** 1．あてもなくウロウロする 2．不適切な着衣・脱衣 3．常に不当に注意を引いたり，助けを求める 4．同じことばを繰り返す・ひっきりなしに質問する落ち着きのなさ 5．別の場所に行こうとする 6．不平不満を言う 7．反抗的行動 8．物を不適切に扱う 9．物を隠す 10．何度も同じ行為を繰り返す 11．落ち着きのなさ	**A．妄想概念** 1．誰かが物を盗んでいるという妄想 2．ここは自分の家ではないという妄想 3．配偶者（介護者）がにせものだという妄想 4．見捨てられ妄想 5．不義妄想 6．猜疑心，妄想 7．妄想（上記以外） **B．幻覚** 8．幻視 9．幻聴 10．幻臭 11．幻蝕 12．その他の幻覚 **C．行動異常** 13．徘徊 14．無目的な行動 15．不適切な行動 **D．攻撃性** 16．暴言 17．威嚇や暴力 18．不穏 **E．日内リズム障害** 19．睡眠や覚醒の障害 **F．感情障害** 20．悲哀 21．抑うつ **G．不安および恐怖** 22．間近な約束や予定に関する不安 23．その他の不安 24．一人ぼっちにされる不安 25．その他の恐怖

　CMAI は直近の2週間の質問票にそって介護者が直接記入するか，面接者が介護者から聞き取る形で，29項目についてその頻度を1～7の7段階で評価する．2002年にその日本語版（22項目）[6]が作成されている（表2）．

　agitation は，本邦に比べ欧米ではより広くとらえられており，Cohen-Mansfield（コーエン・マンスフィールド）ら[2]は次の3つをあげている．①自分もしくは他人に対する暴言や悪態および攻撃性，②行動自体は問題とならないが，頻度が問題となる，③衣類を脱ぐなど状況によっては社会通念上不適切となる．

表3 BPSDを評価する3尺度の比較[14]（本間 昭，2010，一部改変）

評価尺度	CMAI	NPI	Behave-AD
構成	BPSDの中で「agitation」をとりあげ，定義し，29項目からなる尺度を設定	10項目について主質問と下位の質問	7つの下位尺度の25項目
評価段階	頻度を1～7の7段階で評価	重症度を0～3の4段階で，頻度を0～4の5段階で評価	重症度を0～3の4段階で評価
評価法	それぞれの項目を「agitation」の頻度として評価	重症度と頻度の積を算出し，BPSDの全般的な重症度の指標にできる	下位尺度ごとに合計点を算出できるが，全項目の合計点数は算出できない．全般評価を独立して評価
その他の特徴	攻撃的行動と非攻撃的行動に分け，それぞれの変化を独立して評価できる．短縮版（10項目）もある	12項目版（睡眠と食行動の異常を追加）NPI-D（介護者負担の評価を付加）NPI-NH（施設入所者対象）NPI-Q（質問紙による）などが作成されている 行動を定量化できる	治験で用いられるCIBIC-plusのサブスケールとして採用 臨床で使いやすい

2.2 Neuropsychiatric Inventory（NPI）

NPIは，脳病変を有する患者の精神症候を評価するため，Cummingsら[3]により作成された尺度で，介護者へのインタビューに基づいている．

評価対象となるBPSDは妄想，幻覚，興奮，うつ，不安，多幸，無為，脱抑制，易刺激性，異常行動の10項目である．各症候には，それぞれに主質問と下位質問が用意され，主質問により当該症候の存在が疑われる場合，下位質問を行いその症候の重症度を0～3の4段階で，頻度を0～4の5段階で評価する．必要に応じ重症度と頻度との積を計算し，それを全項目で合計し精神症状の全般的重症度の指標とする．1997年に，日本語版が作成されている[13]．

NPIは著作権が保護されているが，博野信次氏の管理のもと，Web上（http://www.ne.jp/asahi/npi/japanese/xpidg.html）から質問表を取り寄せられる．

NPIには様々な改訂版が作成されている．その一つは項目数の追加で，睡眠と食行動の異常の2項目が追加されている．また施設入所者を対象とするNPI-Nursing Home Version（NPI-NH）や，構造的インタビューではなく質問紙で評価するNPI-Brief Questionnaire Form（NPI-Q）もある．さらに，各項目の介護者への負担の程度を評価する尺度（NPI-D）がすべてのバージョンに追加されている[13]．

2.3 Behavioral Pathology in Alzheimer's Disease Rating Scale（Behave-AD）

Behave-ADは，1987年にReisbergら[12]が薬剤の治療効果判定のため開発した尺度である．認知症のBPSD全般を評価し，25項目を7つの下位尺度（A～G）に分け（表2），項目ごとにその重症度を0～3の4段階で行う．評価は介護者などに直近2週間の様子について半構造化された面接を行う．1999年にその日本語版が作成されている[1]．

3 3つの評価尺度の比較

3つの評価尺度の比較を**表3**にまとめた．

Behave-ADとNPIについては，**1**に述べた症候のうち不穏・興奮・易刺激性・暴言・暴力といった攻撃性のある行動は重複する部分が多い．しかしBehave-ADでは暴言・暴力・不穏の3項目，NPIは興奮，易刺激性の2項目を評価する点が異なっている．すなわち攻撃的な行動についてはBehave-ADではNPIより複数の項目で評価することで，症候がより詳細に評価できるのかもしれない．また，NPIは合計点を算出しBPSDの全般的な重症度の指標にできるのに対し，Behave-ADは合計点が算出できない．なおBehave-ADとNPIは精神病症状や焦燥をほぼ同等に評価する一方，治療効果の評価を評価スケールの点数減少の割合として考える場合，Behave-ADは30%，NPIは50%の点数の減少とすると，その感度・特異度が最も高いとする報告[8]がある．

抑うつ状態の評価スケールは文献[11]などを参照されたい．

■文献

1) 朝田　隆・他：日本語版Behave-ADの信頼性について．老年精神医学雑誌，**10**：825-834, 1999.
2) Cohen-Mansfield J, Billig N：Agitated behaviors in the elderly；I. A conceptual review. J Am Geriatr Soc, **34**：711-721, 1986.
3) Cummings JL, et al：The Neuropsychiatric Inventory：Comprehensive assessment of psychopathology in dementia. Neurology, **44**：2308-2314, 1994.
4) 藤井　充，戸塚貴雄，深津　亮：幻の同居人（phantom boarder）．老年精神医学雑誌，**21**（6）：651-660, 2010.
5) 橋本　衛：認知症における精神症状と認知機能障害の関連．老年精神医学雑誌，**22**（11）：1269-1276, 2011.
6) 博野信次：痴呆の行動学的心理学的症候（BPSD）を評価することの重要性．老年精神医学雑誌，**15**（増刊号）：67-72, 2004.
7) 本間　昭・他：コーエンマンスフィールドagitation評価表（Cohen-Mansfield Agitation Inventory；CMAI）日本語版の妥当性の検討．老年精神医学雑誌，**13**：831-835, 2002.
8) Ismail Z, Emeremni CA, Houck PR：A comparison of the E-BEHAVE-AD, NBRS, and NPI in quantifying clinical improvement in the treatment of agitation and psychosis associated with dementia. Am J Geriatr Psychiatry＜Epub ahead of print＞.
9) 国際老年精神医学会（日本老年精神医学会監訳）：痴呆の行動と心理症状　BPSD．アルタ出版，2005, pp28-49.
10) 長濱康弘：認知症の基礎疾患ごとのBPSDの特徴．Cognition and Dementia, **9**：113-122, 2000.
11) 日本認知症学会：認知症　テキストブック．中外医学社，2008, pp70-80.
12) Reisberg B, et al.：Behavioral symptoms in Alzheimer's disease：Phenomenology and treatment. J Clin Psychiatry, **46**（suppl）：9-15, 1987.
13) 八森　淳：Neuropsychiatric Inventory（NPI）．日本臨床，**69**（増刊号8）：439-442, 2011.
14) 本間　昭：認知症診療に用いられる代表的な尺度・テスト．神経内科，**72**（Suppl 6）：85-92, 2010.

● 第2章 コミュニケーション障害評価

2 認知症の日常生活評価の実際

　日本リハビリテーション医学会は1976年に日常生活動作（Activities of Daily Living：ADL）の概念を「ひとりの人間が独立して生活するために行う基本的な，しかも各人共通に毎日繰り返される一連の動作群をいう（以下略）」と定めた．リハビリテーション（以下リハ）分野における日常生活の評価は基本的には身体障害分野における能力障害を評価することで発展し，その評価表も多岐にわたる．しかしながら認知症を伴う人のADL障害は，機能的に動作が遂行できないという量的な評価ではその障害を十分には反映できないことが多い．それは，高次脳機能障害も関連する「どうやって行ってよいかわからない」という場合や「行いたくない」といったその場の状況がうまく判断できないことや周辺症状からくる影響も大きいからである．また，日内変動や抑うつ状態，薬の影響など認知症のADL障害は，こうした点を考慮しながら時間帯や内容を変えたりしながら行わなければならない難しさがあることを念頭に置いて行う必要がある．

　一般的に評価には直接質問を行い機能や能力を確認する質問紙法と日頃の言動をもとに評価する観察法とがある．ADLは基本的に観察にて評価することが多いが，認知症が軽度の場合は本人に確認することもある．しかし，介護保険が施行されて間もない頃，日常生活の遂行度を本人に確認したことで，実際よりは軽い障害と判断され，要介護度も低い状態で認定され，介護保険改訂時に見直しがされたことは記憶に新しい．

　ここでは認知症のADLや日常生活関連動作（Instrumental ADL：IADL）の評価を中心に他職種とも共有できる評価尺度を述べる．

1 Functional Assessment Staging（FAST）（表1）

　FASTは，主にアルツハイマー病（Alzheimer disease：AD）のADL障害に着目し，その重症度を評定する方法である．重症度は正常（stage 1, 2），認知症の疑い（stage 3），軽度（stage 4），中等度（stage 5），高度（stage 6），きわめて高度（stage 7）の7段階にて評価をする．たとえばFAST stage 5（中等度AD）の定義は，「状況や天候に合わせた服を選ぶ際に助けが必要である，風呂に入ることを時々忘れるなど正しい判断ができない，一人では社会活動ができない」状態である．一方，FAST stage 6a（moderately severe AD，やや高度AD）の定義は，「患者がきちんと服を着るために身体介助を要することにより介護者負担の増加がある．着衣において身体介助を要する」というものである．この中で，「きちんと服を着る」とは，「正しい順で着る，靴ひもを結ぶ，靴の左右をはき違えない，ボタンを止める，チャックを上げる，ブラウス，シャツ，パンツ，スカートなどを正しく着る」と定義されており，着衣失行や観念性失行，視空間認知障害などを評価する内容が盛り込まれている．

表1　Functional Assessment Staging（FAST）[9,10]

FAST stage	臨床診断	FASTにおける特徴	臨床的特徴
1. 認知機能の障害なし	正常	主観的および客観的機能低下は認められない	5～10年前と比較して職業あるいは社会生活上，主観的および客観的にも変化は全く認められず支障をきたすこともない．
2. 非常に軽度の認知機能の低下	年齢相応	物の置き忘れを訴える．喚語困難	名前や物の場所，約束を忘れたりすることがあるが年齢相応の変化であり，親しい友人や同僚にも通常は気がつかれない．複雑な仕事を遂行したり，込み入った社会生活に適応していくうえで支障はない．多くの場合，正常な老化以外の状態は認められない．
3. 軽度の認知機能低下	境界状態	熟練を要する仕事の場面では機能低下が同僚によって認められる．新しい場所に旅行することは困難	重要な約束を忘れてしまうことがある．はじめての土地への旅行のような複雑な作業を遂行する場合には機能低下が明らかになる．買い物や家計の管理あるいはよく知っている場所への旅行など日常行っている作業をするうえでは支障はない．熟練を要する職業や社会的活動から退職してしまうこともあるが，その後の日常生活の中では障害は明らかとはならず，臨床的には軽微である．
4. 中等度の認知機能低下	軽度のアルツハイマー型認知症	夕食に客を招く段取りをつけたり，家計を管理したり，買い物をしたりする程度の仕事でも支障をきたす	買い物で必要なものを必要な量だけ買うことができない．誰かがついていないと買い物の勘定を正しく払うことができない．自分で洋服を選んで着たり，入浴したり，行き慣れている所へ行ったりすることには支障はないために日常生活では介助を要しないが，社会生活では支障をきたすことがある．単身でアパート生活している老人の場合，家賃の額で大家とトラブルを起こすようなことがある．
5. やや高度の認知機能低下	中等度のアルツハイマー型認知症	介助なしでは適切な洋服を選んで着ることができない．入浴させる時にもなんとかなだめすかして説得することが必要なこともある	家庭での日常生活でも自立できない．買い物を一人ですることはできない．季節に合った洋服が選べず，明らかに釣り合いがとれていない組合せで服を着たりするためにきちんと服をそろえるなどの介助が必要となる．毎日の入浴を忘れることもある．なだめすかして入浴させなければならない．自分で体をきちんと洗うことができるし，お湯の調節もできる．自動車を適切かつ安全に運転できなくなり，不適切にスピードを上げたり下げたり，また信号を無視したりする．無事故だった人がはじめて事故を起こすこともある．大声をあげたりするような感情障害や多動，睡眠障害によって家庭で不適応を起こし医師による治療的関わりがしばしば必要になる．
6. 高度の認知機能低下	やや高度のアルツハイマー型認知症	(a) 不適切な着衣	寝まきの上に普段着を重ねて着てしまう．靴ひもが結べなかったり，ボタンを掛けられなかったり，ネクタイをきちんと結べなかったり，左右間違えずに靴をはけなかったりする．着衣も介助が必要になる．
		(b) 入浴に介助を要する．入浴をいやがる	お湯の温度や量が調節できなくなり，体もうまく洗えなくなる．浴槽への出入りもできにくくなり，風呂から出たあともきちんと体を拭くことができない．このような障害に先行して風呂に入りたがらない．いやがるという行動がみられることもある．
		(c) トイレの水を流せなくなる	用をすませたあと水を流すのを忘れたり，きちんと拭くのを忘れる．あるいはすませたあと服をきちんと直せなかったりする．
		(d) 尿失禁	時に（c）の段階と同時に起こるが，これらの段階の間には数か月間の間隔があることが多い．この時期に起こる尿失禁は尿路感染や他の生殖器泌尿器系の障害がなく起こる．この時期の尿失禁は適切な排泄行動を行ううえでの認知機能の低下によって起こる．
		(e) 便失禁	この時期の障害は（c）や（d）の段階でみられることもあるが，通常は一時的にしろ別々にみられることが多い．焦燥や明らかな精神病様症状のために医療施設に受診することも多い．攻撃的行為や失禁のために施設入所が考慮されることが多い．
7. 非常に高度の認知機能低下	高度のアルツハイマー型認知症	(a) 最大約6語に限定された言語機能の低下	語彙と言語能力の貧困化はアルツハイマー型認知症の特徴であるが，発語量の減少と話しことばのとぎれがしばしば認められる．さらに進行すると完全な文章を話す能力はしだいに失われる．失禁がみられるようになると，話しことばはいくつかの単語あるいは短い文節に限られ，語彙は2，3の単語のみに限られてしまう．
		(b) 理解しうる語彙はただ1つの単語となる	最後に残される単語には個人差があり，ある患者では"はい"ということばが肯定と否定の両方の意志を示す時もあり，逆に"いいえ"という返事が両方の意味を持つこともある．病期が進行するに従ってこのようなただ1つのことばも失われてしまう．一見，ことばが完全に失われてしまったと思われてから数か月後に突然最後に残されていた単語を一時的に発語することがあるが，理解し得る話しことばが失われたあとは叫び声や意味不明のぶつぶつ言う声のみとなる．
		(c) 歩行能力の喪失	歩行障害が出現する．ゆっくりとした小刻みの歩行となり階段の上り下りに介助を要するようになる．歩行ができなくなる時期は個人差があるが，しだいに歩行がゆっくりとなる．歩幅が小さくなっていく場合もあり，歩く時に前方あるいは後方や側方に傾いたりする．寝たきりとなって数か月すると拘縮が出現する．
		(d) 着座能力の喪失	寝たきり状態であってもはじめのうち介助なしで椅子に座っていることは可能である．しかし，しだいに介助なしで椅子に座っていることもできなくなる．この時期ではまだ笑ったり，噛んだり，握ることはできる．
		(e) 笑う能力の喪失	この時期では刺激に対して眼球をゆっくりと動かすことは可能である．多くの患者では把握反射は嚥下運動とともに保たれる．
		(f) 昏迷および昏睡	アルツハイマー型認知症の末期ともいえるこの時期は，本疾患に付随する代謝機能の低下と関連する．

表2 Physical Self Maintenance Scale（PSMS）[2]（Lawton, 1969）

項　　目	得点
A．排泄	
1．排泄では全く介助を要しない．	1
2．誘導あるいは後始末に介助が必要，時に（多くても週に1度）失敗がある．	0
3．週に1度以上，寝ている間に失禁がある．	0
4．週に1度以上，日中に失禁がある．	0
5．常に失禁がある．	0
B．食事	
1．介助なしで摂取できる．	1
2．食事の時に多少の介助が必要，特別な調理法が必要あるいは食事の時に汚したものを片づけてもらう．	0
3．食事に介助が必要であり，食べる時にも散らかってしまう．	0
4．常に介助が必要．	0
5．自力では全く摂取できない．	0
C．着替え	
1．タンスから適切な服を選んで自分で着替えられる．	1
2．多少の介助で脱ぎ着できる．	0
3．服を選んだり，脱ぎ着に手助けが必要．	0
4．着替えに介助を要するが，本人も協力する．	0
5．常に介助が必要であり，着替えに拒否的．	0
D．身繕い（身だしなみ，髪や爪の手入れ，洗面など）	
1．いつも身だしなみがきちんとしている．	1
2．1人で身繕いできるが髭などは剃ってもらう．	0
3．いつも多少は手伝ってもらう．	0
4．常に介助を要するが，そのあとはきちんとしていられる．	0
5．介助に抵抗する．	0
E．移動能力	
1．1人で出かけることができる．	1
2．家の中か家の周囲まで出かけることができる．	0
3．杖（　），歩行器（　），車椅子（　）の助けが必要．	0
4．椅子や車椅子に座っていられるが，自分では動かせない．	0
5．終日の半分以上は寝たきり．	0
F．入浴	
1．介助なしで入浴できる．	1
2．浴槽の出入りには介助が必要．	0
3．手や顔は洗えるが他の部分を洗えない．	0
4．自分では洗えないが協力的．	0
5．介助に抵抗する．	0

得点は0～6点．

2 Physical Self Maintenance Scale（PSMS）（表2）

　神経精神医学研究所（Lowton, 1969）において作成されたLangley-Porter Scaleをベースに作成された評価尺度である．「排泄」「食事」「着替え」「身繕い」「移動能力」「入浴」の6つの基本的な生活機能を5段階評価する．機能的にできる，できないという状態の他に，「抵抗をする」という心理・精神的要素が盛り込まれているのが特徴である．

表3 Instrumental Activities of Daily Living (IADL) Scale[2] (Lawton, 1969)

項　　目	得点
A．電話の使い方	
1．自由に電話をかけることができる.	1
2．いくつかのよく知っている番号であればかけることができる.	1
3．電話で応対できるが電話をかけることはできない.	1
4．全く電話を使うことができない.	0
B．買い物	
1．一人で買い物ができる.	1
2．少額の買い物であれば一人でできる.	0
3．誰かが付き添っていれば買い物ができる.	0
4．全く買い物ができない.	0
C．食事の支度	
1．人数にあった支度をして必要十分な用意ができる.	1
2．材料が用意してあれば食事の支度ができる.	0
3．食事を作ることはできるが，人数にあった用意ができない.	0
4．他人に支度をしてもらう.	0
D．家事	
1．力仕事など以外は一人で家事をすることができる.	1
2．食事のあとの食器を洗ったり布団を敷くなどの簡単なことはできる.	1
3．簡単な家事はできるが，きちんとあるいは清潔に維持できない.	1
4．他人の助けがなければ家事をすることができない.	1
5．全く家事をすることができない.	0
E．洗濯	
1．一人で洗濯できる.	1
2．靴下などの小さなものは洗濯できる.	1
3．他人に洗濯してもらう.	0
F．移動・外出	
1．自動車を運転したり，電車・バスを利用して出かけることができる.	1
2．タクシーを自分で頼んで出かけられるが，電車やバスは利用できない.	1
3．付添いがあれば電車やバスを利用することができる.	1
4．付き添われてタクシーや自動車で出かけることができる.	1
5．全く出かけることができない.	0
G．服薬の管理	
1．きちんとできる.	1
2．前もって飲む薬が用意されていれば自分で服薬できる.	0
3．自分では全く服薬できない.	0
H．金銭の管理	
1．自分でできる（家計費，家賃，請求書の支払い，銀行での用事など）.	1
2．日常の買い物は管理できるが，大きな買い物や銀行へは付添いが必要.	1
3．金銭を扱うことができない.	0

得点は，男では0～5点，女では0～8点.

3 IADL Scale（表3）

　日常生活動作より高次の動作である日常生活関連動作を評価することを目的としている．本人をよく知る家族や親族，施設職員の観察によって評価することも可能である．評価項目は「電話の使い方」「買い物」「食事の支度」「家事」「洗濯」「移動・外出」「服薬の管理」「金銭管理」の8項目からなる．各項目で評定が異なるが（3～5段階評定），できる場合は1点がつき，できない場合は0点とする．対象が男性の場合「食事の支度」「洗濯」「家事」について評価しない．よっ

表4 N式老年者用日常生活動作能力評価尺度（N-ADL）

項目＼評点	0点	1点	3点	5点	7点	9点	10点	評価
歩行・起坐	寝たきり（座位不能）	寝たきり（座位可能）	寝たり，起きたり，手押し車などの支えがいる	つたい歩き 階段昇降不能	杖歩行 階段昇降困難	短時間の独歩可能	正常	
生活圏	寝床上（寝たきり）	寝床周辺	室内	屋内	屋外	近隣	正常	
着脱衣 入浴	全面介助 特殊浴槽入浴	ほぼ全面介助（指示に多少従える）全面介助入浴	着衣困難，脱衣も部分介助を要する 入浴も部分介助を多く要する	脱衣可能，着衣は部分介助を要する 自分で部分的に洗える	遅くて，時に不正確 頭髪・足など洗えない	ほぼ自立，やや遅い 体は洗えるが洗髪に介助を要する	正常	
摂食	経口摂食不能	経口全面介助	介助を多く要する（途中でやめる，全部細かくきざむ必要あり）	部分介助を要する（食べにくいものをきざむ必要あり）	配膳を整えてもらうとほぼ自立	ほぼ自立	正常	
排泄	常時，大・小便失禁（尿意・便意が認められない）	常時，大・小便失禁（尿意・便意があり，失禁後不快感を示す）	失禁することが多い（尿意・便意を伝えること可能．常時おむつ）	時々失禁する（気を配って介助すればほとんど失禁しない）	ポータブルトイレ・尿瓶使用 後始末不十分	トイレで可能 後始末は不十分なことがある	正常	

N-ADL評価点

●重症度評価点

　10点　正　常　自立して日常生活が営める
　 9点　境　界　自立して日常生活を営むことが困難になり始めた初期状態
　 7点　軽　度　日常生活に軽度の介助または観察を必要とする
5点・3点　中等度　日常生活に部分介助を要する
1点・0点　重　度　全面介助を要する（0点は活動性や反応性が全く失われた最重度の状態）

て得点範囲は男性では0点〜5点，女性の場合は0点〜8点となる．

4 N式老年者用日常生活動作能力評価尺度（N-ADL）（表4）

　認知機能面の評価であるN式精神機能評価（NMスケール）と併せて使用することで日常生活面の実際的能力を総合的にとらえることを目的に作成された．日常生活の基本的な動作能力を「歩行・起坐」「生活圏」「着脱衣・入浴」「摂食」「排泄」の5項目に分け，各項目を7段階にて重症度分類している．全介助など重度の場合は0点・1点，部分介助など中等度の場合は3点・5点，軽度の介助の場合は7点，ほぼ自立している場合は9点，自立状態は10点を与える．

5 認知症行動評価尺度（Disability Assessment for Dementia：DAD）（表5）

　在宅生活を送っているADの高齢者を対象としている．「衛生」「着衣」「排泄」「摂食」「食事の用意」「電話をかける」「外に出かける」「金銭の取り扱いと通信」「薬の服用」「余暇と家事」などADL，IADLを含んだ10領域において，過去2週間に，対象者が「したか（1点）・しなかっ

表5　Disability Assessment for Dementia（DAD）（認知症行動評価尺度）

氏名：
施行日：
情報提供者：　　　続柄：
すべての運動および感覚機能障害を記録すること
採点：はい＝1　いいえ＝0　該当せず＝×
過去2週間の間に被験者は手助けをしたり，指示することなしに以下の行為をしましたか

	行動の開始	計画・段取り	有効な遂行
衛　生			
・体を洗おうとする，あるいは入浴する，シャワーを浴びようとする	☐		
・歯を磨こう，あるいは入れ歯の手入れをしようとする	☐		
・髪の手入れ（洗髪および散髪）をしようとする	☐		
・体を洗ったり入浴するためにお湯を入れ，タオルや石鹸を用意する		☐	
・体を洗って確実に体のすべての部分を完全に乾かす			☐
・歯磨きあるいは義歯の手入れを適切にする			☐
・髪の手入れをきちんとする			☐
着　衣			
・自分で服を着ようとする	☐		
・適切な服を選ぶ（時期，身ぎれい，天候および色の組み合わせに関して）		☐	
・適切な順番で服を着る（下着，衣類および靴）		☐	
・完全に自分で服を着る			☐
・完全に自分で脱衣する			☐
排　泄			
・適切な時にトイレを使おうとする	☐		
・失敗なしにトイレを使う			☐
摂　食			
・食べようとする	☐		
・食べる時に適切な食器と調味料を選ぶ		☐	
・普通のペースで適切なマナーで食べる			☐
食事の用意			
・自分用の簡単な軽い食事を用意しようとする	☐		
・簡単な軽い食事の献立を考える（献立の内容，調理器具）		☐	
・簡単な軽い食事をきちんと用意する，あるいは調理する			☐
電話をかける			
・適切な時に電話をかけようとする	☐		
・正しく番号をみつけてダイヤルする		☐	
・電話で適切な会話をする			☐
・伝言を正確に書いて伝える			☐
外に出かける			
・適切な時間に外に出かけようとする（散歩，訪問，買い物）	☐		
・交通手段，鍵，目的地，天候，必要なお金，買い物リストなどを考えて外出する		☐	
・慣れた目的地に迷子にならずに着く			☐
・適切な交通手段をきちんととる			☐
・適切な品物を買って店から戻る			☐
金銭の取り扱いと通信			
・金銭の取り扱いや手紙のやりとりなどの個人的なことに関心を示す	☐		
・勘定の支払いをする（小切手，銀行の通帳，つけ）		☐	
・文房具，住所，切手などを考えてきちんと手紙を書く		☐	
・お金をきちんと取り扱う（くずす）			☐
薬の服用			
・正しい時間に服用しようとする	☐		
・処方されたとおりに服用する（正しい用量に従って）		☐	
余暇と家事			
・余暇活動に関心を示す	☐		
・以前していた家事に関心を示す	☐		
・以前していた家事の段取りをきちんとつける		☐	
・以前していた家事をきちんとこなす			☐
・家にいなければならない時にはいられる			☐

DAD総得点：
採点者：

たか（0点）」を評価する．過去にしたことがない項目は「該当せず」とする．採点した項目の点数を分母に，実際の点数を分子として計算しパーセントで表す．

　以上，主に認知症患者のADL能力を定量的に評価する尺度について述べた．しかしながらADLやIADLは個別性の高い動作である．たとえば，かぶりシャツを着るという動作一つをとっても，上肢を袖に通し次に頭を入れて着る方法もあれば，頭からかぶり袖を通す方法もある．提供方法が違ったり，場面が違うことでできていた動作ができなかったり，反対に何かの拍子に動作が可能になったりすることもある．認知症の場合，単純にできる，できないという判断だけでなく「どのようにできないのか」という動作の分析も重要な見方である．次に示すのはその一例である．

　かぶりシャツを着る際，頭を入れる部分を目の前に出して「洋服を着ましょう」と口答にて指示をすると「これは私の服ですね」と言いながら（図1），多少の戸惑いを見せた後，服の表面を軽くトントンとたたいたり，服をなでるなどの行為を行った後（図2），体を横に向けそっぽを向いてしまう（図3）．無理に着てもらおうとすると怒り出してしまい服を着るどころではなくなってしまう．

　しかし，少し間を置いて，お断りしながらめがねを外してもらい，頭にシャツを通すと，その後は自分で着衣を行うことができる（図4〜6）．

　食事をしたり，洋服を着たりというセルフケアは人が物心ついた頃から毎日繰り返し行い体に染みこんだ動作の記憶（procedural memory：手続き記憶）である．この動作の記憶も頭頂葉や

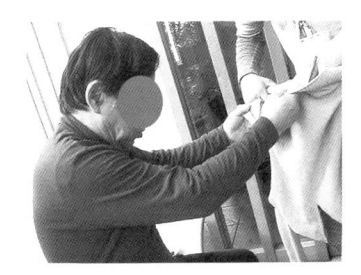

図1　着衣動作の促し
「私の服ですね」と発言．瞬時の視覚情報，聴覚情報は入力されている様子

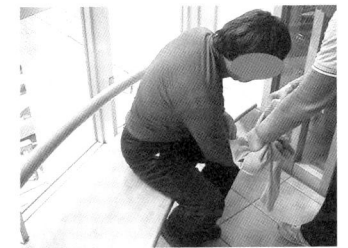

図2　袖や頭を通すことができず，戸惑っている

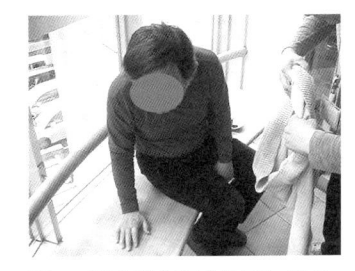

図3　着衣動作を止めてしまう

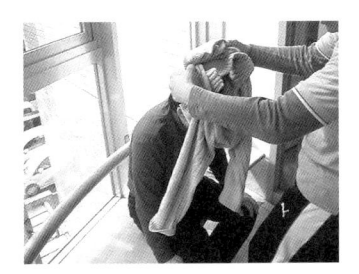

図4　めがねをとり，頭からかぶるという患者本来の着衣方法の取り掛かりだけをサポートする

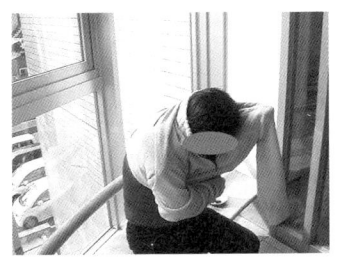

図5　その後，着衣動作が自然と出現

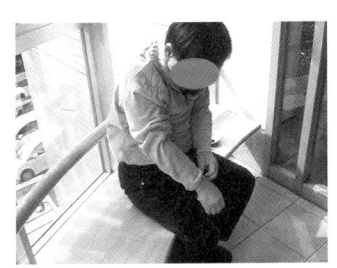

図6　着衣完了

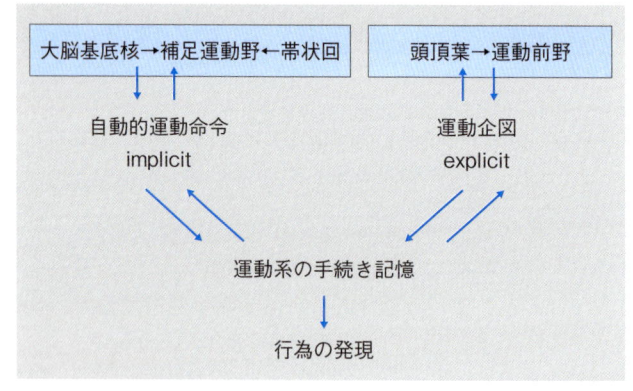

図7　行為発現のしくみ[4]（田邊敬貴，2000）

　運動前野に由来する運動企図（explicit）的な場面では情報がうまく処理できず，目的に応じた動作に結びつきにくい（失行）．しかし，大脳基底核に由来する自動的運動命令（implicit）を（内発的に動こうとする）タイミングよく誘導することで動作がスムーズに出現することがある．つまり，視覚や聴覚から入力された情報を行為に結びつけることが難しくなってくるが，「洋服を着よう！」と内発的な動機によって起こる行為はスムーズに出現する可能性が高い（図7）．ADLやIADLを評価する際，このような点も考慮した観察や状況の整理が必要だと考える．

■文献

1) 本間　昭：Instrumental ADL．高齢者のための知的機能検査の手引き．ワールドプランニング，1991，pp.95-97．
2) Lowton MP, et al.：Assessment of older people：self-maintaining and instrumental activities of daily living. Gerontologist, 9：179-186, 1969.
3) 小川敬之：認知症の作業療法．医歯薬出版，2009．
4) 田邊敬貴：痴呆の症候学．医学書院，2000．
5) N Ogawa, et al.：Intervention for several behavioural disorders in Alzheimer's-type dementia. PSYCHOGERIATRIC, 12：133-136, 2012.
6) Pause M, et al.：Sensorimotor disturbances in patients with lesions of the parietal cortex. Brain, 112：1599-1625, 1989.
7) Pause M, Freund H：Role of the parietal cortex for sensorimotor transformation—Evidence from clinical observation—. Brain Behavior and Evolution, 33：136-140, 1989.
8) Binkofski F, et al.：Tactile apraxia—Unimodal apractic disorder of tactile object exploration associated with pareintal lobe lesions—. Brain, 124：124-132, 2001.
9) Reisberg B：Functional assessment staging（FAST）. Psychopharmacol Bull, 24：653-659, No abstract available. 1988.
10) 本間　昭，臼井樹子：痴呆症学：高齢社会と脳科学の進歩．臨床編　病期（ステージ）分類　Functional Assessment Staging（FAST）．日本臨牀，61（増刊9）：125-128，2003．

第2章 コミュニケーション障害評価

3 自伝的記憶の聴取

1 認知症患者に自伝的記憶を聴取することの意義

1.1 自伝的記憶とは

我々が日々の生活で体験した出来事の記憶はエピソード記憶と呼ばれる．そのうち，自分に関わる個人的な記憶のことを自伝的記憶（autobiographical memory）という．平易なことばで言うと，「思い出」である．本人が直接体験した思い出であるから，「いつ，どこで，誰と，何をして，どうだった」という4W1Hが，全感覚を通して刻まれる．

自伝的記憶には，そもそも個人的解釈が加わるので，すべてが必ずしも正確な記憶ではない．特に高齢者は若年者に比べ，記銘の段階で事実を誤って認識していたり，事実でないことを事実と思いこんでいたり，記憶を保持する間に歪曲が生じたりする割合が高い[1]．

Kopelmanら[2]によると，自伝的記憶は意味性（semantic）とエピソード性（episodic）の2つの性質を併せ持つとされる．意味性とは，「○○小学校入学，△△会社就職」といった一種の履歴に近い客観的な側面である．一方，エピソード性とは，「○○に行って楽しかった，△△は哀しかった」といった感情を伴う主観的な側面である．後者は，さらに，やや広い範囲の人が知り得るやや一般的なepisodic extentと，ごく限られた人しか知り得ないきわめて個人的なepisodic specificの2つに分けられる[3]．

自伝的記憶は自己認識やアイデンティティと強い関連性があり，現在の問題解決場面において自伝的記憶を参照することにより自己を方向づけたり気分を調整したりする機能を持つことも報告されている[4]．

1.2 生涯発達心理学からみた認知症患者の自伝的記憶

生涯発達心理学では，1980年代を境に，高齢期のとらえ方について大きな変化が起こった．乳幼児期から青年期までに心身が著しく発達し，成人期の維持を経て，高齢期に衰退するという考え方から，人は死ぬ直前まで生涯にわたって何らかの発達を遂げるという生涯発達心理学の観点への移行である．

Erikson[5]によると，人は乳児期から高齢期までそれぞれの段階で発達の危機を経験し，それを乗り越えた場合は発達段階に応じた活力を得られるが，もし乗り越えられなかった場合は何らかの不適応を生じる．たとえば乳幼児で得られる発達のための活力は信頼感であり，それが得られなかった場合は周囲への不信感が生じる（図1）．高齢期では，危機を乗り越えた場合に得る活力は「統合」であり，乗り越えられなかった場合は「絶望」に陥るとされる．すなわち，高齢期はこれまでの長い人生で得た経験を統合して充足感や達成感に包まれる可能性のある一方で，思うようにいかなかったこと，やり残したことを後悔して悲嘆に暮れる可能性もあり，この両極端の

発達課題（Erikson）		
高齢期	統合性	絶望
壮年期	生産性	停滞
成人期	親密さ	孤立
青年期	自我同一性	役割拡散
学童期	勤勉性	劣等感
幼児後期	自主性	罪悪感
幼児前期	自立性	恥・疑惑
乳児期	信頼	不信

欲求の階層構造（Maslow）（ピラミッド：下から 生理的／安全／所属と愛情／尊重／自己実現）

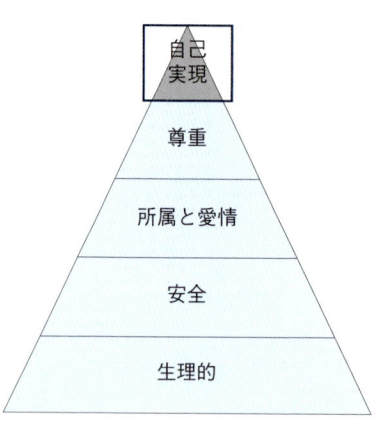

図1 生涯発達心理学からみた高齢期

心理状態が拮抗する時期と言える．しかし，この人生最大の心理的拮抗状態は，高齢者でなければ生み出し得ない「叡智」を産出する原動力になる．また，Maslow[7]は，人の欲求には階層性があり，生存のための基本である生理的な，あるいは安全への欲求などを経て，最も高次の欲求は自己実現であると述べている（図1）．自己実現とは，自分の能力を最大限発揮することが自分の幸福ばかりでなく他者の役に立っていると実感することであり，自己効力感と言い換えることもできる．このように，ErіksonとMaslowなどにより基盤が作られた生涯発達心理学の考え方は，今日，サクセスフルエイジングやプロダクティブエイジングという，高齢者をさらに肯定的にとらえる考え方へと展開を遂げている．

さて，一方で認知症患者に関わる我々専門職は，日々，患者の身体・認知・情動における衰退を目の当たりにする．それは緩急様々であるものの，確実で非可逆的な低下である．一部の原因疾患を除いて認知症の予防や根治が困難な現状では，認知症支援が目指すべき方向性は改善や向上ではなく，機能を維持すること，あるいは低下を食い止めること，残存機能を活かして日常生活を穏やかに送る手助けをすることと言える．昨日留められなかった寝間着のボタンを留められた，午前中のデイケアでは書けなかった名前が午後は書けたなど，小さな変化を尊ぶことが，認知症支援の専門職として求められる姿勢の一つであろう．その変化の一瞬に価値を置くことは認知症支援の本質とも言える．

ただ，それと同時に，目の前の認知症患者は人生の集大成の時期にいること，すなわちこれまでの人生経験を統合した叡智を産出し，高次の自己実現を達成する可能性のある存在であるという視点も，我々認知症支援の専門家は持ち続ける必要があろう．衰退する認知症患者の現在の姿から，その視点を喚起することはかなりの努力を要する．それを助ける一つの方策が，患者のこれまでの人生経験の積み重ね，すなわち，自伝的記憶を聴取し，本人像を再構築することであると思われる．

経験的には，レクリエーションなどのゲーム的活動や認知訓練的課題への関心が低く寡黙な認知症患者であっても，これまでの自分の人生の一コマについては，思いを込めて詳細に語る場面を経験することは多い．人生経験に基づいた珠玉のことばを聴くこともまれではない．自分の人生について誰かに語りたい気持ちは，人の基本的欲求の一つと言えるかもしれない．しかし，多

くの人にとって，そのような機会は自動的には訪れない．特に，認知機能が低下し自力での想起が困難であったり，施設や病院で暮らし家族との接触が制限されたりすると，想起するためのきっかけを得る機会にも恵まれない．自伝的記憶の聴取は，その機会を意図的に設定する活動とも言える．

1.3 コミュニケーションからみた認知症患者の自伝的記憶

　コミュニケーションとは，2者あるいは複数者間で何らかの情報や感情を交換することである．交換する情報の内容により，挨拶，用件の伝達や依頼，特定のテーマにそった意見の表出や交換，特定のテーマがない雑談，賞賛や激励，感情の表出などに分けることができる．知的機能の全般的な低下により論理的思考に困難があり語彙も減少している認知症患者にとって，これらのコミュニケーションのうち，特定のテーマにそった意見の表出や交換は難しいことが多い．しかし自伝的記憶は，これまでに蓄積された個人的な意味記憶やエピソード記憶のうち，本人が再生できるエピソードである．他の誰のものでもない唯一無二のテーマである自伝的記憶を用いることは，本人の残存機能を最大限に活用したコミュニケーションのあり方と言える．

　また，認知症患者を取り巻く介護スタッフや医療関係者にとって，本人から得た自伝的記憶は，コミュニケーションをとる際の重要な背景情報としての価値を持つ．もちろん，家族から得た情報も本人理解にとって欠かせないものであるが，それらには本人の記憶から失われてしまっていることも多く，そのような情報はたとえ事実であっても本人は自分のこととして認識できない．本人が語る自伝的記憶は，かつての体験の中から厳選された，本人が今も生き生きと追体験している出来事である．このような出来事は，本人との日常会話や治療的介入の課題設定など，適用範囲の広い支援材料であると言える．

　さらに，認知症患者の家族にとっては，患者と家族とのこれまでの関係性における問題，あるいは介護の過程において生じてしまった関係性の見直しや修復へのきっかけとなる可能性を提言したい．認知症患者を介護する家族は，程度に差はあろうが介護による心身負担を担うことを余儀なくされる．過度の苦痛体験は介護虐待に繋がる危険性もはらむ．しかし，その一方で，介護を通して，あるいは困難を乗り越えたことで何らかの人間的成長が促進されるという報告もみられる[8,9]．人間的成長の促進要因として，介護度，サポート体制の有無，介護者のパーソナリティなどがあげられようが，そのきっかけの一つとなり得るのが自伝的記憶を通した関わりではないかと考える．認知症患者から聴取した自伝的記憶を家族に読んでもらうと，「病前の楽しい思い出が次々と甦った」「久しく忘れていたけれど感謝の念が湧いた」「昔の姿が目に浮かんだ」など，介護に向けてのポジティブな感情が生起する場面を臨床で多く経験する．家族しか知らない思い出を改めて確認し共有する場を持つことで，現在の困難状況を別の視点からとらえ，再定義化することに繋がっていると思われる．

2 認知症患者から自伝的記憶を聴取する方法

2.1 生い立ちから時系列で

　自伝的記憶の聴取方法の基本は，Kopelmanら[10]，Borriniら[11]，吉益ら[12]により記憶障害患者における有益性が実証されているように，生い立ちから現在までを時系列にそって聞くことである．認知症患者によくみられる記憶の特徴である時間的勾配，つまり，近時記憶よりも遠隔記憶が，中でも特に古い記憶が想起されやすいという特性を生かし，生い立ちや子ども時代など比較

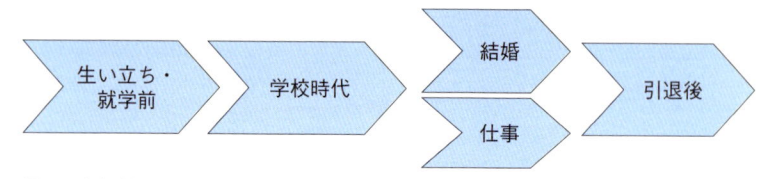

図2 自伝的記憶聴取のための人生の区分

表1 各区分の代表的なキーワード

生い立ち	幼少期（就学前）	学校時代	仕事	結婚	引退後
生まれた場所	遊び	小学校の名前	職種	いつ	いつ
両親の名前	幼馴染み	先生	勤務地	馴れ初め	暮らし方
両親の職業	近所の人	好きな科目	仕事内容	相手の仕事	孫
両親の人柄	お祭り	誉められたこと	苦労したこと	相手の人柄	趣味
兄弟数	盆・正月・節句	得意だったこと	やり甲斐	子ども	生き甲斐
兄弟の名前		表彰されたこと	誇り	子育て	人生を振り返ると
兄弟の人柄		以下，中・高と続く	心がけていたこと	楽しかったこと	
				苦労したこと	

的思い出を想起しやすい時期から話を聞くことでスムーズな導入が図れるし，時系列にそっているので患者の混乱も少ない．

　長い人生を幾つかに区分して聞いていく必要があり，前述のKopelmanらは，3つの時期（子ども時代：15歳まで，成人期初期：16～40歳，最近：41歳以降）に分けている．しかし認知症患者から聴取する場合，年齢ごとのエピソードを聞いても，そもそも15歳までが小中学校時代を指すこと自体が認識できないことが多い．したがって，筆者らは，人生をいくつかのイベント性のある時期に分けて，エピソードを引き出す工夫を行っている．具体的には，図2に示す，「生い立ち・就学前」「学校時代（小中高校・大学など）」「仕事」「結婚」「引退後」の5つのエリアである．発達段階に当てはめると，乳児期，幼児期，思春期，成人期，高齢期に相当するといえる．

　5つのエリアごとの具体的な聴取内容を表1に示す．生い立ちでは，どこで生まれたか，両親の名前は何か，兄弟は何人か，親の仕事は何だったかなど，就学前では，幼馴染みや遊びなど，学校生活では先生や友達，得意だったこと，表彰されたことなどである．聴き方は，「○○さんは，どこで生まれましたか」「お父さんのお名前は？」といった半構造化面接に近い形が基本であるが，大切な思い出を丁寧に聞いていく態度が重要で，問診あるいは尋問のような雰囲気にならないように十分留意することが大切である．

　言うまでもなく，自伝的記憶の聴取は患者のプライベートな部分にかなり踏み込むことであり，聴取がうまくいくと互いの信頼関係は密になるが，一方で触れられたくないことに立ち入ると一瞬にして関係性が崩れる危険性もはらむ．婚姻や子どもの有無など家族に関すること，宗教，信条などあらかじめカルテで予備知識を得ておくことが必要である．

2.2　キーワードで掘り下げる

　記憶を想起する際，何か1つのきっかけで，芋づる式に次々とエピソードが呼び起こされることがある．これを「トリガー」と言う．人生は誰一人として同じ道筋はなく，自伝的記憶の内容は人それぞれ千差万別である．したがって，想起のためのトリガーも各人で異なる．しかし，一

表2 高齢者に馴染みのあることば

現在のことば	高齢者に馴染みのあることば
デート	逢い引き（あいびき）
ハンガー	衣紋掛け（えもんかけ）
家政婦	お手伝いさん
コート	外套
レインコート	カッパ・雨合羽（あまがっぱ）
電車	汽車
ローン	月賦（げっぷ）
JR	国電（こくでん）
妻	細君（さいくん）
テーブル	ちゃぶ台
石鹸	シャボン
肌着・下着	襦袢・肌襦袢（じゅばん・はだじゅばん）
ノート	帳面（ちょうめん）
国立大学（東大など7大学）	帝大（ていだい）
直射日光	天日（てんぴ）
国民の祝日	旗日（はたび）
半日勤務	半ドン
解雇・自主退職	暇をもらう
小麦粉	メリケン粉
礼服	よそ行き
海外渡航	洋行（ようこう）
ホームレス	ルンペン
具合	塩梅（あんばい）

方で，子どもの頃の「かくれんぼ」，小学校時代の「朝礼」，中学校時代の「運動会」など，その年代に共通するキーワードも存在する．逆向健忘が軽度な患者の場合は，1つのキーワードだけで，たくさんのエピソードが引き出される．しかし，逆向健忘が進むと，トリガーを1つ与えただけではエピソードはなかなか引き出されない．トリガーを複数与える，「遠足」を「遠行」「日帰り旅行」などと別のことばで言い換える，あるいは別の日に再度聞いてみるなどの工夫が必要である．

もちろん，これら代表的なキーワード以外にも，自伝的記憶の想起に繋がるような語はたくさんあろうが，それを用いる時は高齢者にとって馴染み深い表現型であることが望ましい．たとえば，表2に示すような「ちゃぶ台」「シャボン」などである．高齢者が生きてきた時代背景，また，地域の方言も考慮し，患者の意味野にジャストフィットする表現を用いることが大切である．

さて，大学生を対象にした自伝的記憶と感情の関係を検討した榊[13]により次のことが明らかになっている．①想起される出来事はきっかけとして与えられた出来事と時間的に近く，かつ内容的に類似したものであること．②出来事に付随している感情は，カテゴリーごとに同種であること（友人関係：楽しい・嬉しいなど，学業関係：苦しい・やりがいなど）．この結果がそのまま高齢者に当てはまるかは検討の余地があるものの，前述した自伝的記憶聴取方法，つまり，時系列にそって，かつトリガーとなる単語を示しながら出来事を引き出す方法は，時間的・内容的・感情的に関連のあるエピソードの想起につながる可能性を持っていると言えよう．

2.3 レミニッセンスバンプを探す

人にはそれぞれ，自伝的記憶量が著しく多い時期，言い換えると，思い出の宝庫の時期があり，

それはレミニッセンスバンプ（reminiscence bump）と呼ばれる．臨床的印象では，女性は女学校などの青年期の出来事，男性は仕事を中心とした成人期の出来事を多く想起するようである．たとえば，中等度アルツハイマー病（Alzheimer disease：AD）の80歳代女性のレミニッセンスバンプは，17～18歳頃に制服を着て汽車に乗って裁縫学校に通っていた時であったし，中等度ADの70代男性は水道配管工として仕事に励んでいた40歳前後であった．

レミニッセンスバンプでは，表出されるエピソードが他の時期に比べて格段に多く，内容が時間・空間的に豊かで，感情を伴って生き生きと表現されることから，多くの場合，その特定はたやすい．レミニッセンスバンプと判断したら，その時期について，特に詳細に丁寧に聴取する．中等度や重度の認知症患者では，想起できるエピソードが少なく，また元来寡黙であった患者の場合はレミニッセンスバンプが特定できないこともあるが，そのような場合，表情や仕草，声の大きさやイントネーションなどに着目して，本人の思い入れの有無によって判断する．

2.4 短い時間で効率よく

自伝的記憶の聴取は，人生の歴史を紐解く作業であり，本来，それ相応の時間が必要である．しかし，認知症の有無にかかわらず，高齢者は同じ話を繰り返す傾向があり，そこに認知症が加わると，短時間に同じ話が3～4回繰り返されることも珍しくなく，聴取に多くの時間を割いた割には得られたエピソードが少ない．一方で，認知症が重度になると保持されている出来事や残存する語が浅く狭くなるため，思い出すエピソードの数自体が少ない．また，もともと寡黙，受動的といった性格の場合，なかなか話が引き出せず，会話が5分持たないこともある．

以上を踏まえ，筆者らは，1回当たり5～10分の聴取を数回に分けて行う方法を実践している．言語聴覚士の個人訓練単位時間である20分，あるいは40分のうち一部を自伝的記憶聴取に割き，残り時間は他の訓練を行うといった時間配分と言える．なお，軽度認知症や多弁傾向のある場合は話が10分以上継続し，途中で話を切り上げると残念そうな表情を見せることもが多いが，後日，必ず続きの話を聞く機会を設けること，こちらもそれを楽しみにしていることを伝えれば気持ち良く話を終えることが可能である．

このように，人生の5つのエリアごとに5～10分の聴取を繰り返し，計1時間ほどで自伝的記憶の概要が把握できる．聴取の間隔が開くと，多くの認知症患者は前回の発話内容を記憶していない．そもそも記銘したことを保持できないのが認知症の主症状であるから，たとえ毎日の聴取であろうと外来での2週間に1度の聴取であろうと，聴取間隔への対応は重要な問題である．これについては次項で述べる．

2.5 聴取した内容を文字にして参照資料化する

聴取した自伝的記憶を記録する時の基本原則は，「言った通りに記録する」である．軽度認知症や多弁傾向があると発話量が多くて記録が追いつかないこともあるが，音声を録音して後日逐語録を作る方法は，その目的が研究的分析の場合は別として，一般臨床では時間がかかり過ぎて効率的ではない．発話の重要ポイントを「相手の言った通りに」，中でも「事実」と「感情」を表す名詞，動詞，形容詞を中心に速記することを勧める．たとえば，中等度ADの80代女性が語った次の出来事では，下線部分を速記する．「市役所に勤めていた頃，池坊のお花を習っていて，お免状をとるために，たまに京都のお稽古場に通っていた．難しかったけれど，仕事もあったから，お金もかかったけど，とても楽しくて，お免状を頂いたら嬉しかった．頑張ったかいがあったって」

認知症患者の発話の中に，生活の事実そのものではないが，気持ちが凝縮されたような一言，

あるいは人生の知恵が詰まったようなことばが出てくる場合がある．そのような珠玉のことばは，一字一句そのままの形で記録に残すことを勧める．おそらくは，患者それぞれの人生に対する深い洞察に関わることばである．たとえば，MMSE 6点の重度 AD の 80 代女性の夫は左官業であった．もともと体を動かすことが好きだった彼女は，よく現場に出て夫を手伝っていた．「こまごまと動いてご主人のお手伝いをなさってたんですね」と筆者が相槌をうつと，彼女は私の目を見てきっぱりと言い切った．「体を動かさないと，シャバは渡れません」．施設での彼女の日常は，重度記憶障害のため「お腹がすいた」「ご飯はまだ？」と通りかかる人に繰り返し尋ね，不安や焦燥が強く，スタッフや患者との内容のある会話はほとんどみられない．しかし，丁寧な自伝的記憶の聴取場面では，彼女の経験に裏打ちされた人生の知恵と思われる言辞が得られた．それを文字にして後日示すと，明瞭に音読し，「ああ，その通り」と深々と頷き肯定する．その時の彼女の佇まいは，日常の焦燥感に駆られて空腹を訴える姿とは明らかに異なっていた．

　患者から得た自伝的記憶は，本人が読める程度の大きさで文字化し，次回の聴取の時に，それを本人に読んでもらう．前頭側頭型認知症（frontotemporal dementia：FTD）や言語野損傷の血管性認知症（vascular dementia：VaD）を除けば，多くの認知症例は音読能力，特に，平仮名を読む能力は症状が進行しても保たれる．漢字にはふり仮名をつけ，本人が言った単語を用いてなるべく短い文章で表す工夫をすれば，認知症がかなり重度でも文章を音読することができる．認知症患者の残存機能を活用しつつ，前回得た話との重複を避け，かつ，それをトリガーとして新たな記憶を想起させる方法である．聴取内容がある程度たまったら，時系列に並べて改めて読んでもらう．

2.6　ポジティブなことを中心に聞く

　北村[14]は，大学生を対象に，「友だち」「勉強」「趣味」「家族」などの単語を与えて，ここ1か月内の出来事と，これまでの人生全般の出来事を，それぞれ想起してもらい，その感情価を検討した．その結果，1か月内の出来事は「嬉しい」「悲しい」「誇り」などすべての感情価が高い一方で，人生内の出来事は「悲しみ」感情を伴うものが多かった．つまり，若年者はこれまでの人生の中でどちらかというとネガティブな感情を伴った過去経験がより強く残ることが示された．

　一方，Mather[15]は，高齢者群，中年者群，若年者群に対して，ポジティブ，ネガティブ，ニュートラルな感情価を持つ写真をランダム提示し，15分後に再生させた．その結果，若年者は感情価の影響を受けないが，高齢者はポジティブ写真の再生数がネガティブ写真の約2倍であった．写真の注視時間に感情価ごとの差はないことから，高齢者はネガティブな感情価を持つものを想起しない傾向があると言える．同様の結果として，高齢者は出来事の事実よりも感情的な側面に影響を受けやすく，かつポジティブな内容を想起しやすいこと[16]，出来事をよりポジティブなバイアスをかけて記憶する傾向があること[17]が報告されている．

　このように，高齢者が過去の出来事のうちポジティブなものを保持する，平易なことばに言い換えると美しい思い出を大切にする傾向は，社会情緒的選択理論（socioemotional selectivity theory）[18]で，ある程度説明できる．高齢者は日々の生活においてポジティブな感情状態を維持することが優先度の高い目標になっているため，社会行動や認知行動がこの目標にそった形にバイアスがかかる．有限な時間を安定した心理状態で有意義に過ごしたいという人生の終焉に向けての備えとも言える行動である．一方青年期は，外界の出来事に対して情報を収集することが優先度の高い目標になっているため，感情的な情報よりも客観的でニュートラルな情報により敏感で

あり，それらを優先的に記銘再生するのではないかと考えられている．

　さて，自伝的記憶の聴取は中立的に進めていくが，臨床的にも，前述のように認知症患者の多くはポジティブな出来事を中心に話す．しかし人生はポジティブなことばかりで構成されているはずもなく，話のほとんどが，辛かったこと，悲しかったこと，悔しかったことで占められる認知症患者も少なからずいる．その場合，すべてを共感して聞きながらも，なるべくポジティブなことを強化するような相槌を打つよう心掛ける（詳しくは次項）．記憶は言語および視覚イメージでリハーサル（反復）することによって強化される．ネガティブな出来事を強化しないような働きかけが重要である．

3 聴取にあたっての基本的態度

3.1 カウンセリングマインド

　カウンセリングマインドは傾聴態度とも呼ばれ，相手の話に心から耳を傾けて聞く姿勢のことである．臨床心理学におけるカウンセラーの基本態度として位置づけられている．人は，判断，命令，禁止，訓戒，説得が多用されるような場面では，緊張し，不安や焦燥を感じる．一方で，自分の態度や行動，発言がありのままに受け入れられると，緊張や不安から解放される．来談者中心療法の創始者であるRogers[19]が提唱する聞き手の3つの条件は次の通りである．

　共感的理解（empathic understanding）：話し手の体験や感情を，聞き手があたかも自分自身のものであるかのように想像的に感じ取りながら聞く．そして，それを話し手に正確に伝える．話し手の体験や感情に巻き込まれたり，入れ込みすぎたりすることなく，「あたかも，自分がそう感じたかのように」と客観性を兼ね備えることが大切である．

　無条件の肯定的関心（unconditional positive regard）：聞き手は，話し手を自己成長のための潜在能力を持った人として尊重し，たとえ自分と異なった価値観であったとしても，無条件に受け入れ，承認する．

　純粋性（genuineness）：聞き手は自分自身を防衛的に取り繕ったり，専門的権威で覆ったりせず，透明で正直な自分を出す．ただし，これは自分の感情すべてを話し手に不用意にぶつけることではない．治療者は自分の感情や意識を鋭敏に感知し，コントロールしながら聞く．

3.2 カウンセリングマインドを認知症患者に実践する10の法則

　カウンセリングマインドを基盤として，認知症患者から自伝的記憶を聴取する際に効果的と思われる10の事項と，具体的な技法を**表3**に示す．以下，順に説明する．

　相槌を打つ：相手の話に相槌を打つことは，私は関心を持ってあなたの話を聞いているという証であり，カウンセリングマインドの基本である．「はい」「ええ」「ほおー」「うんうん」「なるほど」など自分が言いやすい相槌のバリエーションを持っていると，やりとりが単調にならない（**表4**）．加えて，頷いたり，目を見張ったり，目線を落としたりといった表情やボディランゲージも効果的で重要な相槌の一つである．

　相手が言ったことばを反復し，共感する：発話の中で，相手が発したことばを丁寧に繰り返す．相手の話に関心があり内容を理解していることを，相槌よりも一歩踏み込んで示すことができる．反復する語で重要なのは2種類，「話の主題となっている語」と「感情を伴っている語」である．話の主題となっている語を反復して示すことで，テーマを保持できない認知症患者の話が散漫になることを抑制できる．また，感情を伴っている語を繰り返すことで，相手への共感を示す

3. 自伝的記憶の聴取

表3 認知症患者に自由な感情を表出させるために

相槌	・「はい」「ええ」「うんうん」「なるほど」
反復	・話のテーマとなる語，感情を伴う語を繰り返す
共感	・事実ではなく感情に対する理解を示す
受容	・否定的・攻撃的な発言をも受容
感情の反射	・幸せ，怒り，悲しみ，恐れの気持ちを明確に返す
感情の明確化	・曖昧な感情を類推する
沈黙	・考えをまとめる，感情を整理するために，そっとする
支持	・感情を肯定する，支える，ほめる
身体症状への配慮	・痛みや不快感の強い時は聴取しない
中止	・会話への謝辞を述べ，次回を約束し，速やかに終了

表4 相槌のバリエーション

うなずき	・はい，ええ，うんうん
容認	・そうですか，そうだったんですね
驚き	・へえ～，うわあ，びっくりですね，驚いた
承認	・なるほど，ふんふん，ほお～
賞賛	・すごいですね，たいしたものです，さすがです

表5 話題を変えるフレーズ

転換	ところで，○○さん / 話は変わるけど，
提案	あ，思い出した！／あ，そうだ！
停止	ちょっと待って／あ，誰か呼んでる
相談	実はね…／困ったことがあってね

ことができる．

　受容：ネガティブあるいはアグレッシブな発言をも無批判に受け止める．人は，中立的な事実やポジティブな感情へは，苦もなく相槌が打てる．たとえば，「○○へ行ったんですか，すごい」「わあ，よかったですね」などである．一方で，自分の価値観と異なる発言，ネガティブあるいはアグレッシブな発言には，咄嗟にことばを失いがちである．しかしどのような発言であれ，まずは，自分の価値や感情をひとまず抑制し，無批判に受け入れることが大切である．たとえば，「息子のやったことは自業自得」といった一方的断言に対する「そうとも言えるかもしれませんね」，「○○のことは絶対許さない」といった他罰・攻撃的な発言に対する「その時はそういう気持ちだったんですね」などである．

　感情の反射や明確化：幸せ，怒り，悲しみなどの気持ちを本人が言った通りに感情をこめて返す．認知症患者は基本的には感情をストレートに表現することが多いが，感情を適切な語彙に変換できない場合もある．表情や断片的な事実から伺える曖昧な感情を類推してことばにして返す．たとえば「それは苦しかったでしょうね」「嬉しい一瞬でしたね」などである．

　沈黙：考えをまとめる，あるいは感情を整理するために，黙ってそっとする時間を確保することは重要である．認知症患者は思考速度が低下する．沈黙時間はどの程度か具体的な数値を示すことは難しいが，臨床的には「待ち過ぎではないだろうか？」と思うくらいは待った方がよい．

　支持：出来事や感情を肯定する，支える，ほめる．人は自分の過去の出来事を話したいという欲求がある一方で，後悔や葛藤などの気持ちを持つ出来事を話すことへの葛藤やためらいもある．「結果としてとてもよかったですね」「私も多分そうしたと思います」「とても価値のあることをなさいましたね」などと，心からの肯定を伝える．

79

身体症状への配慮：認知症患者は外科的疾患や内科的疾患など様々な合併症を持つことが多い．痛みや不快感がある場合，それが軽症であれば自伝的記憶を話すことで気がまぎれ痛みや不快感が消失することを臨床的に経験する．しかし重症になると，それらのために想起自体が困難となり，それが苦痛をさらに悪化させるという悪循環を生むことが多いことから，聴取は中止すべきである．

中止：話がテーマから過度に逸れる，同じ話が循環する，話が止まらないことは，認知症患者との会話でよくみられる．患者の話についていきながらも，**表5**のような語句を上手に使って，話を本来のテーマに戻したり，次の展開に切り替えたりする．会話を発展させるためであると同時に，聞き手としての心理的限界を超えないようにするためでもある．患者に抑うつなどの精神的問題がある場合は，話を変えたり切り上げたりすることに特別の注意が必要であるが，そうでない場合は，かなりはっきり話題を変えても，患者は何事もなかったように会話を続けることが多い．

■文献

1) 越智啓太：高齢者の記憶—日常記憶：記憶の生涯発達心理学（大田信夫・多鹿秀継編）．北大路書房，2008，pp.343-354．
2) Kopelman MD, Wilson BA, Baddeley AD：The autobiographical memory interview；A new assessment of autobiographical and personal semantic memory in amnesic patients. Journal of Clinical and Experimental Neuropsychology, **11**：724-744, 1989.
3) McElhiney MC, Moody DJ, Sackeim AD：The autobiographical memory interview—short form. Department of Biological Psychiatry, New York State Psychiatric Institute, 2001.
4) Bluck S, Habermas T：The life story schema. Motivation and Emotion, **24**：121-147, 2000.
5) Erikson EH：Identity and the life cycle. Psychological Issues. 1 (1), monograph, 1. International Universal Press, 1957.
6) 鹿取寛人，杉本敏夫，鳥居修晃：心理学．東京大学出版会，2008，pp.169-173．
7) Maslow AH 著，小口忠彦・訳：Motivation and Personality．人間性の心理学—モチベーションとパーソナリティ．産能大出版部，1987．
8) 川崎陽子，高橋道子：高齢者介護を通しての家族介護者の発達に関する一考察；自己成長間の形成から．東京学芸大学紀要，**57**：115-126, 2006．
9) 廣橋容子：高齢者施設職員の介護意識に関する調査研究．名寄市立大学道北地域研究所年報，**30**：1-5, 2012．
10) Kopelman MD, Wilson BA, Baddeley AD：The autobiographical memory interview；A new assessment of autobiographical and personal semantic memory in amnesic patients. Journal of Clinical and Experimental Neuropsychology, **11**：724-744, 1989.
11) Borrini G, et al.：Autobiographical memory；Sensitivity and education of a standarlized enquiry. Cambridge Universal Press. 1989, pp225-252.
12) 吉益晴夫・他：遠隔記憶の神経心理学的評価．失語症研究，**18**：205-214, 1998．
13) 榊 美智子：自伝的記憶の感情情報はどのように保持されているのか—領域構造の観点から—．教育心理学研究，**55**：184-196, 2007．
14) 北村瑞穂：想起範囲による自伝的記憶の差異．四條畷学園短期大学紀要，2010，pp.57-64．
15) Mather M：Aging and emotional memory. Reisberg D, Hertel P (Eds)：Memory and Emotion. Oxford University Press. 2004, pp.272-307.
16) Charles ST, Mather M, Carstensen LL：Aging and emotional memory；The forgettable nature of negative images for older adilts. Journal of Experimental Psychology, **132**：310-324, 2003.
17) Kennedy Q, Mather M, Carstensen LL：The role of motivation in the age-related positivity effect in autobiographical memory. Psychological Science, **15**：208-214, 2004.
18) Carstensen LL：Social and emotional pattern in adulthood；support for socioemotional selectivity theory. Psychology and Aging, **7**：331-338, 1992.
19) Rogers CR：クライエント中心療法．よくわかる臨床心理学（下山晴彦・訳）．ミネルヴァ書房，2006, pp.140-143．

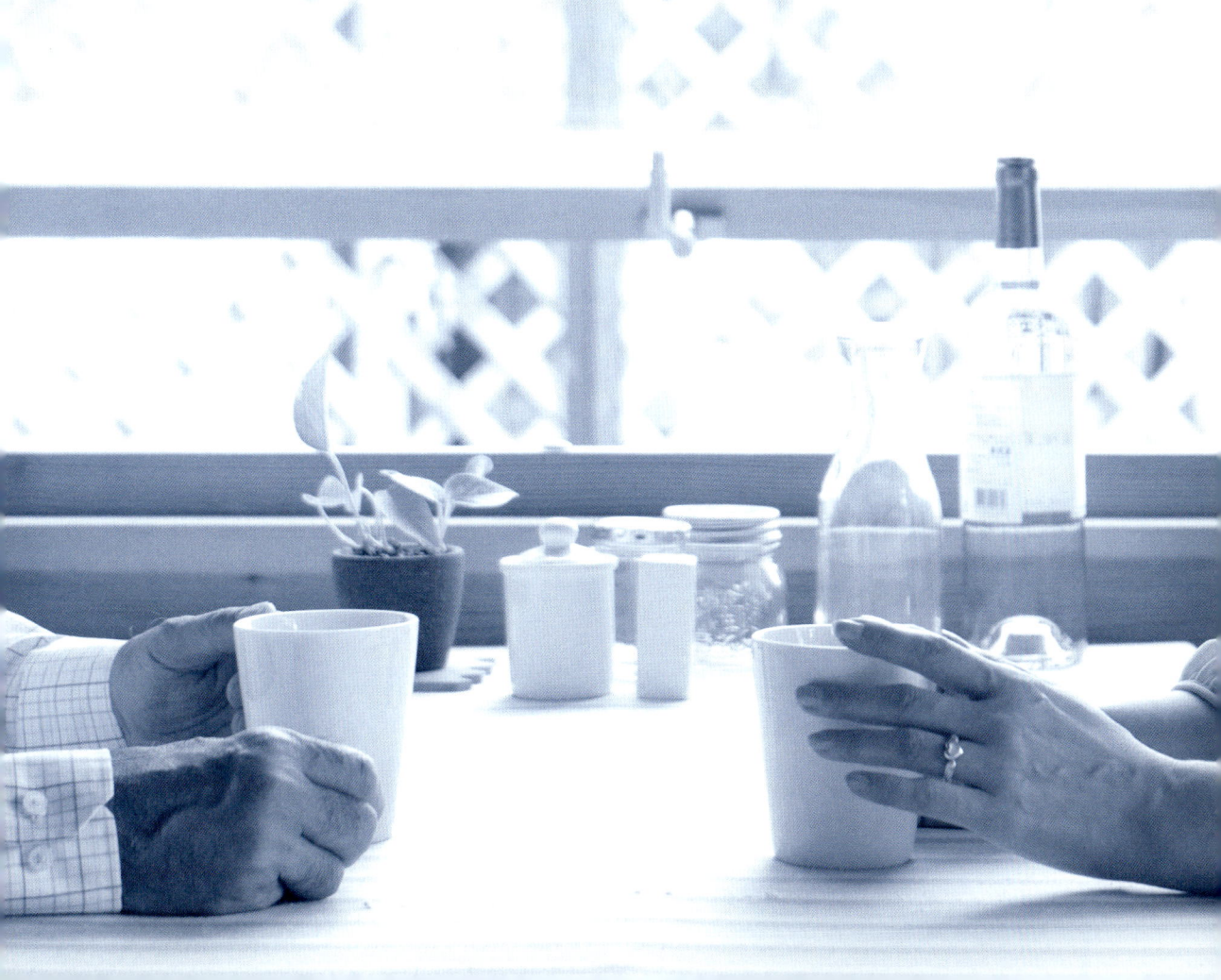

第3章
コミュニケーション支援

第3章 コミュニケーション支援

コミュニケーション支援の基本的考え方

1 病態を把握する

1章，2章で述べられたように，認知症においては，視覚・聴覚に起因するもの，音声・構音に起因するもの，言語に起因するものなど，様々な原因によるコミュニケーションの障害が生じ，本人と家族や周囲の人々との関係を阻害する．コミュニケーション障害が何を原因として生じているのか，重症度はどの程度なのか，その障害が周囲にどのような影響を及ぼしているのか．これらに対する情報を可能な限り入手し，適切な方法を用いて認知機能を評価して病態を的確に把握することは，コミュニケーション支援を考えていくうえでまず重要なことである．

2 コミュニケーション支援を具体的に計画する

得られた情報と認知機能評価を基にして，本人および介護者に対する具体的なコミュニケーション支援を計画していく．その際には，この3章で詳述されるように，障害類型や原因疾患による症状特性を把握すること，また認知症の行動・心理症状（behavioral and psychological symptoms of dementia：BPSD）が家族や介護者にどのような影響を及ぼしているのかを理解して，具体的な計画を考えていくことが重要である．

詳しくは各項で論じられるが，コミュニケーション障害類型の一つである聴覚障害がアルツハイマー病（Alzheimer disease：AD）に及ぼす影響について一例を示す．

大森ら[1]は，AD 52例（MMSE 10点以下の重度認知症患者を除く）に気導純音聴力検査を実施し，その96.1％に軽度から重度に及ぶ聴覚障害を認めた．同時に実施したMMSEおよび言語スクリーニング検査の総得点と平均聴力レベルとの間に相関はなかったが，下位項目の分析では，聴覚障害群は非聴覚障害群に比しMMSEの「遅延再生」が有意に低得点であり，一方，言語スクリーニング検査の「漢字書字」「仮名書字」は有意に高得点であった．このことから大森らは，聴力低下がワーキングメモリを消耗させる可能性，および筆談の使用など環境的要因から書字能力が保たれる可能性を示唆した．

話しことばが正しく聴き取れなければ，勘違いや情報の欠落が起こり，加えて認知症では判断力の低下が伴うことにより，コミュニケーション障害が生じる可能性はきわめて高い．一方，聴力障害を把握し早期から文字言語の活用を促していけば，書字能力の保持に対する効果が期待できる．コミュニケーション支援を計画する際には，聴力障害の有無とその程度を把握して支援に組み込んでいくことが必要である．

原因疾患別では，それぞれの疾患における症状特性がコミュニケーション支援の重要なター

82

ゲットとなる．すなわち，AD では同じことを何度も聞く，重要な約束を忘れてしまうなど，記憶障害を背景としている問題が多い．レビー小体型認知症（dementia with Lewy body：DLB）では壁のしみが人の顔に見えて怖がるといった錯視や幻視，意味性認知症（semantic dementia：SD）では「利き手って何？」などことばの意味の障害，前頭側頭型認知症（frontotemporal dementia：FTD）では毎日同じ時間に同じことをする時刻表的な行動や，目に入った文字を読み上げてしまうような被影響性の亢進などの行動障害である．これらはそのまま BPSD の特徴にも繋がるため，それぞれの症状特性について十分に理解しておきたい．

これらの症状特性はコミュニケーション支援のターゲットであるだけでなく，生活全般支援のために利用できる有効な手がかりともなり得る．西川ら[2]は作業療法場面で立ち去り行動が著しい FTD 患者に対して，症状の一つである被影響性の亢進を利用したリハビリテーション（以下リハ），すなわちあらかじめ作業道具を机の上に置いておく，立ち去りそうな時に作業活動の道具を手渡して注意を向けるといった働きかけによるリハを実施して一定の効果を得ている．

コミュニケーション支援を計画する際には，症状特性を考慮し保たれている機能を有効に活用していきたい．

3 Information Technology（IT）を利用する

コミュニケーション支援には，様々な道具や機器の利用も必要になる．安田[3]は Information Technology を利用した認知症患者の支援に長年取り組んでいる（詳細は「第 3 章 4 節」参照）．記憶サポート帳（認知症や記憶障害者向けに開発した日記），身体装着用メモ帳（時計バンド式などアクセサリー状の外見のメモ帳），メモリーカレンダー（予定を書く空白の下に記録欄を設けた月別カレンダー）などのローテクメモリーエイドの開発と共に，IC レコーダーや携帯電話など電子機器の利用，DVD による回想法支援，さらにはテレビ電話や各種センサーによる支援システムなどハイテク機器の利用といった，多くの機器の開発に関わっている．安田[4]は「ある支援方法が有用であるためには，認知症のタイプ，重症度，生活状況，病識，介護者の有無や関わりなどが関与してくる．そのため，ある有効な方法が他の症例では無効ということがしばしばある．症例の多様性に対処できるよう，多種多様のメモリーエイドや機器が用意されているべきである．臨床家自身，訓練法を考えると同時に，よりよい道具の開発にも努めなければならない」と述べている．

IT の分野は，現代社会においては認知症患者，支援者双方にとって馴染み深いものになってきていると推測される．今後さらに開発が期待される領域であり，創意工夫によってコミュニケーション支援に有効に活かされることが期待される．

4 パーソン・センタード・ケアの視点

英国の Kitwood が提唱した「パーソン・センタード・ケア」の概念[5]は，Brooker に継承され，日本でも認知症ケアの現場で実践されつつある．この概念では，ニーズや問題点に合わせた"患者中心の"個別ケアにとどまらない．認知症を患いながらも，独自の脳の障害と身体的健康状態を持ち，独自の生活歴と性格傾向を持ち，独自の人間関係の中に生きる存在であることを理解することが我々に求められる．

一人の対象者に対して可能な限りの情報を収集していくと，単なる認知症の「患者」ではなく，

表1　パーソン・センタード・ケアの4つの要素：VIPS[6]（Brooker, 2007，一部改変）

Person-Centred Care（PCC：パーソン・センタード・ケア）
= Valuing People　人々の価値を認める
　　年齢や認知能力にかかわらず，すべての人の存在自体に絶対的価値があると認めること
+ Individualised Care　個人の独自性を尊重する
　　個人の独自性を尊重してアプローチすること
+ Personal Perspectives　その人の視点に立つ
　　認知症者の視点から世界を理解すること
+ Social Environment　相互に支え合う社会的環境を提供する
　　心理的ニーズを満たし，相互に支え合う社会的環境を提供すること

独自のautobiography（自伝的記憶）の中に生きてきた一人の人間として理解することが可能になるであろう．

Brookerによれば，パーソン・センタード・ケアの概念は以下の4つの要素VIPSから構成される[6]（表1）．

V：Valuing People：人々の価値を認める

認知症患者，および，そのケアに携わる人たちに対して，年齢や認知障害の有無に関係なく，あらゆる権利を擁護し，差別的な行為を根絶すること．

I：Indivisualised Care：個人の独自性を尊重する

すべての人には，それぞれ独自の，生活歴や性格，心身の健康，社会・経済的資源があり，そのすべてが認知症によって引き起こされる一人ひとりの行動や状態に影響を及ぼしていることを理解すること．

P：Personal Perspectives：その人の視点に立つ

一人ひとりが経験している世界は，その人にとっては当然のものであり，認知症患者はその視点から世界を見て行動している，と理解すること．そして共感を持ってその人の視点を理解しようとする姿勢そのものに，その人がよりよい状態になる力を引き出す可能性があると認識すること．

S：Social Environment：相互に支え合う社会的環境を提供する

我々は皆，人と人との関わりや繋がりに基づいて生きていることを認識すること．そして認知症患者もまた，認知機能の障害を補い，かつ，一人の人として成長し続ける機会を創り出すような豊かな社会的環境を必要としていることを理解すること．

5 おわりに

本項では，病態把握，具体的な支援方法の考案，ITの利用，パーソン・センタード・ケアの重要性について述べた．

■文献

1) 大森史隆・他：聴力低下がアルツハイマー型認知症者の認知機能，言語機能に及ぼす影響．言語聴覚研究, 9：72-79, 2012.
2) 西川志保・他：立ち去り行動の著しい前頭側頭型痴呆患者に対する症状の利用と段階的アプローチ．認知リハビリテーション2000（認知リハビリテーション研究会編），新興医学出版社, 2000, pp.125-129.
3) 安田　清：ITを用いた認知リハビリテーション－low techとhigh tech機器による認知症と記憶障害の生活支援－．総合リハビリテーション, 38：21-25, 2010.

4) 安田　清：Information Technology を用いた認知リハビリテーション－記憶障害や認知症などに対して－．認知リハビリテーション 2007（認知リハビリテーション研究会編），新興医学出版社，2007，pp.1-12.
5) Kitwood, T：Dementia Reconsidered；The person comes first. Open University Press, 1997.
6) Brooker, D：Person-centred dementia care；Making services better. Jessica Kingsley Publish, 2007（邦訳：水野裕監修：VIPS ですすめるパーソン・センタード・ケア．クリエイツかもがわ，2010，pp.18-19）.

● 第3章 コミュニケーション支援

1 コミュニケーションの類型化に基づく支援方法

　コミュニケーションの過程を表すspeech chain[1]の考え方に基づいて2者間のやりとりの構成要素を分析すると，まず，話し手に何らかの概念が想起され（心理・認知過程），内言語化され（言語・表出過程），発声発語器官が運動してことばが表出される（構音過程）．発せられたことばは，音波として聞き手の耳に届いて聴取され（聴覚過程），聴神経を上行して理解され（言語・理解過程），聞き手側に新たな概念が生まれる（心理・認知過程）．この過程のどこに支障が生じてもコミュニケーション障害が起こる（図1）．

　原因疾患や脳の損傷・変性部位により症状に違いはあるものの，認知症患者の多くに言語・表出過程の障害である失語症や，構音過程の障害である運動障害性構音障害がみられる．そこに加齢による聴覚過程の障害である加齢性難聴なども加わり，認知症患者の70％以上が何らかのコミュニケーション障害を持つと報告されている[2,3]．これらのコミュニケーション障害は，医療，介護といった認知症患者を取り巻く生活に広く影響を及ぼし，介護困難や介護負担感の主要因の一つであることも指摘されている[4,5]．

　しかし，本邦における認知症患者のコミュニケーション障害への支援は十分に構築されているとは言いにくい．認知症患者のコミュニケーション障害が重複・複雑化していること[2,3]に加え，

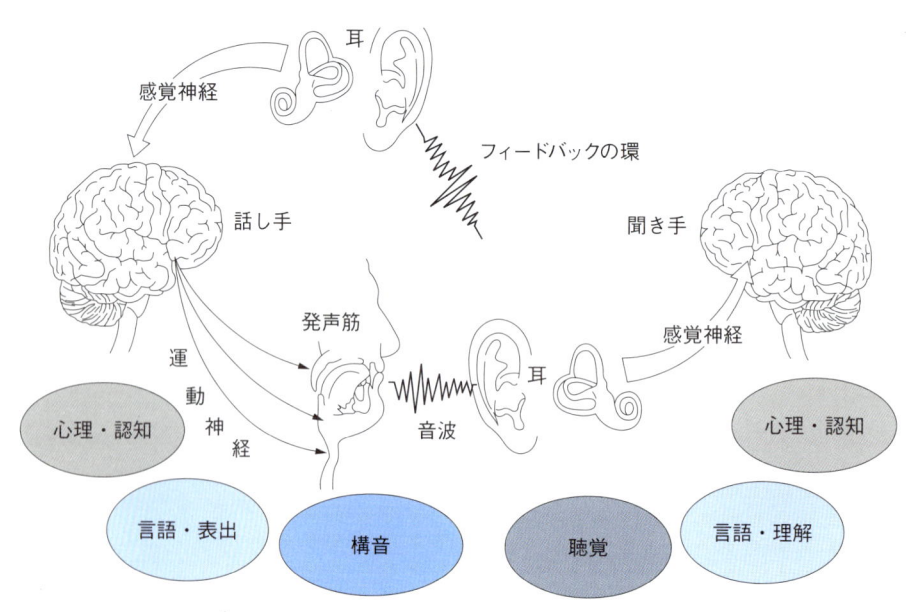

図1　Speech Chain[1]（Denesら，2007，一部改変）

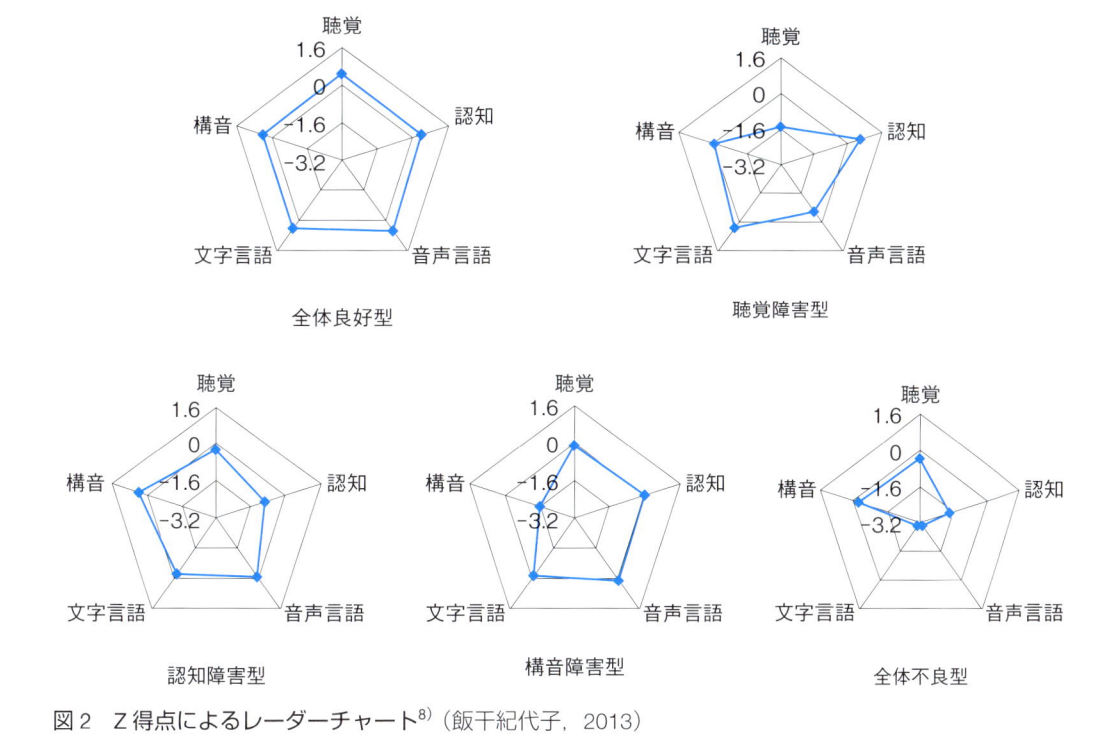

図2 Z得点によるレーダーチャート[8]（飯干紀代子，2013）

コミュニケーション支援の主たる担い手である言語聴覚士の介護保険関連施設における在職者数が少ないこと[6]，標準化されたコミュニケーション検査は認知症患者に適用しがたいため評価実施率が低いこと[7]などが理由としてあげられよう．

認知症患者のコミュニケーション障害の諸相を整理して支援のための一定のベクトルを示すことは，本人の認知機能や生活の質の向上，また，本人と医療・介護スタッフならびに家族とのコミュニケーションの促進という点で，意義深いと思われる．我々は，前述したコミュニケーションの基本的構成要素である聴覚，認知，言語，構音の評価結果を基に，アルツハイマー病（Alzheimer disease：AD）患者78例（平均年齢80.4±8.0歳，MMSE平均16.8±5.4点）を対象に，コミュニケーション障害を2-stepクラスター分析を用いて類型化した[8]（図2）．評価と分析に用いたデータは，聴覚：オージオメータによる標準純音聴力検査で得た4分法による良聴耳の平均聴力レベル，認知：MMSE総得点，言語：認知症コミュニケーションスクリーニング検査：言語機能）[9]の音声言語得点と文字言語得点，構音：認知症コミュニケーションスクリーニング検査：構音機能[9]の発話明瞭度得点の4つである．得られたクラスターは5つであり，各型の特徴を最も表す表現を用いて，全体良好型，聴覚障害型，認知障害型，構音障害型，全体不良型と命名した．

以下に，各型のコミュニケーション機能の状態像と，支援方法を具体的に述べる．臨床で出会う症例は5つの型の純粋例というより，分類困難あるいは2つ以上の特徴を持つ場合が少なくない．また，本類型化は分類の精度を高めるため対象をADに限定したことから，以下に述べる状態像や支援方法をそのまま他の認知症のコミュニケーション障害に当てはめるには限界がある．しかし，複雑かつ重複化した症状をコミュニケーションの基本構造という軸でシンプルに分解

し，支援のための一定の方向性を示すことは有益であると考える．認知症支援の基本原則は，障害された機能の代替と残存している機能の積極活用である．聴覚，認知，音声言語，文字言語，構音という軸にそって，認知症患者のコミュニケーション障害をとらえ，支援のベクトルを見出す参考にしてほしい．

1. 全体良好型

1 状態像

全体良好型は，聴覚については，良聴耳の平均聴力レベルが 50 dBHL 前後で普通あるいはやや大きめの声を聴取できる．認知機能は MMSE 平均点が 20 点前後と中等度に保たれ，言語機能は音声・文字ともに正答率が高く，文レベルでの意思疎通が可能である．

全体的に良好に保たれたコミュニケーション能力を維持すると共に，低下のみられた機能をターゲットとして，改善を目的とした支援を行うべきタイプと思われる．WAIS-Ⅲ などの知能検査，標準失語症検査や標準失語症補助検査，トークンテスト，標準注意力検査，遂行機能検査などによりコミュニケーション機能やコミュニケーションの基盤となる機能に関する詳細な検査を実施して障害構造を分析し，改善を目的とした介入を積極的に進める意義のあるタイプと思われる．

2 支援方法

2.1 改善を目的としたコミュニケーション支援の基本原則

支援の目標は単に認知機能や言語機能の得点を向上させるためではなく，患者の生活の質の改善と心理的な安定，家族の介護負担の軽減にある．支援の基本原則を以下に述べる．

個別性：認知症患者に対するコミュニケーション支援は個別性が重要である．その理由の1つは，認知症患者のコミュニケーション障害の諸相が原因疾患・重症度により異なるためである．もう1つは，患者には，家族，教育，職業，趣味，嗜好，信条など，70～80 年にわたる一人ひとり異なる人生の歴史があるからである．

生活指向性：支援の目的が生活指向であることが重要である．生活の場は自宅なのか，施設なのか，日々の生活で大切にしてきたことは何なのか，何ができるようになりたいのか，細やかに聞き取り，その延長上に支援がなされるべきである．人生の集大成の時期を生きる認知症患者にとって，生活，あるいは人生の質に寄与しない支援はきわめて価値が薄い．

成功体験：多くの患者はすでに日常生活において認知機能低下に由来する数々の失敗や挫折を経験している．人は失敗体験で傷ついた状況では本来の力を発揮できない．通常のリハビリテーション（以下リハ）では課題達成率を 60～80% に設定するが，認知症患者に対しては筆者は 80～100% を目安にする．

快の報酬系：支援の目的やそれを実現するための方法を決定する基準は，本人の意思や満足度である．すべての医療は治療者と患者の合意のもとに成立し治療方法の選択権は最終的には患者側にあるが，選択肢の中身は患者の望むものばかりではない．認知症患者へのコミュニケーション支援の選択肢を考える原則は，患者の希望，意思や満足度の高さを基準に列挙することである．

その中から特に優先順位の高い課題を患者自身に選んでもらうと，自ずと患者の意欲は上がる．快の報酬系の積極活用である．

2.2 認知機能・コミュニケーション機能へのアプローチ

筆者らが開催した高齢者のコミュニケーション相談会に来所した，全体良好型に該当するケースに実施したコミュニケーション支援経過を紹介する．

基礎情報：87歳女性，教育歴12年，元公務員（経理担当），夫と二人暮らし．

主訴：忘れっぽい，漢字が書けない．

スクリーニング検査所見：CDRは記憶の項目のみ0.5，MMSEは23点で失点のみられた下位項目は遅延再生（-3点），言語（-2点），注意・計算（-2点）であった．

掘り下げ検査：スクリーニング検査で低下のみられた記憶，言語，注意・計算について，WMS-R，WAIS-Ⅲ，SLTA-ST，WAB失語症検査より項目を抜粋して掘り下げ検査を実施した（表1）．WMS-Rの論理性記憶の著明な低下，SLTA-STの4コマまんが，およびWAB失語症検査の情景画の書字説明での冗長さと漢字想起困難を認めた．

認知・コミュニケーション支援を実施する根拠：本例は，CDR，MMSE，WMS-Rから判断すると，軽度認知障害（mild cognitive impairment：MCI），あるいはMCIよりも症状が若干進行した状態であると考えられた．本例への介入を実施した根拠は，①本人に，「覚えたい」「書きたい」という強い意思があったこと，②健忘や漢字想起困難が徐々に進行しているという自覚があったこと，③平穏ではあるものの単調な生活への適度な刺激になると推察されたこと，④元経理という職業歴も含め，机上での文字・数字操作に抵抗がないこと，である．

課題内容（表2）：検査で低下のみられた記憶，言語の書字課題に，本人の希望を踏まえた計算問題を加えた．各々の課題について案を提示して本人に選んでもらい，正答率70%程度になるよう課題の難易度を調整した．所要時間は20〜30分，1日おきに2か月間，自宅で実施してもらっ

表1　神経心理学的検査

	介入前	介入後
MMSE	23/30	27/30
言語機能	18/22	20/22
構音機能	明瞭	
立方体模写	正常	
WMS-R　論理的記憶Ⅰ	8/50	10/50
Ⅱ	8/50	9/50
数唱	12/24	11/24
WAIS-Ⅲ　類似	ss9	ss8
理解	ss10	ss13
SLTA-ST	段階6：2問 5：1問 2：1問	段階6：3問 5： 2：1問
WAB　自発話	段階6	段階6
6単語の記銘	1/6	4/6
計算	9/10	9/10

表2　課題内容

課題	内容
日付の確認	課題プリントに日付・曜日・行った時間を記入する
3単語の記銘	漢字で書かれた3単語を記銘し，計算の後，想起して書字
計算	2〜3桁の加減乗除算
まんがの説明	4コマまんがの説明を考え，書字
文章作成	2単語を使って短文を作り，書字
類似・相似点	2単語の類似点・相似点を考え，書字

た．数日に1回，担当者が自宅訪問し，進行度をチェックした．「勉強は楽しい」「刺激になる」と，欠かさず取り組んだ．

再評価（表1）：2.5か月後の神経心理学的検査では，MMSEが23点から27点に上昇した．下位項目では，見当識（＋1点），注意・計算（＋1点），言語（＋2点）であった．WMS-R, WAIS-Ⅲは著変なかった．6単語の記銘は1/6から4/6に向上した．SLTA-ST, WAB失語症検査では，冗長さが軽減し，話の筋を的確にとらえる書字内容となった．

考察とまとめ：高齢者のコミュニケーション相談会に来所した，認知機能と言語機能に軽度低下のみられる87歳女性に，スクリーニング検査と掘り下げ検査から考案した認知・コミュニケーション支援を2か月実施し，見当識，注意・計算，書字機能に改善を認めた．MMSE 23点，CDR 0.5点の段階での認知訓練的介入には慎重な判断が必要であるが，症状の進行が疑われ，かつ本人に強い意思がある場合は，症状を詳細に分析したうえでの要素的な介入を行うことの一定の意義が示された．

2. 聴覚障害型

1 状態像

聴覚障害型は，良聴耳の平均聴力レベル70.0 dBHL以上の中等度あるいは高度難聴があり，日常会話において大きい声でも聴こえないことが多い．ほとんどが加齢性難聴に分類されるため左右耳に10 dBHL以上の差がある者はわずかで，多くは両耳難聴である．認知機能はMMSE平均値が20点前後で中等度に保たれ，聴こえないため音声言語でのやりとりに制限があるものの，文字言語正答率は5つのタイプの中で最も高く，短文の読解や書字が可能で実用性が高い．

聴覚障害は，コミュニケーション過程の出発点と位置づけられる刺激入力段階に生じる障害であるため，日常生活に与える影響も大きい．会話音が聞こえないために介護，看護，リハ場面のやりとりに困難が生じるだけでなく，環境音も含めたすべての聴覚刺激が入力されないために周囲に対する関心も弱まる．また，進行が緩徐であることから家族や介護者に気づかれにくく，手のかからぬおとなしい患者としてリハや介護者の関わりが薄くなる傾向がある[10]．聴覚障害のある認知症患者は認知機能低下が増長されるという報告があり[11,12]，コミュニケーション支援において聴覚補償は重要である．

2 支援方法

2.1 補聴器装用

聴覚補償の第1選択は補聴器装用であり，聴覚障害中度および重度例は補聴器装用効果が最も高い[13]．しかし，認知症患者の補聴器装用率は0～29％と低率である[14,15]．認知症による理解力や記憶力低下のため，補聴器使用効果についての説明が理解できず動機づけが弱い，補聴器装用手続きを習得できない，補聴器の存在を忘れる，紛失するといったことが多くみられることがその要因であると考えられている[16]．

我々は，probable AD 51例（平均年齢84.0±7.2歳，平均教育歴9.0±2.0年，MMSE平均17.2±4.4/30点，平均聴力レベル51.0±11.2 dBHL）に補聴器装用を試みた．箱型補聴器（RIONポ

表1 重回帰分析

独立変数	R	SD	R^2	t	p
年齢	−.50	.58	−.10	−.87	.39
性別	4.48	7.98	.06	.56	.58
MMSE 総点	−2.97	2.49	−.37	−1.19	.24
見当識	2.60	3.33	.18	.78	.44
記憶	2.79	4.65	.11	.60	.55
言語	6.01	3.54	.20	1.70	.10
ワーキングメモリー*	8.04	3.27	.38	2.46	.02
構成	8.96	8.63	.13	1.04	.31
平均聴力レベル	.07	.54	.02	.13	.90
単語復唱*	3.13	.90	.50	3.48	.001
HHIE	−.69	1.00	−.13	−.69	.49

*$p<.05$

ケット型 HA-23)を,2週間のフィッティングを経て1日5時間装用した[42].その結果,51例中,補聴器フィッティング可能であったのは18例,補聴器装用4か月可能は5例で,累積脱落率は,各々64.7%,90.2%ときわめて高かった.補聴器4か月装用が可能であった5例を記述的に分析すると,平均聴力レベルは全例55 dBHL以上の中等度難聴であり,1か月装用できた場合は4か月継続可能であることが示された.

年齢や性別などの基本属性2項目,MMSE総得点と下位項目の認知6項目,4分法による平均聴力レベル,日本聴覚医学会作成67語表の20単語の復唱能力の聴覚2項目,聴覚障害による日常生活支障度1項目の計11項目を独立変数とした重回帰分析では,補聴器装用期間と強い関連を示したのは,MMSE下位項目のワーキングメモリーと単語復唱能力であった.以上より,ADに対する補聴器装用は容易ではないこと,一方でワーキングメモリーと単語復唱能力が保持されている場合は比較的長期の補聴器装用が可能であることが示された.このことは,これら2つ以外の他の因子,たとえば高年齢,MMSE総得点による認知症重症度,平均聴力レベルによる聴覚障害重症度などで,補聴器適用を判断するのは不適切ということを暗示している.長期記憶であるエピソード記憶ではなく,瞬間的な記憶処理であるワーキングメモリーが補聴器適応に重要であるという事実は,補聴器を装用していることを忘れてしまうADでも装用適応可能性があるという点で臨床的に興味深い(表1).

2.2 口形提示

補聴器装用が困難な場合の聴覚補償の一つとして,我々は口形提示による単語理解の促進について検討した[43].上述した20単語を用いた復唱検査を,口形提示あり条件と,なし条件で実施した結果,口形提示あり条件が,なし条件より有意に単語の復唱正答数が高かった.また,口形提示の有無を被験者内要因,聴覚障害を被験者間要因とした分散分析の結果,口形の主効果と交互作用が有意,単純主効果の検定で,聴覚障害中等度と重度において口形の効果が有意であった.一方で,MMSEを被験者間要因とした結果,口形の主効果を認めたが交互作用は認めなかった.以上より,ADは発話者の口形を見ることで単語の聞こえが良好になることが確認された.その効果は認知症の重症度にかかわらずみられること,平均聴力レベルが41 dBHL以上の中等度および重度の聴覚障害に著明なことが明らかになった.口形提示は,調音点・調音方法とモーラ数といった音韻情報を聞き手に与える.ADの音韻系は残存能力の一つであることから[40,41],中等度

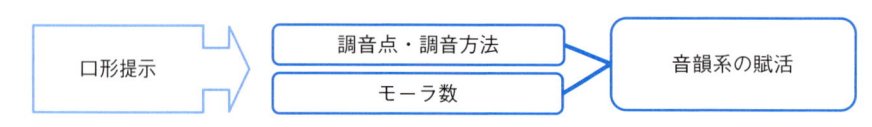

口形提示 → 調音点・調音方法／モーラ数 → 音韻系の賦活

図1　ADにおける口形提示の有用性[40,41]（Bayles, 1992；高月容子ら，1998）

以上の聴覚障害があり，かつ補聴器装用が困難なADに対する有効なコミュニケーション方法となり得ることが示唆された．口形提示は読話の一種であり，これまでに人工内耳装用者，純粋語聾患者，ALS患者といった認知機能が保たれた例の効果は報告されているが，認知機能の低下したADにも効果のあることが確認された（図1）．

2.3　文字言語活用

聴覚障害のあるADに文字言語能力が保持されることが先行研究で示されている[17]．加齢性難聴は緩やかに進行するため罹患期間が長い．聴こえにくさを代償するストラテジーとして文字に注意を向けることが習慣化され，聴覚障害のないADに比べ文字言語能力が保たれる結果につながったと推察される．この文字言語能力の維持という目的も含め，コミュニケーション手段として文字を活用することは重要であり，会話時の筆談だけでなく，補聴器装用促進のための簡単なマニュアルや覚書などにも，文字を多用することが有効と考える．

3．認知障害型

1 状態像

認知障害型は，良聴耳平均聴力レベル40 dBHL前後で普通あるいはやや大きめの声が聞こえ，音声言語の正答率は高く，文レベルの明瞭な発話で応答する．しかし，MMSE平均点が10点前後と低値であり，応答内容は記憶や見当識の低下が反映して，つじつまが合わない，あるいは現実に即さない．文字言語の正答率も低く，単語の読解や書字が可能な程度である．流暢で形式的に問題はないが発話内容は空疎で噛み合わない[18,19]といった典型的なADのコミュニケーション障害の臨床像と考えられる．

2 支援方法

2.1　現実見当識訓練（reality orientation 法）と回想法を併用した介入

現実見当識訓練（reality orientation 法：以下，RO法）は，もともと長期入院患者に対し，彼らが興味を持つ新しい情報を提供して活動性の向上を図ることを目的に精神科医Folsomが1950年代に開発した治療技法である．近年では，認知症患者に対して，時間・場所・人といった現実見当識を強化して，誤った外界認識により生じる情動や行動の障害を是正することに力点が置かれている．患者と接するすべての機会をとらえて，現在の情報を与え続ける「24時間RO法」と，小グループでの集中セッション「クラスルームRO法」の2タイプがある．クラスルームRO法は24時間RO法の補助的役割に位置しているが，認知症により容易に対人関係を築くことができなくなった人々に何らかの帰属意識を持たせ，見当識の低下から生じる適応上の困難に対して残存機能を効果的に使う方法を直接スタッフが援助できるという利点がある[20]．

表1 RO法・回想法の1セッションの流れ

開始の挨拶
呼名による出席確認
時間と場所の見当識確認
回想
本日の活動の振り返りを日誌に記入
見当識を再確認
次回予告，終了挨拶

表2 代表的な回想テーマ

行事	正月　旧正月　紀元節　節分　ひな祭り　七夕　盆　お月見　大掃除　大晦日
作業	田植え　稲刈り　子守り　そば打ち　餅つき　機織り　手編み　縫物　藁細工
旅行	旅先での思い出
近隣	隣人　商店街　自然（山・川・公園）　地域の特徴的な建物
衣服	着物　普段着　作業着　よそ行き　晴れ着　下駄　足袋　ズック　手提げ鞄
美容	髪結い　化粧　パーマ　手入れ方法　櫛　三面鏡
遊び	凧　コマ　かるた　おはじき　お手玉　ビー玉　紙芝居　石蹴り　缶蹴り　縄跳び
学校	勉強　先生　読み書き　算術　唱歌　朝礼　運動会　週番　教室　黒板　白墨
習い事	習字　そろばん　踊り　お花　お茶　琴　三味線
娯楽	カフェー　映画　トーキー　パチンコ　麻雀　ダンスホール　煙草　酒
仕事	奉公　集団就職　給料　貯金　景気　上司　部下　やりがい　苦労
家庭	結婚　結婚式　見合い　恋愛　家事　育児　子ども　嫁姑　やりくり

　一方，回想法は，1960年代に精神科医Butlerにより開発された人生を回想することにより，人生の再評価やアイデンティティの強化を促進する治療技法である．心理療法として患者の心理的葛藤の積極的解決を意図するレミニッセンスセラピー（reminiscence therapy）と，高齢者施設で広く行われる一般回想法に分かれる[21,22]．RO法と回想法には共通の考え方が多く含まれることから，近年，両者を併用することで知的機能の維持・向上や，情動の安定を認めたとする報告が増えてきている[23~25]．

　本項では，筆者らが実施しているRO法と回想法の併用の具体的な実施手続きを紹介する．

　訓練は週1回60分である．4か月16セッションを1クールとし，第1セッションは開講式，第16セッションは閉講式を行い，患者に区切りを意識してもらう．1グループは15例前後で，様々な認知症の原因疾患，重症度の患者で構成する．このように患者層が異質なことが重要であり，血管性認知症（vascular dementia：VaD）患者の寡黙をAD患者の多弁が補う，あるいは重度患者を軽度患者が助けるといったグループダイナミクスが訓練効果を促進する．スタッフは言語聴覚士，作業療法士，臨床心理士であり，1グループ当たり4～6名である．重度患者が多い場合はスタッフ数を増やす．1セッションの流れを**表1**に示す．挨拶，呼名による出席確認の後，時間と場所の見当識確認を音読と復唱にて約5分間行う．茶話会，料理，園芸などの活動を通して，季節感，患者の経験，興味を考慮して回想を促した．**表2**に，代表的な回想テーマの一覧を示す．テーマに関連した資料や実物を提示しながら話を進め，ホワイトボードに患者から出され

た話のキーワードを記す．最後に，日誌に本日の活動の振り返りを記入し，見当識を再確認した後，次回予告をして終了である．訓練室には季節の花を飾り，毎回同じ馴染みの曲を流し，リラックスできる雰囲気を保つ．開始に先立ち，患者の理解を深め，グループ内の対人交流を促す基礎資料として，生活歴，趣味などの個人プロフィールを作成してあり，スタッフはここの患者の生活歴を踏まえ，失敗体験をなるべく排除した誤りなしの手続きで，残存能力を発見し賞賛する態度を共通の遵守事項とした．なお，訓練は，毎回，同じ時間帯に同じ場所で行った．

本法を3か月実施した114例を対象に，本法の有効性を検討したところ，知的側面では，MMSEが全体では15.6点→16.0点で著変はなかったが，60代では15.0点→18.6点と上昇した（$p<0.05$）．また毎回の見当識確認の正答数変化をみると，時間・場所ともに1か月後に成績が上昇し（$p<0.05$），その後はそれが維持された．維持・改善傾向がみられた．情動コミュニケーション面では，感情表出や発語が増えるなどの変化を認めた[23,24]．

4. 構音障害型

1 状態像

構音障害型は，平均聴力レベルが40 dBHL前後で普通あるいはやや大きめの声が聴取可能，MMSE平均値は17点前後で認知機能も中等度に保たれている．音声・文字言語とも正答率は75％以上であり，音声と文字を使って短文でのコミュニケーションが可能である．しかし，発話明瞭度の平均値は2.5前後で，発話が不明瞭でわからない，あるいは，話題を知っていればどうにかわかるという状態であり，相手に発話の内容が伝わりにくい．

VaDや，レビー小体型認知症（dementia with Lewy body：DLB）は脳の障害部位により運動性構音障害を呈する場合がある．一方でADは最重度になるまで運動機能は保たれる[26]ことから，重症度が軽〜中等度の場合は義歯欠損や不適合，廃用などによる見かけ上の構音障害である可能性が高い．

2 支援方法

2.1 文字言語を用いた方法

聴覚は保たれているので，こちらからの話しかけは通常の音声を用い，患者からの応答には筆談してもらう．筆談の内容は完全な文章である必要はなく，伝えたいことの一部分，あるいはキーワードの単語のみでよい．漢字書字が保たれている場合は，書字機能の維持向上も兼ねて漢字を書くことを勧める．多くの認知症患者は重度になっても仮名文字の機能は残存していることが多い．伝えたいことのほんの一部であっても，仮名で書いてもらうことによって，こちらが内容を類推する手がかりとなる．

2.2 適正な義歯の使用

認知症患者を対象に義歯の着脱自立と認知機能の関係を調べた調査では，両者には関連性を見出せなかったことが報告されており，義歯管理の困難さは認知症の重症度にかかわらず生じることが伺える[27]．介護老人福祉施設利用者に対する口腔の状態に関するアンケート結果によると，第1位は義歯の不調和や疼痛，第2位は噛み合わせであり，第3位の嚥下障害に絡む問題よりも

多いことが示されている．義歯や噛み合わせに関する問題は，開口の制限や舌の硬口蓋への接触点のずれを生じ，結果として明瞭な発話を損ねる．これまで，高齢者の義歯の問題は嚥下障害との関連で論じられることが多く，むろん，それは生命に直結する重要な課題ではあるが，コミュニケーションの観点からも，看護，介護，リハスタッフが義歯の状態に留意し適正な使用を促すことが重要であろう．また，その前提として，定期的な口腔ケア実施も，義歯のトラブルを未然に防ぎ良好な装着を保つという意味で効用は大きい[28]．

2.3 発声発語器官の運動

VaD や DLB の場合は，運動障害性構音障害に対するリハの適応である．理解力や記憶力の低下のため，学習効果が表れにくく達成目標を低く設定する必要があるものの，筆者の経験では，口答指示には従うことのできない重度例や意欲のない患者でも，訓練者が正面でモデル提示すると思わず模倣して発声発語器官の運動をこなすことが多い．高齢者は廃用による発声発語器官の機能低下や，呼気量・呼気圧の減少により，声量が乏しくなったり，発話が不明瞭になることも多い．植田らによる介護老人保健施設での調査では（5施設214例，平均年齢85.3歳），利用者の14％に声質の変化や発声発語器官の機能低下による発話不明瞭を認めたとされる[29]．また，認知症患者が多く入所する医療療養型病床，介護療養型病床，介護老人保健施設では45〜74％に嚥下障害がみられると報告されており，発声発語器官の運動は嚥下障害の軽減や予防にもつながる実益の高い支援であると考える[30]．

5. 全体不良型

1 状態像

全体不良型は，平均聴力レベル40 dBHL前後で普通あるいはやや大きめの声が聞こえてはいるものの，MMSE平均点7点前後で5タイプ中最も低値であり，音声言語正答率は40％，文字言語は16％と実用性がない．自分の意思を単語でも表現することが困難である．

2 支援方法

2.1 慣習的な動作の活用—挨拶

全体不良型は言語機能が重度に障害されているため，非言語的なコミュニケーション手段を活用することになる．その代表的な一つはジェスチャーであろうが，認知症患者は脳の病変部位により様々な行為障害を呈することが明らかにされている．たとえば，大脳基底核変性症（中心回領域病変）では行為が拙劣になり，DLB（錐体外路病変）では振戦や無動により不正確な行為となり，AD（中心回より後方病変）では道具の使用やパントマイムに障害がみられる[31]．また，前頭側頭型認知症（frontotemporal dementia：FTD）では，行為の理解と表出ともに全般的な障害を示す[32]．

ジェスチャーの中で，認知症の種類や重症度にかかわらず活用できるのは，挨拶行為である．加藤ら[33]は，MMSE 10点以下の重度認知症患者は，挨拶時のお辞儀と，視線での反応は全例保たれたことを報告している．また，言語機能からみると，挨拶は，「おはよう―おはよう」，「こんにちは―こんにちは」と2者による特定の単語の復唱と言える．復唱に関わる脳の局在は，左上

下側頭回ならびに島・弁蓋部[34,35]とされ，これらは FTD の一部（進行性非流暢型失語［progressive nonfluent aphasia：PNFA］，［logopenic progressive aphasia：LPA］）を除いて，認知症が末期になるまで保たれる部位である．挨拶は行為と言語，双方の観点から，重度認知症患者に残された貴重なコミュニケーション手段であると言える．

2.2 表情で伝える

Huffman は，健常高齢者 10 例，中等度認知症 7 例，重度認知症 37 例を対象に，検査者が快刺激と不快刺激の 2 条件で患者に働きかけ，その様子を録画して，患者の体幹，頭部，視線の向きと位置を分析した．快刺激条件は，微笑みながら優しく呼名して暖かく握手する設定で，不快刺激条件は，しかめっ面で厳しい声で呼名して堅く握手する設定である．その結果，認知症の重症度に関係なく，快刺激条件では患者の体幹と頭部が検査者の方に前傾し，視線は顔に向けられていた．しかし不快刺激条件では，患者の体幹や頭部は垂直あるいは後方に反り，視線は顔には向けられなかった．重度認知症患者であっても，相手の表情や雰囲気の認識は適正に保たれており，笑顔や温かい雰囲気は有効なコミュニケーション手段となり得ることが示された．

一方で，AD 患者の中には特定の表情に対する認識が不良という報告もある．森山ら[36]によると，うつや不安のみられる AD はポジティブな表情に対して，徘徊や仮性作業のみられる AD はネガティブな表情に対して，鈍化している傾向があるという．つまり，相手の表情を適正に認識できないため，自分の感情が調整されにくいと考えられる．たとえば，うつや不安のある患者は相手の笑顔につられて笑うことが少ない．また徘徊のある患者は相手の不快，困惑な表情を察知しないため，その状態が修正されにくい．

2.3 笑いの表出

笑いを生じさせる神経基盤は，前頭葉の認知領域，前頭葉の運動領域，大脳基底核の情動領域である．各々，状況の理解，感情の生起，表情筋の運動に関与し，笑いが成立する[37]．

また，笑いは，生起する場面や内容によって，①喜びや幸福感に伴う笑い，②緊張から解放された笑い，③社会的コミュニケーションとしての笑い，の 3 つに区分される．①は，温かい温泉に浸かる，夏に窓から涼しい風が入ってくるといった生理的な心地よさから出る笑いである．②は，たとえば，人前での発表が終わった，病院で検査を受け良い結果が出てホッとしたなど，緊張やストレス場面から解放された時に思わず出る笑いである．③は初対面の挨拶で好印象を与えるために笑顔を作る，褒められて笑顔になるといったコミュニケーションツールとしての笑いである[38]．これらの笑いのうち，③の社会的コミュニケーションとしての笑いは前頭葉との関係が最も強いため，認知症患者では早期に障害される．しかし，一方で，①喜びや幸福感に伴う笑い，②緊張から解放されて出る笑いは，認知症が進行しても保持される（図 1）．矢富ら[39]が，AD 12 人，VaD 11 人，その他 2 例を対象に実施した調査では，重度認知症患者のうち MMSE が 10 点前後の場合は，他者からの賞賛や冗談などによる笑いや自ら発する笑いなど複数種の笑いが表出されるが，MMSE 得点が 4 点前後になると笑いがきわめて少ないことを報告している．しかし，その一方で，おもちゃや写真などの刺激，挨拶や名前を呼ばれるなどの刺激に誘発された笑いは，重度患者にも生じることが示されている．一般的には，コミュニケーションツールとして多用されるのは社会的な笑いであるが，重度認知症患者の場合，このような，思わず出る笑い，心地よさからくる笑いを，コミュニケーションツールとして積極的に活用することが有効である．

① A 喜びや幸福感に伴う笑い
② B 緊張から解放されて出る笑い
③ C 社会的コミュニケーションとしての笑い

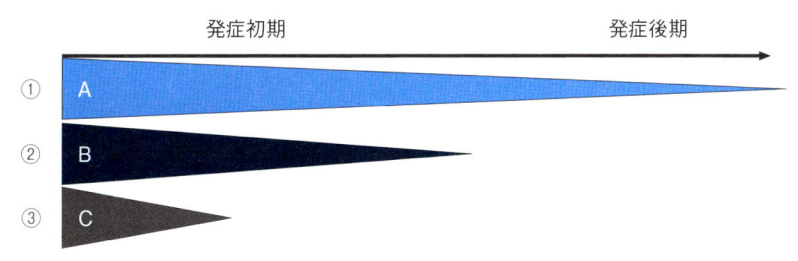

発症初期　　　　　　　　　　　　　　発症後期
① A
② B
③ C

図1　ADにおける笑いの機能の推移[38]（Takeda, et al., 2010，一部改変）

■文献

1) Denes PB, Pinsons EN：The Speech Chain- The Physics and Biology of Spoken Language, 2nd ed, Freeman and Company, 2007.
2) 植田　恵・他：老人保健施設入所痴呆高齢者の高次脳機能とADLの特徴に関する調査研究．国際医療福祉大学紀要，4：79-105，1999.
3) 飯干紀代子・他：延岡市の福祉施設における言語聴覚障害児・者の実態について．九州保健福祉大学紀要，2：211-216，2001.
4) Potpkins D, et al.：Language impairment in dementia：impact on symptoms and care needs in residential homes. International Journal Geriatric Psychiatry, 18：1002-1006, 2003.
5) 小川郁男，山崎　博：高齢者聴覚検診体制の確立—難聴は寝たきりや認知症のリスク要因．埼玉県医学会雑誌，41：269-278，2006.
6) 中村やす・他：介護保健施設における言語聴覚療法の現状と課題．言語聴覚研究，2：41-47，2005.
7) 綿森淑子：高齢者施設における言語聴覚士の役割とは．聴能言語学研究，9：29-34，2002.
8) 飯干紀代子：エビデンスのある認知症のリハビリテーション—コミュニケーション支援におけるエビデンスの可能性；言語聴覚士の立場から自験例を通して．高次脳機能研究，32：468-476，2012.
9) 飯干紀代子：認知症コミュニケーションスクーリング検査．エスコアール，2013.
10) 矢嶋裕樹，間　三千夫，中嶋和夫：難聴高齢者の聴力低下が精神的健康に及ぼす影響．Audiology Japan，47：149-156，2000.
11) Lin FR, et al.：Hearing loss and incident dementia. Arch Neurol, 68：214-220, 2011.
12) Peters CA, et al.：Hearing Impairment as a Predictor of Cognitive Decline in Dementia. Journal of American Geriatrics Society, 36：981-986, 1988.
13) 小寺一興：補聴器フィッティングの考え方．診断と治療社，2005, pp.2-9.
14) 栢木　忍・他：介護療養型医療施設におけるコミュニケーション障害第一報—聴覚障害について—．鹿児島高次脳機能研究会会誌，20：1-4，2009.
15) Allen NH, et al.：The Effect of improving hearing in dementia. Age and Ageing, 32：189-193, 2002.
16) 鎌田篤子・他：高齢者施設利用者における補聴器使用について—補聴器の入手経路と使用実態—．長崎大学医学部保健学科紀要，16：111-114，2003.
17) 吉森美紗希・他：介護療養型医療施設におけるコミュニケーション障害—聴覚・言語・知的機能の関係について．鹿児島高次脳機能障害研究会誌，21：15-19，2010.
18) 大沢愛子・他：物忘れ外来における認知症と言語流暢性課題．高次脳機能研究，26：327-333，2006.
19) 笹沼澄子：痴呆の神経心理症状—継時的変化の特徴—．失語症研究，10：111-117，1990.
20) Holden UP, Woods RT（川島みどり訳）：痴呆老人のアセスメントとケア；リアリティオリエンテーションによるアプローチ．医学書院，1994, pp.135-155.
21) 黒川由紀子：痴呆老人に対する回想法グループ．老年精神医学雑誌，5：73-81，1994.
22) Subraniam P, Woods B：The impact of individual reminiscence therapy for people with dementia：systematic

23) 稲益由紀子・他：痴呆患者に対する現実見当識訓練（Reality Orientation法）・回想法を用いた心理的アプローチ．鹿児島リハビリテーション医学研究会会誌，7：15-18，1996.
24) 相星さゆり・他：老年期痴呆患者に対して現実見当識訓練（RO）法と回想法を併用した心理的アプローチの結果．老年精神医学雑誌，12：505-512，2001.
25) Akanuma K, et al.: Improved social interaction and increased anterior cingulate metabolism after group reminiscence with reality orientation approach for vascular dementia. *Psychiatry Res*, 30：183-187, 2011.
26) Enery VOB：Language impairment in dementia of the Alzheimer's type；A hierarchical decline. Int J Psychiatry Med, 30：145-164, 2000.
27) 東京健康長寿医療センター研究所：平成23年度厚生労働省老人保健健康増進等事業；認知症高齢者の食育行動関連障害支援ガイドライン作成および検証に関する検証に関する調査検証に関する調査研究報告書，2012.
28) 萩原芳幸・他：介護老人福祉施設における口腔ケアの実態．老年歯科医学，27：104-113，2012.
29) 植田耕一郎・他：摂食・嚥下障害に対する機能改善のための義歯型補助具の普及性．老年歯科医学，25：123-130，2010.
30) 独立行政法人国立長寿医療研究センター：摂食嚥下障害にかかる調査研究事業報告書：1-10，2012.
31) 中川賀嗣：認知症における失行．老年精神医学雑誌，22：1262-1268，2011.
32) 近藤正樹・他：側頭葉型Pick病（意味性認知症）における行為表出・行為理解障害．高次脳機能研究，29：268-276，2009.
33) 加藤直子，竹内愛子，飯高京子：最重度痴呆性高齢者に残存する言語使用能力；面接における適切性の評価．聴能言語学研究，19：159-165，2002.
34) Giaud AL, Price CJ：The constraints functional neuroimaging places on classical models of auditory word processing. J Cogn Neurosci, 13：754-765, 2001.
35) Nota Y, Honda K：Brain regions involved on motor control of speech. Acoustical Science and Technology, 25：286-289, 2004.
36) 森山　泰・他：アルツハイマー型認知症における表情認知と精神症状・行動障害との関連について．臨床精神医学，37：315-320，2008.
37) Ariniello L：Humor；Laughter and Brain. Society for Neuroscience, Washington, 2001, pp.1-2.
38) Takeda M, et al.: Laughter and humor as complementary and alternative medicines for dementia patients. Complement Altern Med, 18：10-28, 2010.
39) 矢富直美・他：痴呆性老人における笑いの表出．老年精神医学雑誌，7，1996.
40) Bayles KA：Relation of linguistic communication abilities of Alzheimer patients to stage of disease. Brain Lang, 42：454-472, 1992.
41) 高月容子・他：アルツハイマー病患者の言語障害—WAB失語症検査日本語版による検討．失語症研究，18：315-321，1998.
42) 飯干紀代子・他：アルツハイマー病患者のコミュニケーション障害への対応—聴覚障害に対する口形提示の効果—．老年精神医学雑誌，10：1166-1173，2011.
43) 飯干紀代子・他：聴覚障害を伴うAlzheimer型認知症者の補聴器適用の要因分析．鹿児島高次脳機能研究会会誌，23：36-40，2012.

● 第3章　コミュニケーション支援

2 原因疾患別・重症度別の関わり方

1. アルツハイマー病（AD）

1 はじめに

　近年の疫学研究では，認知症疾患の中でも，アルツハイマー病（Alzheimer disease：AD）が最も多いといわれている[1〜5]．ADでは，記憶・見当識・注意・前頭葉機能・言語・行為・視空間認知などの認知機能障害が進行性に出現する．初期には，エピソード記憶・注意・遂行機能の障害が中心であり，進行に伴い，失語・失行・失認などの多彩な症状が出現するようになる．ADの中核症状は記憶障害であるが，言語障害の出現率も88〜95％といわれている[6]．本項ではADの言語障害の経過と重症度別の関わり方を中心に論じたい．

2 アルツハイマー病の言語障害の経過

　初期には，喚語困難（意図したことばが思い出せない）や複雑な内容（新聞などの内容）の理解力が低下するが，発話は流暢（発話量が豊富で発話単位が長く日本語として自然なプロソディがある）で，発音や文法など言語の形式的側面は保たれる．中期には，喚語困難が進行し，迂言（意図した語を別の言い方で説明しようとする），錯語（意図した語が推定できる程度の語音の誤り），保続（一度喚語された語が不適切な場面で繰り返される）が顕著となり，発話内容が空疎（情報を何も伝達することができない）となる．聴覚的理解，読解共に低下するが，音読や復唱は保たれることが多い．後期になると，ジャルゴン失語（新造語が続き発話の意味が推定できない状態）を呈することもあり，新造語，同語反復（自分の発したことばを繰り返し言う），語間代（語尾の1〜2音節を不随意に強迫的に繰り返す状態），反響言語（対話者の発話をそのままオウム返しに繰り返す），押韻常同パターン（同じような語が少しずつ形を変えて繰り返し出現する）が出現し，理解力も顕著に低下する．終末期には，緘黙状態（明瞭な言語反応が得られない状態）に陥る[7]．

3 アルツハイマー病の重症度別の言語症状と関わり方

　ADの重症度別のMMSE（Mini-Mental State Examination）[8,9]（2章p48の表4参照）では，3単語の繰り返しおよび物品の呼称課題で，重度例まですべて正答，文章の復唱でも中等度例も正答している．Alzheimer's Disease Assessment Scale-cognitive part（ADAS-Jcog）の重症度別検査結果[10,11]（表1）では，軽度例では，口頭言語能力，言語の聴覚的理解，喚語困難の項目は，

99

表1 Alzheimer's Disease Assessment Scale-cognitive part（ADAS-Jcog）の重症度別検査結果[10,11]
（Mohsら，1983；本間ら，1992）

課題項目	内容	軽度	中等度
単語再生（10）	刺激語10個の単語カードを順に提示して被検者に読んでもらった後，想起してもらう．3回施行し，平均不正解数を得点とする．	6	8
口頭言語能力（5）	自由会話を通して，言語の明瞭さや言いたいことを他者に理解させるなど，発話の質的側面を評価する．	0	1
言語の聴覚的理解（5）	自由会話を通して，他者が話したことばを理解する能力を評価する．	0	0
喚語困難（5）	自由会話を通して，自発話における喚語困難を評価する．	0	2
口頭命令（5）	5段階の動作を順に口頭で指示し，それを実行する能力を通して，口頭言語の聴覚的理解力を評価する．	0	0
呼称（5）	被検者の5本の指，および12物品の名前を尋ねる．物品は，低頻度，中頻度，高頻度の物を各4つずつ使用する．	0	0
構成行為（5）	4つの図形を模写する能力を評価する．	0	1
観念運動（5）	手紙を出すことを想定して，内容の書かれた便箋，封筒，切手，住所と宛名が書かれた紙を提示し，ポストに投函できるように作ってもらう．	2	1
見当識（8）	時間や場所，人物の見当識を評価する．	2	6
単語再認（12）	刺激語12個の単語カードを被検者に読んでもらった後，刺激語カードにダミーカード12枚を含めた24枚を提示して，刺激語を識別してもらう．ダミーカードの誤答も記録するが，得点には影響しない．3施行の平均誤答数を得点とする．	6.3	7
テスト教示の再生能力（5）	課題の教示内容を覚えているかどうかを評価するもので，単語再認施行時に同時に評価する．	0	0
合計得点（70）		16.3	26

「全く支障なし」だが，中等度例では，言語の聴覚的理解は「全く支障なし」だが，口頭言語能力が「ごく軽度」，喚語困難が「軽度」となっている．各症例に自験例の最重度例を加えた標準失語症検査（Standard Language Test of Aphasia；SLTA）[12]（図1）結果をみると，ADAS-JcogやSLTAの呼称課題では，軽度例と中等度例で成績に差がないが，失語症語彙検査（A Test of Lexical Processing in Aphasia：TLPA）[13]の呼称課題（名詞表出，意味カテゴリー別名詞検査）では喚語困難の重症度の違い（表2）が明らかである．言語症状を把握するためには，認知症のスクリーニング検査やSLTAの呼称課題だけで判断するのでなく，観察や臨床像から得られる情報をもとに，さらに詳細な言語検査をすることにより，コミュニケーション上の問題点の全体像を明らかにし，具体的な支援に繋げることができる．いずれにしても検査プロフィールから導かれる残存機能の活用を主としながら，ADによくみられる言語症状（表3）にも注意を払ってコミュニケーションをとっていくことが肝要である[14,15]．次に重症度別の言語症状とコミュニケーションにおける問題点および関わり方について自験例を紹介する[16]．

3.1 軽度AD

〔症例1〕74歳，女性，右利き，高校卒，主婦（在宅，夫と長男と三人暮らし）

言語症状

日常会話や眼前の話題，具体的な内容の理解は保たれている．複数の話題や複雑な内容の理解

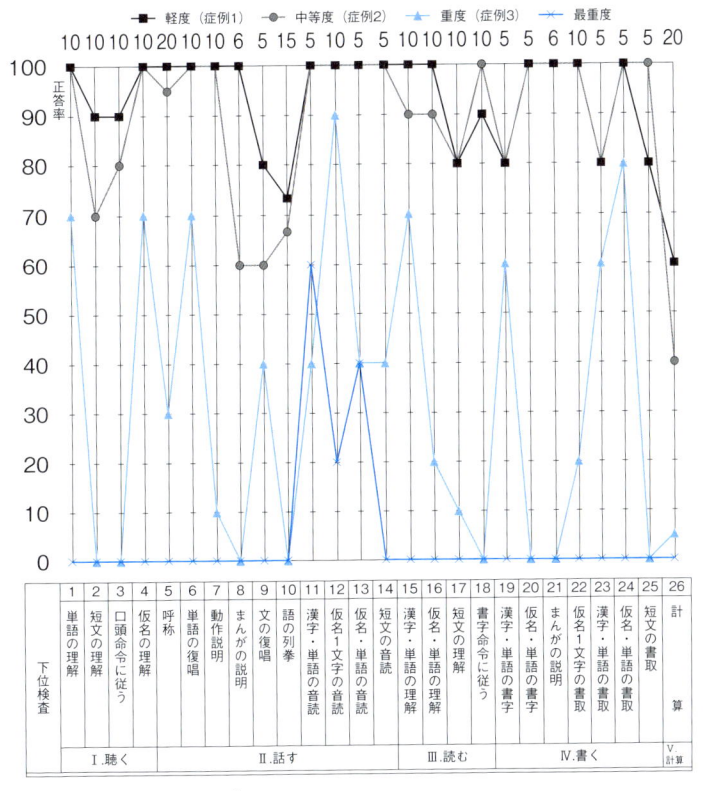

図1 標準失語症検査[12] 重症度別プロフィール
注 10.「語の列挙」は15語を100%とした

が時に困難である．自発話は流暢で，時に指示代名詞の使用があるが，喚語困難も目立たず発話量は多く，情報量もまずまずである．意味カテゴリー別名詞検査では，特に低親密度の名詞に喚語困難が認められた．語頭音ヒントでの正答は約65％と有効である．錯語の大半は意味性錯語（意味的に関連がある語に誤る）であった．音韻性錯語（音の一部を誤る）は全く認められない．一部，視覚認知障害による誤りが認められた．書字では，漢字の細かい部分を曖昧に書くことがあった．

コミュニケーションにおける問題点
① 考えをまとめることができず，答えにたどり着くまでに横道に逸れる．
② 質問に対して具体的に答えず，曖昧に答えることが多い（例：娘さんの年齢を尋ねると「あの子ももういい歳になる」など）．
③ 課題が複数あると何から始めてよいかわからず手がつけられない．
④ できないことがあると，年齢のせいにする（例：もう歳だから難しいことを言われてもわからないなど）．

関わり方
① 聞き手は患者の話を途中でまとめて整理をする．横道に逸れても否定せずに誘導する．紙に書きながら進めると，どこまで話したか自分で確認できる．
② あらかじめ介護者から患者の家族や経歴，趣味などの情報収集をしておく．答えられない

表2　呼称課題　重症度別検査結果

	軽度	中等度
SLTA 呼称（20）	20	19
失語症語彙検査		
名詞表出（40）	39	25
高頻度（20）	20	16
低頻度（20）	19	9
語頭音ヒント正答	0	4
誤り例　迂言	1	4
語性錯語	0	4
上位概念		1
同カテゴリー		2
関連語		1
視覚認知障害による誤り*	0	4
形態的		2
注意障害		2
意味カテゴリー別名詞検査（200）	168	89
高親密度（100）	93	55
低親密度（100）	75	34
語頭音ヒント正答	21/32	15/111
誤り例　迂言	2	3
語性錯語	22	42
上位概念	3	10
同カテゴリー	15	28
関連語	4	4
視覚認知障害による誤り*	4	15
形態的	1	8
注意障害	3	7

*言語症状ではなく，視覚認知障害による誤りによる

時にはわかりやすく教える（年齢はわからなくても生年月日は答えられることが多いので聞き方を変える）．

③　課題を一度に提示せず，複数の小さいステップで進めるようにする．今，何をやっているかを常に意識させる．スケジュールや手順を書いておくと見通しもできて安心して取り組むことができる．

④　理解できなければ繰り返し，伝わったかどうか確認する．話す速さや間合いのとり方にも気をつける．

3.2　中等度 AD

〔症例2〕77歳，男性，右利き，大卒，無職（在宅，妻と二人暮らし）

言語症状

日常会話や眼前の話題，具体的な内容の理解は保たれているが，複数の話題や複雑な内容を理解するのは困難である．自発話は流暢だが，頻繁に喚語困難が認められ，「あれ，それ」などの指

表3 ADによくみられる言語症状

言語症状		定義	具体例
意味性錯語	上位概念	より一般的，より総称的，より抽象的な言い方	ステーキ⇒料理，トマト⇒果物（症例2）
	同カテゴリー	同じカテゴリーに属することば	ちりとり⇒掃除機，まぶた⇒まつげ（症例2）
	関連語	意味的に関連があることば	鏡餅⇒お祭り（症例2）
迂言		意図した語を別の言い方で説明しようとする	コンセント⇒電気の差し込み（症例1）
保続		一度喚起された語が不適切な場面で繰り返される	机⇒たいこ（前の呼称が「たいこ」）（症例3）
同語反復		自分の発したことばを繰り返し言う	計算は計算，計算，計算はね（症例3）
語間代		語尾の1〜2音節を不随意に強迫的に繰り返す状態	「やります．ます」（症例3）
新造語		従来の日本語にない新しく作られたことば	時計⇒トウチョン，ふすま⇒ナシタラナ（症例3）
押韻常同パターン		同じような語が少しずつ形を変えて繰り返し出現する	山⇒ヤマイヌ，サマイヌ（症例3）
反響言語		対話者の発話をそのままオウム返しに繰り返す	「ご住所は？」⇒「ご住所は？」（症例3）
音綴断片		発話の冒頭や途中で，単一または複数の短い系列がみられるもの	本⇒カ　カ　カミハン（症例3）
ジャルゴン		新造語が続き，発話の意味が推定できない状態	
自動言語		ほとんど意味のある発話がないのに常同的にことばを発する状態	
空語句		情報を何も伝達することのない内容空疎なことば	
語漏		相手に対して過剰にしゃべり続ける状態	
回りくどい発話		わずかの情報を伝えるために多くのことばを用いる状態	
無言症		全く発話しなくなる状態	
緘黙状態		明瞭な言語反応が得られない状態	

示代名詞や迂言が多く，発話量に比して情報量が少ない．呼称では，低親密度のもので正答率が低いが，意味カテゴリー別でも，[加工食品，野菜果物，植物，色]で正答率が30％以下と低下している．語頭音ヒントでの正答は15％未満で有効とはいえない．呼称では意味性錯語が約70％と多く認められた．音韻性錯語は全く認められなかった．書字では平仮名や片仮名の使用が多く，音韻性錯書（しんぶん⇒しんぼん）も認められた．視覚認知障害による誤りとして，形態的に似ているもの（イチョウ⇒うちわ）や注意障害（1つの空間の中で，一度に複数の視覚対象に注意を向けられない症状）による誤り（工場⇒煙突，歩道橋⇒階段）も認められた．

コミュニケーションにおける問題点

① 質問を聞き手に聞き返すことが多い．
② 話しているうちに自分が言ったことを忘れて，同じことを繰り返し言う．
③ 記憶錯誤（事実とは違って変形された誤記憶，事実ではない偽記憶）や作話（実際にはないことを真実と思って話す）がみられ，話の内容がテーマから逸れる．
④ 視覚認知障害による見誤りや違うところに注意が向けられていることがある．

関わり方

① 「短文レベル」でなく「単語」レベルで区切って言う．ジェスチャーや描画，書字などの代償手段も合わせて用いる．具体的なイメージしやすい単語や高齢者に馴染みのある単語（トラクター⇒耕運機）を使うよう心掛ける．

② 同じことを言っても，「さっき言ったでしょう」などと指摘せず，「そうでしたね」と受け止めて次に進める．

③ 作話がみられても否定せず受け止める．話された内容からテーマにそった話題にさりげなく戻す．テーマに関連する具体物を眼前に提示する（回想法：「子どもの頃の遊び」がテーマなら，コマやお手玉など実際に手で触れてもらう）．

④ 視覚的な課題では，形態的によく似たものと間違えることがあるので，象徴的でわかりやすい描画を選択する．1枚の絵の中でも全体をみることが困難になるので，色分けや指さし，印をつけて注目させる．視覚的に提示して理解できなくても，口頭では可能なことがあるので，様々な方法で試みる．

3.3 重度 AD

〔症例3〕77歳，男性，右利き，大卒，入院中

言語症状

簡単な日常会話や検査内容の理解は保たれており，定型の検査をすることは可能である．自発話は流暢で発話量は多く，頻繁に意味性錯語や無関連錯語，音韻性錯語，新造語（従来の日本語にない新しく作られたことば），押韻常同パターン，空語句が認められ，意味不明な新造語ジャルゴン失語である．漢字や仮名の書字も可能だが，保続による誤りが認められた．

コミュニケーションにおける問題点

① 聞き手の意図したことと違うことを答える．
② 注意の集中，持続ができずにあきらめてしまう．
③ 発話意欲が乏しくなり，自発性が低下する．

関わり方

① 理解できない場合には，Yes-No で答えられる二者択一または選択式の質問にする．答える時も発話に加えて，指さしなど併用する．

② 注意の集中を妨げる雑音や音楽などは消してから話しかける．話しかける際には，名前を呼ぶ，肩を叩くなど注目させる．途中で集中力がなくなった時や保続が出たら，一度休むか別の活動を行ってから戻る．

③ 挨拶や自分の名前など自動化された発話は保たれる．言語によるコミュニケーションだけでなく，顔の表情や声の調子などメリハリをつけて話しかける．

4 コミュニケーション支援における留意点

医療行為，リハビリテーション（以下リハ）などを含め，認知症患者の日常生活においてコミュニケーションは必要不可欠である．患者の残存機能を考慮しながら適切なコミュニケーション方法を考案する視点が重要である．前述のように認知症患者の言語障害の程度や進行は個人差が大きい．認知症のスクリーニング検査に加え，言語やコミュニケーション能力についての包括的な評価を行い，コミュニケーション能力に関する問題点や対応方法を把握し，臨床家が介護者に具

体的に指導できるのが理想的であろう[6]．環境調整や社会資源の利用も含めた援助方法やリハの計画に関して長期的な展望を示すことで，家族や関連職種は患者の日常生活上の問題点を共有できると思われる．たとえ重度の認知症患者においても，工夫次第で，患者とのコミュニケーションの機会が増大し，意思疎通による喜びを分かち合えると思われる．

■文献

1) Sekita A, et al.: Trends in prevalence of Alzheimer's disease and vascular dementia in a Japanese community : the Hisayama Study. Acta Psychiatr Scand, 122：319～325, 2010.
2) 湧谷陽介：鳥取県大山町における2000年度痴呆性疾患疫学調査．Dementia, Jpn 15：140, 2001.
3) Ikeda M, et al.: Increased prevalence of vascular dementia in japan : a community-based epidemiological study. Neurology, 57：839-844, 2001.
4) Meguro K, et al.: Prevalence of dementia and dementing diseases in Japan, The Tajiri Project. Arch Neurol, 59：1109-1114, 2002.
5) 谷向　知：認知症の疫学．認知症　臨床の最前線（池田学編），医歯薬出版，2012, pp.2-8.
6) kemper D: language changes in dementia of the Alzheimer type. In Demntia and Communication, ed. Lubinski R, 98-114, BC Decker, Philadelphia, Penn, 1991.
7) 綿森淑子：痴呆疾患における言語障害と治療．老年精神医学雑誌，3：295-300, 1992.
8) Folstein MF, et al.: Mini-Mental State : A practical method for grading the cognitive state of patients for the clinician. J Psychiatric Res, 12：189-198, 1975.
9) 森　悦朗・他：神経疾患患者における日本語版Mini-Mental Stateテストの有用性．神経心理学，1：82-90, 1985.
10) Mohs RC, et al.: The Alzheimer's Disease Assessment Scale ; an instrument for assessing treatment efficacy. Psychoparmacological Bulletin, 19：448-450, 1983.
11) 本間　昭・他：Alzheimer's Disease Assessment Scale（ADAS-Jcog）日本語版の作成．老年精神医学雑誌，3：647-655, 1992.
12) 日本高次脳機能障害学会 Brain Function Test 委員会：標準失語症検査．新興医学出版社，1974.
13) 失語症語彙検査委員会：失語症語彙検査．エスコアール，2000.
14) 亀井　尚：第7章　鑑別診断．失語症学（藤田郁代／立石雅子編），医学書院，2009, pp.172-176.
15) 濱中淑彦：第Ⅱ部　臨床編　失語の概念と症状学．失語症臨床ハンドブック，金剛出版，1999, pp.157-174.
16) 綿森淑子：痴呆患者のコミュニケーション能力．リハビリテーション医学，26：23-33, 1989.

2. 血管性認知症（VaD）

1 血管性認知症のコミュニケーション障害

　血管性認知症（vascular dementia：VaD）とは，脳血管障害や脳循環不全などが原因となって認知症を引き起こしている状態で，原因疾患としてADの次に多い．診断基準は複数存在するが，最も厳密な診断基準はNINDS-AIREN（National Institute of Neurological Disorders and Stroke-Association Internationale pour la Recherché et l'Enseignement en Neurosciences）である．すなわち，認知症と脳血管障害の両者の存在とそれらの関連の証明（推論）が必要であるとしている．認知症と脳血管障害の存在を示したうえで，両者の因果関係を示すという論理的な基準である[1]．VaDはおおむね次の3つに分類可能である．すなわち

　①　皮質の梗塞を多発性に生じ，結果的に記憶障害や言語などの複数の認知ドメインが障害されて認知症の基準を満たす，いわゆる多発梗塞性認知症

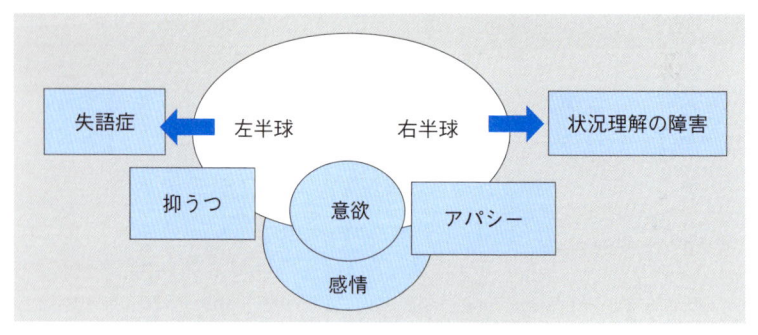

図1　血管性認知症のコミュニケーション障害概念図

②　視床や尾状核頭など，単発でも認知機能に障害を引き起こす戦略的重要部位の脳梗塞の結果，認知症の診断基準を満たす場合

③　中程度以上の白質病変を伴い基底核領域に複数のラクナを認め，皮質下血管性認知症の診断基準を満たす場合

である．

VaDのコミュニケーション障害は損傷部位によって症状に多様性がある[2]．

図1に脳の損傷部位によるコミュニケーション障害の概念図を示す．左半球損傷では失語症，右半球損傷では状況理解の障害などが生じる場合が多い．しかし，これらは必発というわけではない．

1.1 左半球損傷

左半球損傷では失語症を伴い言語性のコミュニケーション障害を示す場合が多い．特にシルビウス裂周辺領域の損傷で，ブローカ失語，ウェルニッケ失語，伝導失語が生じる．またそのさらに周辺領域では，超皮質性失語，すなわち超皮質性運動失語，超皮質性感覚失語，混合型超皮質性失語が生じる[3]．また，線条体・視床性失語などの皮質下病変により，皮質下性失語を生じる場合がある．Damasioら[4]は，内包前脚・尾状核頭・被殻前方部の障害による失語症の古典分類には当てはまりにくい構音とプロソディの障害を示し，比較的早い回復を認めた失語症を皮質下失語症（subcortical aphasia）と称している．1990年までに報告された103例の視床性失語と視床以外の皮質下失語のレビュー[5]によると，半数以上に自発性の低下，意味性錯語と保続，聴理解と復唱の比較的保持という共通の特徴を示している．最近，我々は左視床の限局病変によりVaDを生じた18例を経験したが，10例に喚語困難が認められた．また，遠隔効果として血流低下を示した左帯状回前方と右前頭葉下部が，各々語流暢性と抑うつ尺度と相関していた[6]．

1.2 右半球損傷

右半球損傷患者では，聴く・話す・読む・書くという基本的な言語機能は保たれるものの，日常生活場面での会話に困難を生じる場合をしばしば経験する．このようなコミュニケーション障害の観察評価尺度は現在十分検討されていないため，我々は評価表を作成し，認知機能検査であるMMSE点数をマッチさせた左および右大脳半球損傷患者3組（MMSE＝19，15～16，11～12点）について，結果を比較した[7]（表1）．

全例，頭部MRIまたはCTにて片側半球のみの損傷が基底核に確認されている．本評価尺度は「理解」・「産生」・「社会性」の3分類で，それぞれ「要点理解」など4つ，「逸脱」，「雑な発話」

表1　観察評価尺度による左または右半球損傷の患者の会話の特徴：同程度の認知機能検査（MMSE）得点の比較

MMSE得点	RHD	LHD
19	逸脱 寡少な情報量 迂遠・冗長 過剰な発話	要点理解 言い換え理解 質問しない
15～16	逸脱 寡少な情報量 迂遠・冗長 ちぐはぐな応答	雑な発話
11～12	逸脱 ちぐはぐな応答	雑な発話

RHDかLHDのいずれか一方のみに減点のある項目

RHD：右半球損傷，LHD：左半球損傷

など6つ，「話者交代」など4つの下位項目からなり，「理解」・「産生」は4段階評価（0：全くできない～3：問題なくできる），「社会性」は2段階評価（0：しない，1：する）とした．過去4週間の会話でのコミュニケーションについて担当スタッフより聴取した結果，表1に示すように各組で左右半球損傷どちらか一方のみに減点があった項目は，右では3組に共通して「逸脱」，左では3組のうち2組で「雑な発話」であった．「逸脱」はテーマを維持できない右半球損傷の発話特徴であり，「雑な発話」は失語の影響が考えられた．この評価表により，全般的な認知機能の低下や失語だけでは説明できないコミュニケーション障害を評価することができたと考えられた．

1.3　コミュニケーションに関わる認知機能障害

VaDに比較的共通した特徴として，遅い精神運動速度，注意障害，遂行機能障害などが報告されている[10]．遂行機能障害については，認知症を示さない段階の皮質下血管障害においても報告されている[9]．また，皮質下血管性認知症には無気力・無関心（アパシー）とも関連した「社会的遂行機能」とも呼ぶべき「社会適応能力」の障害がある[1]．たとえば，病気に対する深刻感がなく病院を受診したがらない．また薬を飲んだり飲まなかったりする．デイサービスなどにも参加したがらず，参加したとしても他者とほとんど接触を持たない，などである．中村らの報告[10]によると，地域在住の軽度ADとVaDのアパシー有症率を比較した結果，VaDにアパシーが多かった．また脳卒中などの血管病変の発症後に抑うつになる患者が多いためVaDの有症率も高い．その他の認知機能障害ではADに比較して，視空間性能力の低下を認めたという報告[11]や系列動作などの行為障害が認められたという報告[12]がある．

記憶障害の特徴は，ADが近時エピソード記憶のまとまった欠損であるのに対し，VaDではエピソード記憶の枠組みは保持されるものの想起に時間がかかることである．記銘や再生も時間がかかる．AD患者が自由再生や手がかり再生が障害され，再認も誤ることが多いのに対し，VaD患者は自由再生の軽度の低下，手がかり再生が有効な場合があり，再認は比較的良好である[1,13,14]．

2 コミュニケーション支援

　VaD患者に接する時に注意すべき点の一つは，内面の人格が保持されているものの麻痺や言語障害などのため，AD患者よりも重症に見えることである．またVaD患者は部分的には記憶も保持されていることが多い．特に言語表現が難しい患者の場合，相手の話は理解できるので，何気ない一言が患者の心を閉ざしてしまうことがある．患者のプライドが傷つけられた場合，嫌な感情がより強化された記憶となり，患者と医療・介護従事者との間に深い溝を作る．身体障害や言語障害を患い，以前できていたことができなくなったという患者の複雑な感情を考慮しつつ対応していくことが，VaD患者を支援するうえで大切である．また，心理検査場面やリハ場面などでAD患者に比べ疲れやすい傾向がある．AD患者は疲労というよりも，集中が続かず話題がそれる場合が多いが，VaD患者は集中し答えようと努めるが，途中で疲労を訴えたり，反応が乏しくなったりする．そのため検査やリハ場面では疲労への配慮が必要である．

　先に述べた皮質下VaD患者の場合，アパシーとも関連する社会適応能力の障害から，受診したがらない，服薬コンプライアンスが悪い，自ら他者と接触を持たない傾向があるため，医療・介護従事者を含む周囲が本人・家族に働きかける必要がある．皮質下VaD患者は高血圧や糖尿病などの脳卒中の危険因子を持っている場合が多く，薬を飲み忘れれば脳卒中の再発の危険が高まる．しかし，徹底した危険因子の管理により認知機能も改善する可能性がある．他者との接触についても，こちらから関わりを持とうとした場合，特に拒むことも少ないため，働きかけ次第ではとても良い表情をし，色々話す場合がある．そのため医療・介護従事者は，積極的にコミュニケーションをとっていく必要がある．

2.1　心理社会的介入

　以前我々は施設入所中のVaD患者に対し，見当識訓練と回想を中心とするグループワーク（group work：以下GW）を週1回3か月，実施した．GWと日常ケアのみの2群で比較した結果，認知機能検査では介入群に有意な向上は認められなかったものの，行動面の評価，とくに活動性，対人関係が有意に向上し[15]，さらにGW群において前方帯状回の糖代謝が増加したことを報告した[16]．また，見当識訓練・回想法，会話のみ，日常ケアのみの3群に分けた無作為割付比較試験（Randomized Controlled Trial：以下RCT）も行ったが，全体の解析では有意な変化は認められなかった[17]．しかし，このことは心理社会的介入の効果を否定することにはならない．RCTを行うということは，損傷部位の違いによる症状の異なる患者，または，性格や生活歴の異なる患者が混在するということになる．GWの中で他の参加者が自分の気に障る発言をしたり，またある人だけが話し続けたり，または"話が合わない"と思う場面に遭遇すると，その参加者はあまり話さなくなったり，不快な表情を浮かべたり，ある時にはその人に攻撃的な発言をする場合もある．そしてそれが尾を引きGWを楽しめずに終了し，しばしば次回からのGWを拒否するということになる．このようにGWを楽しめずに終わった場合は，脱落率も高くなり，当然ながら効果を期待できない．AD患者のGWであれば，介入中で少し気に障る発言があったとしても，GW終了時には「楽しかった」と発言をされ，笑顔で終わる場合が多い．VaD患者の場合はエピソード記憶が比較的保たれているため，一度不快に感じたならば，それを忘れないため，繊細な対応が必要である．反対に，他の参加者と良い関係でGWを楽しめた場合は，ADよりも日常生活への般化が期待できる．実際，「楽しんだ」群の中には，日常生活場面でも参加者に話しか

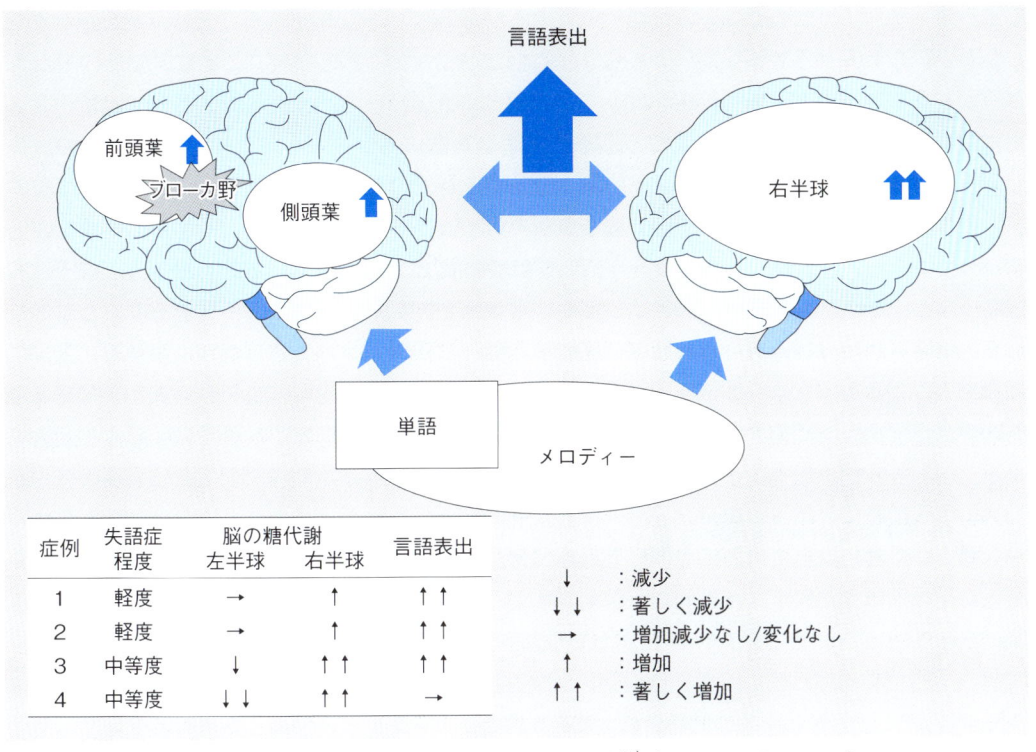

図2　失語症患者の脳の糖代謝と歌唱練習による言語表出改善[21]（Akanumaら，2011）

けたり，自ら介護職員の手伝いをしたりする場面がみられた．そのため，二次解析として「楽しんだ」群と「楽しめなかった」群の差を検討した結果，2群間には，有意な行動の変化が認められた[18]．

2.2 音楽療法

VaD患者への音楽療法については，VaD患者に対して，歌唱や楽器演奏などを用いたグループ音楽療法を行い，興奮性やストレスが軽減したという報告[19]や，活動性が向上し，情動が安定し，他の参加者とのコミュニケーションが促進されたことなどが報告されている．また，認知機能が改善されたという報告[20]もある．

また我々は，失語症を伴うVaD患者に発語を改善することを目的に歌唱を練習し，報告をした．軽度から中等度の失語症患者には，彼らが呼称できなかった単語を既知曲に乗せて練習し，ブローカ野に病変がある4例について発話能力（特に換語能力）の変化と病巣，糖代謝の関係を検討した．その結果，呼称できた単語が増え，左半球の糖代謝が比較的保たれている患者では，呼称だけでなく情景画説明課題でも表出できた単語の数が増加した．その結果，失語症を伴うVaD患者の呼称能力の改善に効果がある可能性があることがわかった．情景画説明課題の成績が向上しなかった患者は，前頭葉前部の代謝が低下していた．ブローカタイプの失語症患者への歌唱練習は左右の半球の代謝が比較的保たれている方が言語表出の改善に繋がると考えられた（図2）[21]．

また，重度失語症を伴うVaD患者に発語を改善することを目的に歌唱を練習し，症例報告をした[22]．症例は79歳の女性で，介入開始より約5年前に脳梗塞（左前交通動脈と左中大脳動脈支配領域における広範な領域）を発症し，全失語状態になった慢性期の患者である．症例は日常会話

において，時々「わからない」と発語するものの，ほとんどがうなずくだけで発語がなかった．しかし，療法士が童謡などの曲の歌い出しを歌うといくつかの歌を歌うことができた．そのため，本人が知っていて出だしの数単語を歌うことのできる16曲を最初に曲名を聞いた後，療法士と一緒に歌唱した．その結果8曲が曲名を聞けばAメロを歌い出せるようになった．

その後，馴染みの歌に加えて，新しい曲に新しい歌詞を乗せた短い歌を歌唱練習した．最終的に，出だしの単語のヒントのみでその曲も歌唱できるようになった．次に，指示があれば歌える曲から「こんにちは」や「さようなら」の挨拶語が歌詞の中に入っている曲を選び，そこで歌唱中に「こんにちは」の歌詞が出てきたと同時にお辞儀をする，「さようなら」は手をふるという練習を入室時（「こんにちは」）と終了して退室する時（「さようなら」）に行った．最終的に入室時に自発的に「こんにちは」と言うようになった．これらの一連の介入は最初の介入から約9年の期間の経過である．これらの報告は，重度のVaD患者が発症から数年の期間を経ても，介入によって少しでも改善できることを示唆する．

このように失語症患者が発語できないにもかかわらず，歌唱が可能なことはしばしばみられるが，我々は軽度の失語症患者にも歌唱を用いて発語の改善を試みている．そのため歌唱を用いた介入が行われてきたが，はっきりした効果はわかっていない．

3 おわりに

VaD患者に対する支援は他の認知症よりも，医療・介護従事者の関わり方次第で改善へも悪化へも導く可能性があると思われる．VaDのコミュニケーション障害を理解したうえで支援していくことが，病気の改善，そして患者の生活の質の向上に繋がる．VaDという原因疾患に特定した介入研究はまだまだ少ないのが現状である．今後，研究報告が増え，さらによい支援が確立していけることを期待する．

■文献

1) 目黒謙一：血管性認知症　遂行機能と社会適応能力の障害，株式会社ワールドプランニング，2008.
2) Meguro K：Behavioral neurology in language and aphasia：from basic studies to clinical applications. Acta Medica Indonesiana, **44**：327-334, 2012.
3) 山鳥　重：ヒトはなぜことばを使えるか．講談社現代新書，1998，1427．
4) Damasio AR, et al.：Aphasia with nonhemorrhagic lesions in the basal ganglia and internal capsule. Arch Neurol, **39**：15-24, 1982.
5) Demonet JF, et al.：Thalamic and non-thalamic subcortical aphasia；A neurolinguistic and SPECT approach. In Neuropsychological Disorders Associated with Subcortical Lesions, ed. by Vallar g, Cappa SF, Wallesch CW, 394-411, Oxford U. P., Oxford. 1992.
6) Meguro K, et al.：Vascular dementia with left thalamic infarction showed nucleus specific amnesia pattern and linked to decreased word fluency and depressive state through the thalamo-cortical network：The Osaki-Tajiri Project, Psychiatry Res, **213**：56-62, 2013.
7) 村田美由紀・他：全般的認知障害や失語では説明がつかないコミュニケーション障害の評価表作成の試み．第33回日本高次脳機能障害学会学術総会・プログラム・講演抄録2009，p.123.
8) Almkvist O：Cognitive syndrome（s）in preclinical and clinical vascular dementia. International psychogeriatrics/IPA, **15**（Suppl1）：127-31, 2003.
9) Kramer JH, et al.：Executive dysfunction in subcortical ischaemic vascular disease. Journal of neurology, neurosurgery, and psychiatry, **72**：217-20, 2002.
10) Nakamura K, et al.：Very mild subcortical vascular dementia has severer apathy than very mild Alzheimer's disease in a community：The Kurihara Project, Psychiatry and Clinical Neuroscience（in press）.

11) Graham NL, Emery T, Hodges JR : Distinctive cognitive profiles in Alzheimer's disease and subcortical vascular dementia. Journal of neurology, neurosurgery, and psychiatry. **75** : 61-71, 2004.
12) Okazaki M, et al. : Disturbances in everyday life activities and sequence disabilities in tool use for alzheimer disease and vascular dementia. Cognitive and Behavioral Neurology, **22** : 215-221, 2009.
13) Traykov L, et al. : Neuropsychological deficit in early subcortical vascular dementia : comparison to Alzheimer's disease. Dementia and geriatric cognitive disorders, **14** : 26-32, 2002.
14) Traykov L, et al. : Patterns of memory impairment and preservative behavior discriminate early Alzheimer's disease from subcortical vascular dementia. Journal of the neurological sciences, **229-230** : 75-79, 2005.
15) 赤沼恭子・他：回想法を取り入れたグループワークによる血管性認知症患者の活動性・対人関係の改善の可能性，老年精神医学雑誌，**17**：317-325，2006.
16) Akanuma K, et al. : Improved social interaction and increased anterior cingulate metabolism after group reminiscence with reality orientation approach for vascular dementia, Psychiatry Research : Neuroimaging, **192**（3）：183-187, 2011.
17) Ito T, et al. : A randomized controlled trial of the group reminiscence approach in patients with vascular dementia, Dementia Geriatric Cognitive Disorders, **24** : 48-54, 2007.
18) Meguro K, Akanuma K, Meguro M : Patient-reported outcome is important in psychosocial intervention for dementia : A secondary analysis on RCT of group reminiscence approach data. Dementia Geriatric Cognitive Disorders (in press).
19) Suzuki M, et al. : Behavioral and endocrinological evaluation of music therapy for elderly patients with dementia. Nursing & health sciences, **6** : 11-8, 2004.
20) 美原淑子・他：脳血管性痴呆患者に対する音楽療法の効果　音楽療法評価チェックリストと事象関連電位による検討，日本バイオミュージック学会誌，**18**：215-222，2000.
21) Akanuma K, et al. : Different effects of music therapy on language functions in vascular cognitive impairment associated with frontal glucose hypometabolism. Alzheimer's Association International Conference (AAICAD) 2011, July 16-21, 2011, Paris
22) Yamaguchi S, et al. : Singing therapy can be effective for a patient with severe nonfluent aphasia. International journal of rehabilitation research, **35** : 78-81, 2012.

3. レビー小体型認知症（DLB）

1 レビー小体型認知症とは

　レビー小体型認知症（dementia with Lewy body：DLB）は，小阪[1~5]が発見し概念化された病気である．高齢の認知症患者の約20％を占め，ADとVaDと共に3大認知症をなす．病像の主体は認知症とパーキンソニズムであり，具体的で鮮明な内容の幻視が出現しやすい．診断基準は表1の通りである．なお，パーキンソニズム発症前あるいは同時に認知症が生じている場合，DLBと診断する．認知症を伴うパーキンソン病（Parkinson disease with dementia：PDD）という用語は，確固たるPDの経過中に認知症を生じた場合に用いられる．実用的には，臨床的に最も適切な用語が用いられるべきであり，レビー小体病のような包括的用語がしばしば有用である．DLBとPDD間の鑑別が必要な研究では，認知症の発症がパーキンソニズム発症前あるいは発症後1年以内の場合をDLBとする"1年ルール"を用いることが推奨される．それ以外の期間を採用した場合，データの蓄積や比較に混乱を生じることが予想される．臨床病理学的研究や臨床試験を含む，それ以外の研究の場合は，DLBとPDDの両者はレビー小体病あるいはαシヌクレイン異常症のようなカテゴリーによって統合的にとらえることが可能である．ADと比較すると，記憶障害は目立たないが精神症状や異常行動が出現しやすく転倒も多いため，介護や看護に

表1 レビー小体型認知症の臨床診断基準改訂版[6] (McKeith ら, 2007)

1. 中心的特徴（診断に必須）	
正常な社会および職業活動を妨げる進行性の認知機能低下として定義される認知症．顕著で持続的な記憶障害は病初期には必ずしも起こらない場合もあるが，通常は進行すると明らかになる．	
2. 中核的特徴（2つを満たせば DLB ほぼ確実，1つでは DLB 疑い）	
a. 注意や覚醒レベルの顕著な変動を伴う動揺性の認知機能	
b. 典型的には具体的で詳細な内容の，繰り返し出現する幻視	
c. 自然発生（誘因のない）のパーキンソニズム	
3. 示唆的特徴（中核的特徴1つ以上に加え示唆的特徴1つ以上が存在する場合，DLB ほぼ確実．中核的特徴がないが示唆的特徴が1つ以上あれば DLB 疑いとする．示唆的特徴のみでは DLB ほぼ確実とは診断できない）	
a. レム睡眠行動障害（RBD）	
b. 顕著な抗精神病薬に対する感受性	
c. SPECT あるいは PET イメージングによって示される大脳基底核におけるドパミントランスポーター取り込み低下	
4. 支持的特徴（通常存在するが，診断的特異性は証明されていない）	
a. 繰り返す転倒・失神	
b. 一過性で原因不明の意識障害	
c. 高度の自律神経障害（起立性低血圧，尿失禁など）	
d. 幻視以外の幻覚	
e. 系統化された妄想	
f. 抑うつ	
g. CT/MRI で側頭葉内側部が比較的保たれる	
h. 脳血流 SPECT/PET で後頭葉に目立つ取り込み低下	
i. MIBG 心筋シンチで取り込み低下	
j. 脳波で徐波化および側頭葉の一過性鋭波	
5. DLB の診断を支持しない特徴	
a. 局所性神経兆候や脳画像上明らかな脳血管障害の存在	
b. 臨床像の一部あるいは全体を説明できる他の身体的あるいは脳疾患の存在	
c. 高度の認知症の段階になって初めてパーキンソニズムが出現する場合	

苦慮することが多い．本項ではまず，典型的な症例を提示し，その後治療やコミュニケーション支援について概説する．

2 症例：発症時 56 歳男性

　教育歴 12 年であり，工場に勤務していた．既往歴に特記すべきものはなかった．56 歳時に気力の低下が出現したため近医に受診したところ，うつ病と診断をされ，抗うつ薬であるフルボキサミンが投与された．しかし，抑うつ気分とは関係ない気力の低下が進行し，表情が乏しくなったため，数か月後に近医総合病院の内科を受診した．頭部 CT では特記すべき所見はなく，この時点では明らかなパーキンソニズムは認められず，抗パーキンソン病薬は投与されなかった．

　しかし，徐々にパーキンソニズムが進行し，2 年後の 58 歳には近医でパーキンソン病（Parkinson disease：PD）と診断され，レボドパ・カルビドパ配合剤 200 mg が処方されるようになった．その 2 か月後から「歩道橋の先に人がいる」などの幻視が出現した．その後，右血性胸水も出現し，当院内科に検査入院となった．胸水精査，気管支鏡，胸腔鏡下胸膜生検術などを行うも，悪性腫瘍や結核などの感染症の所見はなく原因不明であったが，入院中に「クモの巣がある」「女の人が見える」などの鮮明な幻視が出現した．一般的に夜に出現しやすいせん妄と異なり，幻視

は昼にも出現し，患者は幻視をよく覚えていた．さらに，枕を肉と見間違えるなど錯視も認めた．患者は幻視や錯視に基づいて行動してしまい，しばしば女性部屋に勝手に入っていくため，苦情が出て早期の退院を余儀なくされた．

退院後も，「布団に3〜4人の人がいる」「仕事関係の人がグチャっとつぶれて見える」などの幻視の他にも，猫，おもちゃの人間，ぬいぐるみの動物，自分の影などの幻視がしばしば出現した．患者はしばしば幻視に振り回され，猫を捕まえるために真剣になった際には血だらけとなり，自分の前に見えた人影に対しては大暴れしていた．妻に「自分を刺せ」と言ったり，時には妻を「ぶっ殺す」などと言うこともあった．また，妻を兄などと誤認する人物誤認も認められた．幻視に対してコリンエステラーゼ阻害薬であるドネペジル3〜5 mgを投与するも，効果は認められなかった．著しい不穏の際には本来使うべきではないが非定型抗精神病薬を頓用で投与し，ある程度の効果を認めたが，パーキンソニズムが悪化した．これらの幻視は持続するのではなく，出現する時間帯と全く出現しない時間帯のはっきりとした区別があった．また，認知機能の低下（トイレで尿をすべて便器の外にしてしまうなど）にも同様の波があった．ADで認められるような明らかな記憶障害は認めなかった．

Yahr分類によるパーキンソニズムの評価は3度で，歩行は緩慢で小刻みであり，椅子からの立ち上がりは可能だが遅かった．前屈姿勢で一側に傾き，後方突進現象を認め，支えないと倒れることもあった．MIBG心筋シンチでは心臓/縦隔比が初期像1.52，後期像1.27と取り込みの低下が認められた．頭部SPECT e-ZIS解析では，両側頭頂葉から後頭葉の一部に相対的血流量の低下を認めた．頭部CTでは側頭葉内側部を含めて明らかな萎縮は認めなかった．

59歳時，認知の変動とは関係なく，テレビのリモコンなど電化製品の操作，自宅の施錠，着衣ができなくなった．WAIS-RはVIQ77，PIQ46，FIQ62と低下していた．さらに，原因不明の一過性の意識障害が2度ほど認められた．

60歳時，幻視に基づき包丁を持ち出し警察沙汰になったため，当院精神神経科に入院となった．入院後も幻視や錯視にふりまわされ火災報知機を鳴らすまでに至り，一時期は保護室を使用せざるをえなかった．認知の変動も強く認められたため，食事，入浴，整容は，認知機能が良好で幻視や錯視が落ち着いている時に合わせて行った．入院中抗精神病薬は投与しなかった．入院時や入院中の末梢血液検査，生化学検査，心電図，胸部X線で異常所見はなく，自律神経系を調べる目的で行った心電図R-R間隔変動解析も30分間安静後CV 3.11%，立位20分後3.97%，仰臥位5.36%，深呼吸2分後CV 4.11%と問題を認めなかった．ところが，入院3か月後に突然心肺停止となり，蘇生するも翌日に死亡した．転倒した形跡はなく，誤嚥性肺炎，痰詰まり，窒息の兆候もなかった．剖検は家族の同意を得られなかった．

本症例は，進行性の認知症，認知の変動，具体的で詳細な内容の幻視，パーキンソニズムを認め，CTでは側頭葉内側部には明らかな萎縮はなく，一方でSPECTでは後頭葉の一部に相対的血流量の低下を認め，MIBG心筋シンチで取り込みの低下が認められるなど，典型的なDLBであった．初期にうつ病と診断されることも，一過性の意識障害もしばしば認められる症候である．本症例の幻視に対する異常行動は他のDLBの症例と比較しても激しい方であり，警察沙汰となり精神科病棟の保護室まで使わざるをえなかった．最後は突然死となったが，突然死はDLBで時に経験する．

3 薬物療法

　前述の症例では効果に乏しかったが，ADに使用するドネペジルの効果を認める例が少なくない．Moriらによる無作為プラセボ対照試験[7]では，DLBに対するドネペジルの投与によって，認知面や行動面の改善，介護者の負担の軽減が認められている．副作用はクレアチニンキナーゼの上昇，下痢，吐き気，食欲低下，腹部不快感などが報告されている．また，DLBに対する漢方の効果も報告されている．非盲検研究ではあるが小阪ら[8]，Iwasakiら[9]は，精神症状や行動異常に対して抑肝散の効果を報告している．抑肝散の副作用には時に出現する低カリウム血症があるが，比較的安全に使用できる薬剤である．

　幻視や異常行動に対する抗精神病薬の使用は注意を要する．そもそもDLBでは抗精神病薬への過敏性がある（表1）ため，たとえ従来の定型抗精神病薬より副作用が軽減された非定型抗精神病薬であっても，副作用が出現しやすい．やむをえず使用する場合は，患者・家族に十分に副作用を説明し，同意を得たうえで少量から使用しなければならない．これらの抗精神病薬によって認知症に重篤な副作用が出現すること，また認知症に限らず高齢者に抗精神病薬を使用すると，しばしば誤嚥性肺炎，痰詰まり，窒息，転倒からの骨折，麻痺性イレウス，突然死などを惹起することは少なくない．DLBはパーキンソニズムを合併するため，これらの副作用がさらに高率に出現する．したがって，基本的には，DLBの幻視や異常行動に対して現存する抗精神病薬を用いない方がよい．しかし，実際にはドネペジルや抑肝散を使用しても幻視や異常行動が改善せずに，生活上に重大な問題を起こすDLBは存在し，以下に述べるコミュニケーション支援が一助となる場合がある．

4 コミュニケーション支援

　幻視や錯視に対していくつかの支援方法がある．幻視，錯視，また，それらに基づく妄想や異常行動には波があり，認知レベルが落ちた時に出現しやすいため，幻覚や錯視がない時に食事，入浴，整容などを行うとよい．これらの幻視には本人の内面の葛藤が表現されているわけではなく，本人も幻視に対して違和感を感じている場合もあるので，幻視を一方的に否定せず，それに付き合う気持ちで対応するとよい．著しい異常行動や事故につながる場合は否定しなくてはならないが，その場合も本人の訴えを受け止め，本人の自尊心を傷つけないように否定する工夫が必要である．薄暗いと錯視が増加する場合もあるので，照明の程度を調節することも一法である．

　身体面では転倒と摂食・嚥下に注意が必要である．転倒は，骨折や頭蓋内出血につながる．障害物を少なくしたり，段差を少なくしたりして，危険のないような環境作りが大切である．摂食・嚥下に関しては，食事をやわらかくしたり，適度のとろみをつけるなどの調節が必要な場合がある．

　入院管理する場合は，幻視，異常行動，ベッドからの転落を予防するために身体を拘束する施設も少なくないが，身体拘束は身体面を弱らせ，精神面にも悪影響を及ぼすことが多い．一般的に布団よりベッドが推奨されているが，転落防止のためにベッドでの身体拘束が必要な場合に限って，布団を用いることも一法である．また転倒からの頭部外傷を予防するためにはヘッドギアも有用である．

　最後に，高齢者あるいは認知症へのコミュニケーション支援に対する一般的な注意点を述べ

る．高齢者は，思春期・青年期や成人期とは異なる心性を持つ．思春期・青年期や成人期には，学業成績や進学，就職，出世や収入の増加，結婚，家族の成長などと，目標を達成したり，相手と競争したりしながら，上昇志向的に生きることが一般的である．しかし，老年期には，社会的な立場も失われ，身体的には衰えが進み，身体疾患の持病も増え，死が現実化してくる．配偶者，兄弟，身近な友人を喪失する機会も多くなる．このように，高齢者は様々な「喪失」の中で生きている．

我々支援者は支援に関する専門家であるが，多くの者は患者よりも年齢が若い．プライドへの配慮や尊敬の念を持って接することが大事である．また，高齢者は，若年者と比較して，過去の人生に対する価値が大きいため，これまでの生活史を把握することが重要である（詳細は「第2章 3 自伝的記憶の聴取」参照）．現在の家族関係や人間関係，生活支援体制，身体疾患の把握も重要である．

新しい環境に馴染むことが困難であるのは想像に難くない．入院/入所においても同じである．自宅の慣れ親しんだ環境から入院/入所という全く新しい環境に変わることで，せん妄を惹起する場合もある．家族の面会時間を可能な限り多くしたり，温かい雰囲気にするなど，環境に配慮する必要がある．

■文献

1) Kosaka K, et al.: Presenile dementia with Alzheimer-, Pick- and Lewy body changes. Acta Neuropathol, **36**: 221-233, 1976.
2) Kosaka K: Lewy bodies in cerebral cortex; report of three cases. Acta Neuropathol, **42**: 127-134, 1978.
3) Kosaka K, Mehraein P: Dementia-Parkinsonism syndrome with numerous Lewy bodies and senile plaques in cerebral cortex. Arch Psychiat Nervenkr, **236**: 241-250, 1979.
4) Kosaka K, et al.: Diffuse type of Lewy body disease. A progressive dementia with numerous cortical Lewy bodies and senile changes of various degree. A new disease? Clin Neuropathol, **3**: 185-192, 1984.
5) 小阪憲司：レビー小体型認知症の発見から現在まで ―臨床診断基準改訂版をふくめて―．臨床神経, **47**：703-707, 2007.
6) McKeith IG, et al.: Diagnosis and management of dementia with Lewy bodies: third report of the DLB Consortium. Neurology, **65**: 1863-1872, 2007.
7) Mori E, et al.: Donepezil for dementia with Lewy bodies: a randomized, placebo-controlled trial. Ann Neurol, **72**: 41-52, 2012.
8) 小阪憲司：レビー小体型認知症と漢方治療．最新精神医学, **15**：373-375, 2010.
9) Iwasaki K, et al.: Open label trial to evaluate the efficacy and safety of Yokukansan, a traditional Asian medicine, in dementia with Lewy bodies. J Am Geriatr Soc, **59**：936-938, 2011.

4. 前頭側頭葉変性症（FTLD）

1 FTLDとコミュニケーション障害

1996年Snowdenら[1]は前頭側頭葉変性症（frontotemporal lobar degeneration：FTLD）という前頭側頭葉原発の変性例に関する包括的概念を提唱し，前頭側頭型認知症（frontotemporal dementia[2]：FTD），進行性非流暢型失語（progressive nonfluent aphasia：PNFA），意味性認知症（semantic dementia[3]：SD）をその中に分類した．一方，今日，進行性失語（progressive aphasia：PA）の主要な3病型として，nonfluent/agrammatic 型，semantic 型，logopenic 型[4～6]）が重要視されている．なかでも，logopenic 型は局在型（非定型）の AD に特異性の高い病型として注目されているが，FTLD と PA の関連についてみると，PNFA は nonfluent/agrammatic 型に該当し，semantic 型のほとんどが SD である[7]）．したがって，失語が前景となり得る FTLD は PNFA と SD であり，これらと鑑別すべき疾患として AD が重要となる．

　PNFA と SD の間の鑑別自体は，両者の言語症状が対照的である[8]）ことから容易である．すなわち，PNFA では，顕著な音韻性錯語が存在し，語義の理解障害はなく，カテゴリーによる語流暢性は語頭音によるそれより一般に良好であるのに対して，SD では音韻性錯語はなく，語義の理解障害が顕著で，カテゴリーによる語流暢性が著しく低下する．また，意味記憶障害は SD に合併するが PNFA には合併せず，病識は PNFA の方が SD よりも保持されやすい．

　FTD においてもコミュニケーション障害は認められるが，FTLD の中で最も言語的コミュニケーション障害が重度であるのは SD であり，その最大の要因は意味記憶障害の合併にある．そこで本項では，FTLD 例との関わり方について，SD に焦点を当てることとし，意味記憶障害と PA の視点からこれを検討するために，SD と局在型 AD の自験例を提示したい．

2 症例

2.1　FTLD による SD 例[9,10]）（症例 1）

　現病歴：66 歳右利き女性．短大卒．1 年前より，人や物の名前が思い出せなくなった．診察室では，目の前に電話が置いてあっても「"電話"はどこにありますか」の質問に「"電話"って何ですか」と言うだけでなく，実物に触れさせても，それが何か説明できず，受話器を耳に当てることすらできなかった．一方，日常生活では，買い物に出掛け，料理も作ることができ，近時記憶の障害を示唆する様子もみられなかった．

　神経心理学的所見：自発話は流暢で構音の障害もみられなかったが，語義失語が認められた．すなわち，著明な two-way anomia（二方向性失名辞），単語の意味理解障害がみられると共に，類音的錯読や熟字訓の読み障害もみられたが，意味がわからないことばでも復唱可能であり，仮名単語の音読は良好であった．一方，Rey-Osterrieth の複雑図形の模写成績は 36/36 と視覚構成機能は良好であり，計算能力もほぼ保持されていた．

　頭部 CT 所見：左側優位に両側側頭葉の前方から下方に著明な脳萎縮が認められた．

　道具の呼称・理解・使用に関する検査：実際の道具の呼称と聴覚的理解（名称に対する実物の選択），使用に関する検査を行った．その結果，34 種類の道具すべてに対して，呼称は全くできず，そのうちの 20 種類については聴覚的理解も障害されていた．また，聴覚的理解が可能だった 14 種類の道具すべてを使用することができ，聴覚的理解ができなかった 20 種類のうち，使用できた道具は 5 種類であり，聴覚的理解と使用との間に高い項目一貫性が認められた．また，誤使用はほとんどなく，使用できなかった道具のほとんどは，本人が使い方がわからないと使用自体を拒絶した結果であった．

　具体的対象物の呼称・理解・知識：筆者が作成した具体的対象物の呼称・理解・知識に関する検査[11]）を施行した．すなわち，4 つのカテゴリーから選んだ計 16 の対象物について，呼称と理解（音声と文字で提示された名称に対して同一カテゴリーの線画 4 枚から 1 枚を選択），線画と語（名

表1 症例1における具体的対象物の呼称・理解・知識に関する検査の成績（"動物"・"食べ物"カテゴリー）

	"動物"				"食べ物"			
	「カンガルー」	「ワシ」	「ヤギ」	「サイ」	「ピーマン」	「カボチャ」	「イチゴ」	「サクランボ」
線画の呼称	×	×	×	×	×	×	×	×
理解（語に対する線画の選択）	×	×	×	×	×	×	×	×
線画の＜意味内容＞に関する知識								
＜同じカテゴリーのメンバー＞	○	○	○	○	○	○	○	○
＜カテゴリー名＞	○	○	○	○	○	○	○	○
＜特徴的な属性＞	×	×	×	×	×	○	×	○
語の＜意味内容＞に関する知識								
＜同じカテゴリーのメンバー＞	×	×	×	×	○	○	×	×
＜カテゴリー名＞	×	×	×	×	○	○	○	×
＜特徴的な属性＞	×	×	×	×	○	○	○	○

○は正答したことを示し，×は正答しなかったことを示す

称）それぞれについての意味内容（上位概念あるいは特徴的な属性）に関する知識の保持を調べた．なお，意味内容に関する知識を問う検査では，たとえば，音声，文字，色で提示された野菜・果物の色に対して，異なる4枚の線画の野菜・果物からマッチするもの1枚を選択してもらった．その結果，動物と食べ物のカテゴリーについては，表1に示したような成績であり，乗り物と楽器のカテゴリーについては，動物カテゴリーとほぼ類似した結果であった．

　これらの結果は語義失語の範疇を超えた意味記憶障害の存在を示唆しているが，食べ物カテゴリーに属する語についての特徴的な属性に関する知識の成績は，線画についてのそれよりも良好であったこと，さらに，上位概念に関する知識の成績よりも良好であったことは非常に興味深い所見であった．また，すべての線画について，上位概念の知識（同じカテゴリーのメンバー，カテゴリー名）が常に保持されていたことは，この症状が連合型視覚失認では説明できないことを裏づけている．

2.2　局在型ADによるlogopenic型例[10]（症例2）

　現病歴：58歳右利き女性．大学卒．1～2年前より物の名前が思い出せなくなった．その後，物の名前の言い誤りが多くなり，他人の話を理解することも困難となった．日常生活でも日用品や家電製品の使用が困難となり，料理も作れなくなったが，近時記憶や展望記憶の障害を示唆する所見はみられなかった．

　神経学的所見：肢節運動失行や「他人の手徴候」を含め神経学的異常はみられなかった．

　言語所見：自発話は流暢で構音の障害はみられなかった．著明な喚語困難があり，しばしば字性錯語，時に語性錯語がみられたが，言い直しはみられなかった．聴覚的理解に障害がみられ，復唱は文レベルで著しく障害されていた．

　画像所見：頭部MRIでは，側頭葉内側部を含めて脳萎縮は認められなかったが，脳SPECTの

eZIS 解析では，左側（側頭葉極を除く）の側頭葉の外側から頭頂葉下方の領域に著明な血流低下がみられた．

失語症語彙検査：失語症語彙検査[12]の意味カテゴリー別呼称検査では，非生物カテゴリーの成績低下が目立ち，道具，乗り物，屋内部位の呼称は全くできず，聴覚的理解検査においては，これら3カテゴリーの27％（16/60）がtwo-way anomia（二方向性失名辞）を示したが，生物カテゴリーの成績は相対的に保持されていた．

道具の使用：実際の道具の使用について検査したところ，20種類の道具中半数しか正しく使用されず，正しく使用できなかった道具すべてについて，呼称できないだけでなく，実物に触っても，それがどのようなものであるか全く説明できなかった．また，単に誤った使い方をするだけでなく，意味性錯行為がしばしばみられ，異なる物品と取り違えている錯行為も認められた．なお，使用できなかった道具に対しても，使用の模倣はすべて可能であった．

道具の分類検査：特徴的な属性による道具（画像）の分類検査[13]（たとえば，紙風船，笛，ストローの中から扱い方が同じ2つを選ぶ）を施行したところ，40問すべてに正答できなかった．

生物カテゴリーの知識：白地に黒で描かれた線画に対して適切な色を選択する検査（たとえばりんごに対して赤を選択）では，すべての課題に正答した（26/26）．また，動物（牛，山羊，カラスなど）の鳴き声を自らの声で表現する検査も成績良好（13/15）で，適切な鳴き声を選択する検査ではすべての課題に正答（15/15）した．

3 考察

症例1における意味記憶障害の合併は道具の使用障害としても認められ，それは聴覚的理解障害と道具使用障害における高い項目一貫性から確認された．誤使用がほとんどなく，使い方がわからないと本人が判断した道具に対して使用が拒絶された点は，意味性錯行為や異なる物品と取り違える錯行為もみられた症例2とは明らかに異なっていた．また，症例1は語義失語を有するにもかかわらず，特定のカテゴリーに属する語に対しては，それを表す画像よりも，特徴的な属性に関する知識が（上位概念に関する知識よりも）良好に保持されており，カテゴリーと入力モダリティの組み合わせによっては，その意味属性が十分想起されることが明らかとなった．

症例2はlogopenic型の診断基準[6]を満たし，画像および神経学的所見から局在型ADと診断されるが，その言語症状はウェルニッケ失語に相当し，非生物カテゴリー特異的意味記憶障害の合併が特徴的である．Gainotti[14]のレビューでは，非生物である人工物カテゴリーに特異的な意味記憶障害の報告は10例と少ないが，重度の失語（ウェルニッケ失語1例，ブローカ失語2例，全失語3例）を合併する例が多く，病巣は主に左半球の背外側穹隆部の広範な領域に認められたとしている．さらに，血管性失語における多様式な意味処理障害を検討したHartら[15]は，多様式な刺激提示に対して純粋に意味処理が障害されていた失語3例に共通した損傷部位は左側の上側頭葉～下頭頂葉領域であり，これと同じ領域に損傷がない失語例には，多様式な意味処理障害はみられなかったことから，左側の上側頭葉～下頭頂葉領域は多様式な意味処理と言語機能を統合する領域であるとしている．これらのことから，症例2のウェルニッケ失語と非生物カテゴリー特異的意味記憶障害の間にも共通の責任病巣が存在し，それは（側頭葉極を除く）左側側頭葉-頭頂葉外側皮質にあると考えられる．SDにおける語義失語と意味記憶障害の間には，側頭葉前方部（anterior temporal lobe：ATL）という共通の責任病巣が存在することと併せて考えると，言語

機能と意味記憶を統合する神経基盤は ATL とそれより後方の2か所に存在し，それぞれの損傷により異なるタイプの流暢性失語と意味記憶障害の合併が生じると考えられる．

Patterson ら[16]は SD の意味記憶障害の検討から，"分散化プラス意味性ハブ仮説"を提唱している．これは，抽象化，一般化された概念としての意味記憶の成立には，知覚，運動，言語の異なる様式からなる属性が直接的で異なる神経解剖学的伝達経路にそってエンコードされる（分散化仮説）だけでなく，すべての様式による表象が間接的に相互に活性化される共有・共通的なハブ構造が必要であるとする仮説である．この仮説において，SD では，ATL の損傷により意味性ハブの機能が阻害され，ハブを介した異なる様式間の意味属性の相互活性が失われることで意味記憶障害が生じるとされる．

この分散化プラス意味性ハブ仮説から，症例1と症例2にみられた意味記憶障害の機能解剖学的な発現機序を考えてみたい．この仮説に基づくと，SD である症例1では意味性ハブを介した意味属性の活性化障害が存在する．しかし，ATL よりも後方の皮質にはあまり損傷がないため，各様式に表象された意味属性そのものは依然として保持されている可能性が高い．したがって，症例1において，特定のカテゴリーと入力モダリティの組み合わせに対してのみ，特徴的な属性に関する知識が良好に想起されたことは，ATL に強い萎縮があっても意味性ハブがまだ部分的に機能して，特定の意味属性が賦活されることを示唆しているのではないかと筆者ら[10]は考えている．一方，局在型 AD の症例2には ATL よりも後方の皮質に損傷がみられることから，分散化仮説を適用することとなる．すなわち，症例2の意味記憶障害は，多様式の意味属性が直接的に統合される複数の神経解剖学的伝達経路が機能しなくなり，意味属性そのものが障害されたことにより説明される．道具の意味記憶障害についてみると，症例1では，道具の意味属性の活性化が障害され，症例2では，道具の意味属性そのものが喪失したことにより，両者の様態が大きく異なった可能性が推測される．

一般に SD では，検査で意味記憶障害を認めた道具がしばしば日常生活では普通に使用されることがあり，このような症候の一部は機械的問題解決や道具に具わる affordance（アフォーダンス）から説明されてきた[17]．しかし，意味属性の活性化という視点から，このような症候の発現機序も考えることができるだろう．SD 例との関わり方についても，これと同様な視点から考えるならば，意味属性を賦活する何らかの方略が SD 例とのコミュニケーションを回復する有効な手段となり得ると考えられる．SD の意味記憶障害は鮮明かつ重度であるため，もはや知識そのものが記憶から消失していると決めつけられやすいが，その病態の本質については，検討の余地がまだ十分残されている．

■文献

1) Snowden JS, Neary D, Mann DMA：Fronto-temporal lobar degeneration；Fronto-temporal dementia, progressive aphasia, semantic dementia. Churchill Livingstone, New York, 1996, pp1-127.
2) The Lund and Manchester Groups：Clinical and neuropathological criteria for frontotemporal dementia. J Neurol Neurosurg Psychiatry, 57：416-418, 1994.
3) Snowden JS, Goulding PJ, Neary D：Semantic dementia；A form of circumscribed cerebral atrophy. Behav Neurol, 2：167-182, 1989.
4) Gorno-Tempini, ML, et al.：Cognition and anatomy in three variants of primary progressive aphasia. Ann Neurol, 55：335-346, 2004.
5) Gorno-Tempini, et al.：The logopenic/phonological variant of primary progressive aphasia. Neurology, 71：

1227-1234, 2008.
6) Gorno-Tempini, ML, et al.：Classification of primary progressive aphasia and its variants. Neurology, **76**： 1006-1014, 2011.
7) Hodges JR, Patterson K.：Semantic dementia：a unique clinicopathological syndrome. Lancet Neurol, **6**：1004-1014, 2007.
8) Hodges JR, Patterson K：Nonfluent progressive aphasia and semantic dementia；A comparative neuropsychological study. J Int Neuropsychol Soc, **2**：511-524, 1996.
9) 吉野文浩, 加藤元一郎：アルツハイマー型痴呆の意味記憶障害；障害構造の分析と意味痴呆・選択的意味記憶障害例との比較. 高次脳機能研究, 23, 119-129, 2003.
10) 吉野文浩・他：アルツハイマー病と semantic dementia の意味記憶障害. 高次脳機能研究, 32, 405-416, 2012.
11) 吉野文浩：アルツハイマー病における意味記憶の障害構造. 慶應医学, **77**：185-199, 2000.
12) 藤田郁代・他：「失語症語彙検査」の開発. 音声言語医学, **41**：179-202, 2000.
13) 藤永直美, 加藤元一郎：道具の機能と操作方法に関する検査による失行の検討. 神経心理学, **21**：287, 2005.
14) Gainotti G：What the Locus of Brain Lesion Tells us About the Nature of the Cognitive Defect Underlying Category-Specific Disorders：A Review. Cortex, **36**：539-559, 2000.
15) Hart JJ, Gordon B：Delineation of Single-Word Semantic Comprehension Deficits in Aphasia with Anatomical Correlation. Ann Neurol, **27**：226-231, 1990.
16) Patterson K, Nestor PJ, Rogers TT：Where do you know what you know? The representation of semantic knowledge in the human brain. Nat Rev Neuroscience, **8**：976-987, 2007.
17) Hodges JR, et al.：The role of conceptual knowledge in object use Evidence from semantic dementia. Brain, **123**：1913-1925, 2000.

5. 軽度認知障害（MCI）

1 はじめに

　軽度認知障害（mild cognitive impairment：MCI）という概念は，いわゆる正常範囲でもなく，認知症という病的水準でもないグレーゾーンを指す．人が認知症になる時，ほとんどの場合このMCIという時期を通るわけで「MCIにおけるコミュニケーション障害」は重要なテーマであるが，議論される機会はまだ少ない．MCIの間は，正常とほぼ同じ会話や理解，判断，表情，身振りによるコミュニケーションをとることができるものの，どこかで「何かが違う」と特にMCIの本人自身が感じている苦しい時期であることが推察される．

2 MCI とは

2.1　MCI の診断基準

　MCI は現在に至るまで，複数の定義が提唱され概念の変遷があったが，最新の MCI の診断基準では，①本人および第三者（家族など）から認知機能低下に関する訴えがあり，②認知機能は正常ではないが認知症の診断基準を満たさない状態であり，③基本的な日常生活は保たれており，複雑な日常生活機能の障害は軽度にとどまる．これら3つの条件を満たす状態と定義されている．

2.2　MCI の具体例

　ある MCI から認知症に至った 60 代男性の例をみてみよう．順調に社会生活を送っていた温和な彼は，ある時から仕事がうまくいかず元気がなくなった．そして徐々にイライラするようになり家にあるものに八つ当たりして壊しまくるようになった．病院に通い始めたものの，その後 10

年間，MCI や認知症という診断はつかず，うつ病や人格障害といわれていた．

またその間，複数回の解雇をはじめ様々な辛い経験をした．家族は一家の大黒柱の変化に戸惑ったが，解決策はみつけられなかった．彼の母に相談するも母は変化に気づかず，妻が責められ離婚の危機にも陥った．その後，記憶障害や失語が進んだため，ようやく若年性認知症と診断がついたのである．

2.3 MCI の問題点

診断においては，前述のように診断基準は定義されているが，認知機能をどの尺度を用いて評価するのか，何をもって正常と判断するのかなどは規定されておらず，実際には医師の主観や経験に影響され，客観的に診断が行われているとは言いにくい．上述のように，うつ病や人格障害，神経症など別の疾患と間違われることも多い．中にはイライラしているのはストレスなのではないか，はたまた元々の性格なのではないかなどと誤解され，10 年近く診断すらつかないことも特別なことではない．

また，MCI と診断がついても，その後の経過は一様ではない．1 年に 10～15%，4 年間でおよそ 50%が AD に進行するが，20～30%の MCI の診断を受けた者（以下 MCI 患者）は認知症に進行せず，むしろ回復することが報告されている．また，MCI には AD 以外にも FTD や DLB，うつ病など多種の原因が考えられるようになっている．

本人の変化への理解や認識については，本人と会う頻度や接する時間帯，何をするかの違いで家族の間でさえも違いが出てくる．

その間に周囲から様々な誤解を受け，解雇や離婚など大切な人間関係が崩れてしまうなどの辛い経験をする場合もある．

たとえ MCI と診断されても，MCI の時期は介護にも医療にもつながりにくく，社会的なサポートを受けたくても受けにくいという問題点もある．

このように MCI の時期は，本人のみならず，家族や周囲にとっても混沌とした不安定で漠然とした不安の強い時期である．

3 MCI 患者とコミュニケーションする前の準備

3.1 認知症への正しい知識

MCI 患者の近くに，認知症に対する正しい知識を持った人間がいるということは，本人や家族にとって大きな安心に繋がる．まず，認知症を呈する各疾患とその基本的な進行様式を知ることは必須である．認知症の全体像における MCI の位置づけを理解し，MCI 患者に今後起こりうることをイメージできるようになるとよい．また，各認知症発症の危険因子や予防因子（食事内容を含む生活習慣や合併疾患，有酸素運動，ストレス，知的活動，余暇活動，対人交流など）についても日進月歩している情報をアップデートする．それらの知識を必要な時に本人や家族に伝えていく．

3.2 MCI 患者と気づくには

MCI では，一見してもわかりにくい症状が多い．治療スタッフの側では，以下のようなポイントに注意しておく．

MCI の症状

人や物の名前が出てこない，忘れっぽい，とっさに思い出せない，手帳を見ないと予定がわか

らない，覚えていられない，新しいことが記憶できない，言いたい単語がみつからない，漢字が書けない，物の置き忘れ・しまい忘れ・探し物が増える，人の話を聞きながら次に話すことを考えるなど複数のことを同時に行うことが難しくなる，複雑な内容になると1回で理解できない，注意をうまく分配できない，集中力が続かない，元気がない，落ち込みやすくなる，傷つきやすくなる，イライラしやすい，だらしなくなる——

おおむねこのような状態が，日常生活を大きく妨げない程度にみられる．これらは健常者でも時にみられるため，頻度や程度をみながら判断していかねばならない．

MCI 患者の行動
- 相手に理解してもらおうと繰り返したり，理屈を説明する
- 自分の話せる話題に話を持っていく
- 躁的防衛をして冗談を言ったりおちゃらけたりする
- 「頭が変になった」「年だから」と言い訳する
- 怒る
- 自己顕示する
- 「正常」な状態を必死に守ろうとする
- 「昔の自分」にしがみつく
- 申し訳なさそうにその場を離れる
- 必要最低限のことしか発言しない
- 対人交流を避ける
- 配偶者や家族を側に置きたがる

これらのことは，前述の「MCI の症状」がもしも自分の身に起きたら，自分はどうやって生活を乗り切っていこうとするかを少し想像してみると，理解できる行動も多いのではないだろうか．また，どんな行動をとるかは人それぞれで，元々の性格傾向や話し相手との関係性・相性によっても変わることにも納得がいくだろう．

4 MCI 患者とのコミュニケーション

4.1　MCI 患者がとりたいコミュニケーションとは？

MCI 患者は定年後の年齢の場合が多いが，特にその年代の人が必要としているコミュニケーションは，在職中にしていたような仕事に必要な正確な情報や知識の伝達から，「私を安心させてくれる場所や人間関係」を求めるコミュニケーションに移行している．そもそも人は，自分を理解してもらい，気持ちを共有し，新しいことを知り，他者と繋がり，そして何より人間らしくありたいからコミュニケーションをとるのである．MCI 患者とコミュニケーションをとる際も同様のことがポイントとなる．

4.2　MCI 患者の秘めている思い

- 認知症とか MCI というレッテルを貼らないで欲しい．
- 今までと変わらない接し方をして欲しい．
- 子ども扱い，半人前扱いをしないで欲しい．
- 恥をかかせないで欲しい．
- 私ができることまで取りあげないで欲しい．

・できないことばかりに目を向けないで欲しい．
・けれど，少しおかしい部分やうまくいっていない部分があったら，そっと補って欲しい．
・私が気づけていない部分を私自身にはっきりと指摘して欲しい気もする．
・でも，指摘をする時はやさしくそっと教えて欲しい．
・そして私がどんどん変わっていってしまっても，どうか私から離れていかないで欲しい．
・昔と変わらない状態でいるための努力でへとへとになっているのを，わかって欲しい．

　これらの思いを受け止め，MCI患者が不安を抱かずにいられるようなコミュニケーションをとることが理想である．

4.3　病感とコミュニケーション

　「あれ？」という違和感を「病感」とするならば，MCI患者は「病感」を持っている場合が大半である．病感が強い場合には，病感があるが故に思い悩んでいる点，つまり感情と不安をサポートするコミュニケーションがメインとなる．病感が乏しく見える場合は，行動サポートと家族サポートがメインとなる．

5 非言語的なコミュニケーション

　病感の有無にかかわらず，MCI患者とコミュニケーションをとる時には，ことば以外の非言語的な信号によるコミュニケーションに留意しよう．しぐさ，表情，視線，まなざし，声のトーン，姿勢，体の位置や距離などを意識的に理解し，意味を持たせて使うことは大切である．さらに，無意識に出る何気ない振る舞いや雰囲気にも気遣おう．なぜならMCI患者は，コミュニケーション中に感じる微細な「あれ？」という違和感を，無意識に非言語的な部分からの情報で補い，原因究明をしているからである．その際に過敏になったり，傷つき，矛盾や不満を抱え込むことも多い．それがMCI患者を孤独へ追いやり，積み重なると後にBPSDへと変容していく可能性もある．

6 感情支援のコミュニケーション

6.1　MCI患者の抱えている感情を慮る

　MCI患者とコミュニケーションをとる際に，一番大切にすることは「感情」である．
　普通に生活をしているが，何かが変化していく，うまくいかなくなっていく，何かを失っていく状況は，得体のしれない魔物に襲われるような感覚である場合もある．自分が自分でなくなっていくのではないかとの恐怖に襲われる人もいる．この先どうなっていくのか，皆目わからないという不安に苛まれている人もいる．
　先にあげた行動，そうすることしかできない行動の奥にある，目に見えない悲しみ，不安，苦しみ，恥じらい，謙虚さ，諦め，やるせなさ，憤りなどの感情を理解し，慮る気持ちがMCI患者とコミュニケーションをとっていくうえでの核心部分と言える．その感情が出せるようにそっとサポートするようなコミュニケーションが望ましい．

6.2　本人に語ってもらう

　MCI患者の感情や思いを知るにはどうしたらいいのか？　その第一は本人に語ってもらうことである．MCI患者は十分に自分のことばで語ることができる．「本人の本当の気持ちや考え」を本人自身が感じとったそのまま，本人のことばで聞くことに意味がある．

123

辛い部分だろうからと触れないようにしてはいけない．わかったつもりや憶測で決めつけてもいけない．感情に重点を置いたコミュニケーションをとる際は，時に相手の痛いところに触れ，気持ちをえぐってしまったり，そのために怒りを買ったり，涙されることがあるのは十分承知しておこう．

症例

ある70代の女性がMCIからADに移行していく過程で，外来の度に語ってくれたことを紹介する．彼女は人の相談を聞きアドバイスを与えるという社会的地位の高い仕事をしていた．聡明な人であり「仕事は続けたい．しかし，与えたアドバイスを次の時に覚えていられないので辞めることにする」と退職を決意した．＜その時どんな気持ちだったのか？＞を問うと「昔関わった人に会うと，その人に当時何をアドバイスしたかはビデオを見るように思い出せるし，今だって相談されれば内容を理解して適切なアドバイスもちゃんと考え伝えられる．ただ，次の時に思い出せない．それでは仕事にならない．それが，悔しい」と語ってくれた．また彼女は多趣味で，退職後も絵画やコーラスのサークル活動を行っていたが，ある時期どちらもやめると言い出した．当時うつ病ではないかと疑っていた主治医と以前のように快活でいて欲しいと願う夫はその申し出に必死で継続するよう説得した．しかし，あとで当時の気持ちをよく聞いた時，絵画については「絵の描き方を忘れたわけではない．対象物が"ビビッド感"に欠けて見えて，以前と違って"描きたい"という"パッション"が湧かなかったから」，コーラスについては「"新譜の暗記"と"練習の後の仲間とのティータイム"の何気ないおしゃべりに多大な努力を要し，ひどい緊張を感じたから」と教えてくれた．

彼女の夫もまたとても聡明で妻思いだったので，それからは妻が恥をかかないようにと，何事も先回りして準備を整えた．そして彼女にとっては何一つ苦労のない生活が訪れた．しかしそんな夫に対して彼女は徐々に，よそよそしく，冷やかな態度になり，きついことばを使うようになっていった．このことについては「自分のやれることは何もなくなってしまった．自分がダメな人間だからこんなに夫が必死でお膳立てするのだ．私は夫のお荷物なんだと思って情けなかった．しばらくすると，私の夫はこんな人だったのだろうか？　本当に昔と同じ夫なのだろうか？と思い始めた」と語ってくれた．

筆者は彼女から，MCI～ADという病気により，仕事を，地位を，名声を，趣味を，仲間を，当たり前だった感覚を，そして夫とのこれまでの関係を奪われていくということはどういうものかを学んだ．

6.3　話題…本人の経験してきたことだと話しやすい

話題の選択は重要である．誰しも，自分の経験してきたことは話しやすいものである．したがって，育った環境，幼少時代，学生時代，職業，子育て，家族，趣味などは良い話題だろう．これらは，その人の思考傾向や大事に思っていること，好み，譲れない部分などを表すものであり，これらの「人となり」の理解は相手を尊重したコミュニケーションにおいてとても重要である．

6.4　話が続く聞き方

話がうまく続かないのであれば，原因を探ろう．聞き取りやすい音量や速度，トーンであるか考えるのはいうまでもない．質問が曖昧過ぎたり，質問の意味を十分理解してもらえないことが原因ならば，5W1Hの簡易な質問形式を意識するとよい．

特に＜何で？　どうして？　なぜ？（why？）＞と聞くよりも，

124

＜それは誰ですか？（who ?）＞
　　＜それは何ですか？（what ?）＞
　　＜それはどこですか？（where ?）＞
　　＜それはいつですか？（when ?）＞
　　＜どうやって？　どのくらい？（how ?）＞
と具体的なことを聞いていくと話がうまく続きやすいので是非実践して欲しい．

　「別に」「普通です」という返答で，話が終わってしまうこともよく経験するかもしれないが，これは相手の謙虚さや我々への気遣いかもしれない．

　また，話しやすい雰囲気を作ろう．MCI患者の様々な気持ちを慮り，そのうえで「あなたのことをもっと教えて欲しいんです，何を語ってもらっても私は嬉しいのですよ」という心からの気持ちを持つことが円滑なコミュニケーションを支える．よい返答がなくても，こちらから先に心を閉ざさないことが大切である．

6.5　「静寂」の扱い方

　本人の話したくないという意思を尊重することもまた大切である．聴取することが目的ではない．我々の目的はあくまでも本人が安心する場所を提供することなのである．この静寂で表現されたものは「話したくない」という意思なのか，「話せない」何かがあるのか？　それとも答を探している間なのか，考えてみて欲しい．初対面のあなたにはまだ本心を話せないのかもしれない．無理矢理ことばによって本人の聖域を侵さないことも必要だ．「そっと見守ること」も重要なコミュニケーション術である．

6.6　「怒り」の扱い方

　あなたがどんなに友好的に問いかけたとしても，時には怒りを買ったり，罵声を浴びたりする場面に出会うだろう．このような状況に我々は驚いてはならない．もしも，目の前の人が怪我をしていて傷があり，誤って傷を触ってしまい血が出てしまったら「痛い！」「触るな！」と怒られても驚くことはないだろう．この考えをMCI患者の「心の傷」に置き換えて考えてみて欲しい．心の傷は目に見えない．心の眼で心の傷をみられるようになる訓練も必要だ．

　どんなことばを発せられても，相手を嫌いにならないことだ．もしも，驚いたり，陰性の感情が湧いてきた時には，自分の価値観や常識で相手を判断し，理解しようとしてはいないか，省みるきっかけにしよう．MCI患者は時に正常を奪われていく悔しさを吐き捨てる場所を探して彷徨う場合がある．あなたが陰性の感情を受け止めてくれる人なのか，防衛的に，挑発的にまたは攻撃的に試されているのかもしれない．あるいは逆に，他人であるからこそ今まで誰にも話せなかった本心をこぼせているのかもしれないのである．

　自分がまっさらなカンバスになって相手の感情を受け止めることをイメージしよう．そうすることで，相手の発したことばが自分に向けられた陰性感情であると感じて陰性感情でお返ししてしまうことのないコミュニケーションをとることができる．

7　家族支援によるコミュニケーション

　MCI患者が本当にとりたいと思っているコミュニケーションの相手は，家族であることが多い．そしてMCI患者と家族が良いコミュニケーションをとる際に，第三者が介在した方がうまくいく場合が多い．

ちょっとした本人の「間違い」に対し，逐一反応し訂正する家族がいる．病気であって欲しくない「否認」や，放っておいて進んでしまったらどうしようという家族の「焦り」がそのような行動を起こさせるのであるが，MCIの時期は，間違い探しをする家族，間違うことに過敏になる本人の構図ができあがりやすい．この構図による互いのストレスの積み重ねが，後のBPSDに繋がる可能性がある．したがって，家族に対して，本人の「間違い」にあまり目くじらを立てずにおおらかに見守り，「間違い」でない方向（良い面，できている面，本人が努力している点，本人がみて欲しいと思っている点）に視点を移せるようなアドバイスが必要である．

たとえば，家では電気の消し忘れが増え，家族から失敗しないかと監視されているMCI患者が，俳句の活動ですてきな一句を読んでいたら，そのことを家族に伝える．そんなあなたの行動から，家族間にポジティブなコミュニケーションが発展していくかもしれない．

時に，家族に泣いてもらう，それを本人に聞いてもらう．本人に本当の気持ちを出してもらう，それを家族に聞いてもらう．そうすることで長年蓄えられたもやもやが取り払われ，晴れやかになることも経験する．このようにして，不安で揺れ動くMCI患者と家族や周囲との間に我々が立ち，双方の良好な関係性の維持に貢献することを目指す．

8 行動支援によるコミュニケーション

「何ができて，何ができないのか」に着目することはMCI患者と接する時に非常に重要である．できない点だけをピンポイントにさりげなく補いつつ，自己決定に基づく自己行動を支えるのである．

先程の症例の女性は夫のアイデアから，デジタルカメラやスケッチブックを記憶の代わりに活用していた．旅行中に何処に行き，何をしたのかを言語的にはぼんやりとしか思い出せなくなってしまっても，旅行中に撮影した写真や自分の描いた絵を見ることで記憶を繋ぎ止めることができていた．この習慣は記憶障害が進行してからも役立った．散歩や買い物，日常の家事をしながら時々デジタルカメラに情景を記録することで，記憶障害による生活への支障を最小限に食い止めた．

また別の60代のMCIの女性は，朗読会を主催している．本を手に持ちながらであれば，同じフレーズを繰り返してしまうことがない．会場や開催日時を忘れてしまうことがあるが，友人がメモを残したり，前日や直前に電話を入れたり，自宅に迎えにきてくれることで難を逃れている．

注意機能に障害がある方の場合は，集中できるように，活動場所から注意をそらす物や無駄な物を排除する．配色やコントラストの工夫が奏功することもある．一旦集中すると注意をそらせない場合には，次の予定を明示し，タイマーを活用し終了時間を設定することなどが有効である．計画性に障害がある場合には，一緒に細かい計画を立て，その手順を文字や絵・写真などで明示したり，次の計画を分割・段階的に伝える秘書役がいると良い．

このように，記憶の補助具（カメラやビデオ，アルバム，本，メモ，カレンダー，電話，タイマー，色など）や人をうまく利用し，過不足無く補うことが，円滑なコミュニケーションの一助となる．コミュニケーションとは言語のやりとりだけと狭くとらえずにいこう．機能低下を補うために，補聴器や老眼鏡，杖，便利グッズなどを紹介することや，その使用法を習得する練習作業を一緒に行うなど苦楽を共有することもコミュニケーションである．また，動物などを介在させることも有用である．

9 最後に

「人がその生きる望みを失うのは，貧困や飢えや病のためではなく，周りの人から見放されたことを知った時である．」——マザー・テレサ

"認知症"という「心の核にせまっていく，決して平坦ではない旅路」をともに歩んでいく存在はかけがえのない存在である．何があっても，見放されたと感じることのない途切れない関係性を MCI の時期から長期に渡って取り続ける意義についても心に留めておいて欲しい．

治療スタッフが，やさしいまなざし，心地よい距離感，落ち着きに満ちた声のトーンで，相手を包み込む雰囲気を醸し出し，時にともに笑い合い，「私は一人ではなく，私はいつまでも私なのだ」と感じてもらえるようなコミュニケーションを多くの MCI 患者ととっていくことを願う．

■文献

1) 日本神経学会・監修，「認知症疾患治療ガイドライン」作成合同委員会・編：認知症疾患治療ガイドライン 2010．医学書院，2010．〈http://www.neurology-jp.org/guidelinem/nintisyo.html〉
2) 日本神経学会・監修，「認知症疾患治療ガイドライン」作成合同委員会・編：認知症疾患治療ガイドライン 2010 コンパクト版　2012．医学書院，2012．〈http://www.neurology-jp.org/guidelinem/nintisyo_compact.html〉．
3) クリスティーン・ボーデン・著，桧　陽子・訳：　私は誰になっていくの？　アルツハイマー病者からみた世界．クリエイツかもがわ，2003．
4) クリスティーン・ブライデン・著，馬籠久美子，桧垣陽子・訳：私は私になっていく　認知症とダンスを．改訂新版，クリエイツかもがわ，2012．
5) マルコム・ゴールドスミス・著，高橋誠一・監訳，：私の声が聞こえますか　認知症がある人とのコミュニケーションの可能性を探る．雲母書房，2008．
6) スー・ベンソン・編，トム・キットウッド，ボブ・ウッズ・企画，構成，稲谷ふみ枝，石崎淳一・訳：パーソン・センタード・ケア　認知症・個別ケアの創造的アプローチ．クリエイツかもがわ，2005．
7) ナオミ・フェイル・著，藤沢嘉勝・監訳，バリデーション　認知症の人との超コミュニケーション法．第 2 版，筒井書房，2008．
8) ビッキー・デクラーク・ルビン・著，稲谷ふみ枝・監訳：認知症ケアのバリデーション・テクニック　より深い関わりを求める家族・介護者のために．筒井書房，2009．
9) エリザベス・マッキンレー，コリン・トレヴィット・原著，遠藤英俊，他・監修：認知症のスピリチュアルケア　こころのワークブック．新興医学出版社，2010．

6. その他の認知症（AD, VaD, DLB, FTLD, MCI 以外）

1 はじめに

認知症を呈する疾患として，AD, VaD, DLB, FTLD の他，大脳皮質基底核変性症（corticobasal degeneration：CBD），進行性核上性麻痺（progressive supranuclear palsy：PSP），嗜銀顆粒性認知症，神経原線維変化型認知症などがあげられる．コミュニケーション障害をきたす機能障害として進行性失語を考慮する必要がある．その中で，非流暢性失語の場合はタウ陽性 FTLD が最も多く[1]，CBD/PSP も高率であると報告されている[2]．しかし，コミュニケーション障害の原因は失語にとどまらない．

本項では失語によらないコミュニケーション障害を呈した CBD と PSP の自験例を提示して，

それぞれの症例におけるコミュニケーション障害の内容，原因，対処法について述べる．CBD/PSPにおけるコミュニケーション障害では，発話・言語自体の障害に加えて，状況判断，発動性，抑制，感情移入など，前頭葉機能に依存する「コミュニケーションタクティックス（コミュニケーションに必要な非言語的戦略）」の障害が重要な増悪因子になることを強調したい．

2 大脳皮質基底核変性症（CBD）症例におけるコミュニケーション障害

　CBDは進行性の筋強剛・無動（rigid-akinetic）症状や不随意運動（ミオクローヌス）などの身体症状に加えて，進行性の発話障害（構音障害，発語失行），失語，失行などを呈し，進行期には全般的認知機能低下（認知症）を呈する．進行性の発話障害や失語を呈する場合は，認知症を発症しなくてもコミュニケーション障害をきたす．

症例：57歳，女性，学歴12年，右利き，会社勤務．
主訴：喋りにくさが次第に悪化している．
家族歴：特記事項なし．
既往歴：2007年6月下顎インプラント手術．
現病歴：2007年8月から特に誘因なく次第に喋りにくさを自覚するようになった．インプラント手術による一過性の症状と思い，改善を期待して放置．しかし，2008年4月にはむしろ悪化したように自覚され，家族や同僚にも話し方の異常を指摘されたため，同月当院神経内科を初診した．
初診時現症：高血圧を認める以外には身体所見なし．意識は清明で協力的であり，人格変化を認めない．発話スピードは明らかに低下しており，軽度の鼻声，音韻の歪と言い直しを頻回に認める．さらに，発話開始困難は著明でないが音韻の誤り方が浮動的であることから，軽度の発語失行があると判断した．一方，認知機能は正常に保たれ（改訂長谷川式簡易知能評価スケール：HDS-R 30/30），構音器官の運動障害，失語・口腔顔面失行，錐体路・錐体外路徴候は認めなかった．本人の希望により脳画像検査は施行せず，経過観察することになった．
経過：初診2年後の2010年3月に発話困難が増悪したため再受診した．発話スピード低下・構音の歪は初診時よりもさらに顕著となっており，手首固化徴候（一側手関節部の筋緊張を診察しながら反対側上肢を挙上させた場合，診察肢に歯車様固縮が誘発される現象）が右優位に両側で陽性であり（錐体外路徴候），さらに下顎反射亢進，両側四肢腱反射亢進，両側足底反射消失を認めた（錐体路徴候）．

　同年5月の言語評価時における自覚症状は「サ・ラ行が言いにくい・うがいが困難・声が出にくい」であった．他覚的には舌・頬筋の運動スピードが低下しており気息性嗄声を認めた．構音では舌音（ラ・タ・カ）の明瞭度が低下し，この時点では麻痺性構音障害が主たる所見であり，発語失行はそれにより隠蔽され明らかではなかった．一方，構音障害以外には喚語困難や文法・統語障害を認めず，聴理解，音読・書字は正常であり失語はないと判断した．口腔顔面失行・観念運動性失行は認めなかった．

　同時期の脳MRIでは半卵円中心に小ラクナを数個認めるが本例の症状を説明できるものではなく，皮質萎縮も認めなかった（図1）．同年の4月に行った脳SPECT（図2-a）では，左前頭葉穹窿面と右優位両側性頭頂葉上部に取り込み低下を認めたが，11月の再検（図2-b）では継時的変化はみられなかった（図2-c）．

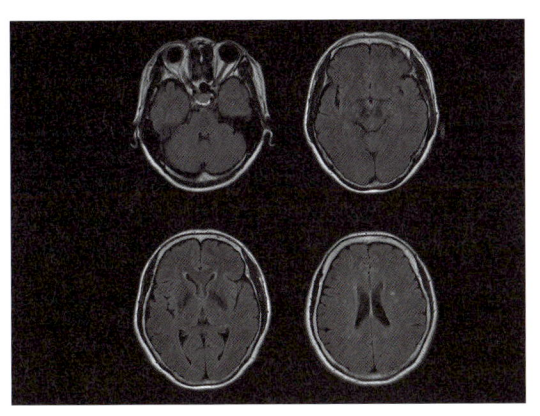

図1　CBD 症例の脳 MRI
　　　半卵円中心に小ラクナを数個認める以外異常はない

　2010年秋から構音障害がさらに進行して第三者のみならず家族や同僚でも聞き取りが困難となった．さらに，右上肢の筋強剛が次第に顕性化して右上肢〜手が使いにくくなったことも重なり，退職を余儀なくされた．

　本例の特徴と対策法：全般的知能低下と失語は合併していないことからコミュニケーション障害は最小限に抑えられている．本例は，構音障害により自分が話しにくいだけではなく話し相手も聞き取りにくいであろうとの病識があり，それに対して本人が聞き手の理解度を確かめながらゆっくりと話すことによりコミュニケーションを保っている．また聞き手も本例が言おうとする単語を文脈から推測して補填することにより会話を進めることが可能である．つまり，前頭葉機能が保たれているために，正しい状況判断に基づいてコミュニケーション障害の代償手段を講じることが可能であった．しかし，進行期にあるCBDでは前頭葉機能が低下するためにこのようなコミュニケーションタクティックスが失われる．さらに，四肢の高度の筋強剛や失行の合併によりジェスチャーを使用できなくなり，また，失語，全般性認知低下，発動性障害が顕著になるとコミュニケーションが廃絶する．

3 進行性核上性麻痺（PSP）症例におけるコミュニケーション障害

　PSPはCBDと同様に異常リン酸化したタウが神経細胞内に沈着する変性性疾患であり，垂直方向に顕著な眼球運動障害，易転倒性，小歩，進行性認知障害を呈する．PSPも非流暢性進行性失語を呈する場合もあるが，失語を合併していない例でもコミュニケーション障害が生じる．

　症例：72歳，女性，学歴11年，右利き．
　主訴：歩行障害ところびやすさが進行性に悪化する．コミュニケーションがとりにくくなった．
　家族歴・既往歴：特記事項なし．
　現病歴（夫より聴取）：2〜3年前から次第に発話量が減少したが加齢のためと思い放置．1年前から歩行が遅くなり転倒しやすくなった．半年前から他人の話を聞こうとしなくなり，その場の話題に全く関係ないことを繰り返し言うようになったため家族との意思疎通が困難となった．
　現症：意識は清明であるが，落ち着かない態度を示し，その場の環境・人物・話題などに対して注意を払わない（全般性注意障害）．強い促しがないと挨拶せず，椅子にも座らず，質問にも答

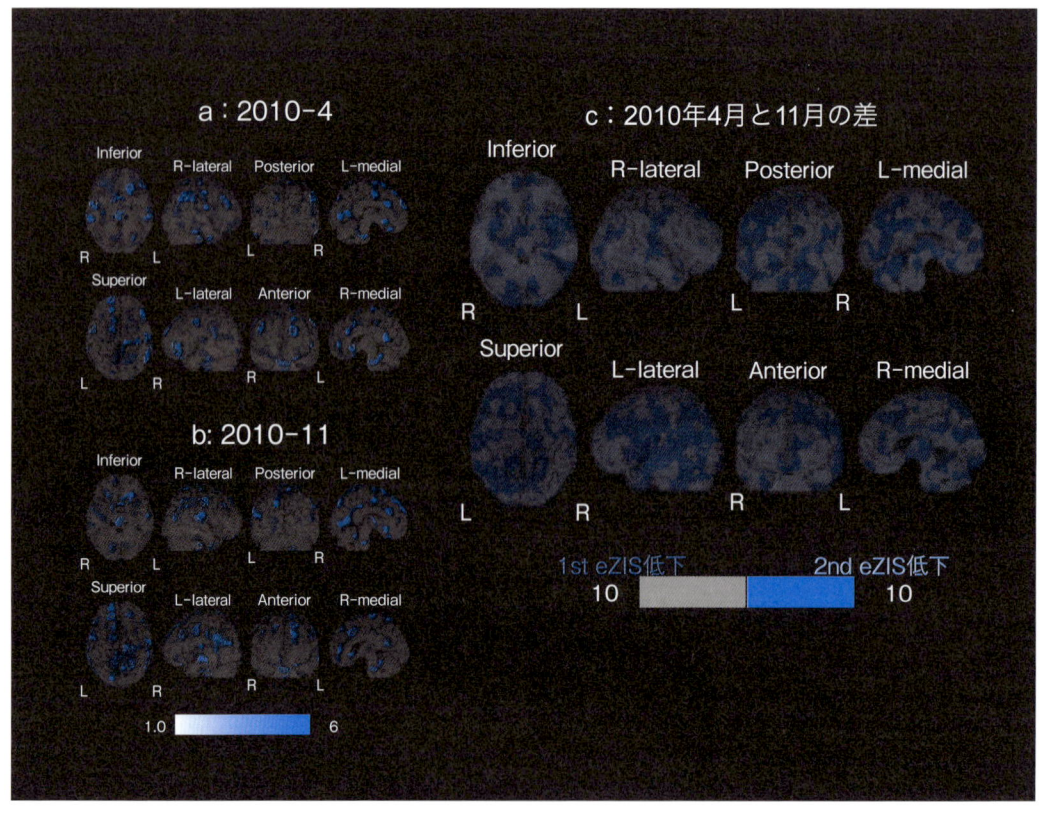

図2　CBD 症例の脳 SPECT
　　a：2010 年 4 月の ECD-SPECT（eZIS 表示）
　　b：2010 年 11 月の ECD-SPECT（eZIS 表示）．両者ともに左前頭葉穹隆面と右優位両側性頭頂葉上部に取り込み低下を示す
　　c）a，b の差を示す．4 月の SPECT で取り込みがより低下している部位を灰色で，11 月の SPECT でより低下している部位を青で示す．両者間に継時的変化を認めない

えない（無為）．夫が現病歴を話していても無関心である（アパシー）．一方，何の脈略もなく「おしっこです，おしっこが出ます」と数回口を挟み，その発言は強迫的・脱抑制的・保続的である．HDS-R は 16/30 点であり，検査施行中にも高度の注意転導性，保続，思考緩慢が認められた．

　眼球運動は水平性には非滑動的であり，垂直性には高度に制限されている．どのような状況下においても常に無表情である．やや早口ではあるが小声ではなく，構音障害はない．その他，軽度の頸部後屈，左右対称性の四肢筋強剛，軽度腱反射亢進を認めたが，病的反射はない．無動，動作緩慢，小歩症，姿勢反射障害が高度である．

　脳 MRI（図 3）では，全般性の皮質萎縮があり特に両側前頭側頭葉萎縮が明らかである．中脳被蓋の萎縮を認め，矢状断では PSP に特異的な "humming-bird sign" を呈する．脳 SPECT（図4）では両側前頭葉眼窩面と前頭極，前頭頭頂葉の穹隆面と内側面に広範な取り込み低下を認める．臨床経過・症状・画像所見から典型的な PSP と診断した．

　本例の特徴と対策法：本例でみられたコミュニケーション障害を示す．

　　1）注意転導性・強迫性・保続：HDS-R の 3 単語遅延再生の場面で，「動物」，「乗り物」などのヒントに対して「おしっこです，おしっこが出ます」と言い出し検査が進行しない．

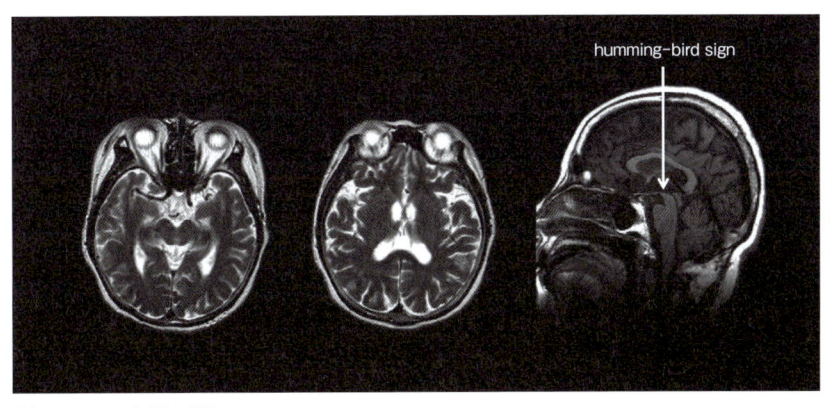

図3　PSP症例の脳MRI
　　　特に両側前頭側頭葉に強調される全般性皮質萎縮，中脳被蓋の萎縮，矢状断で"humming-bird sign"を認める

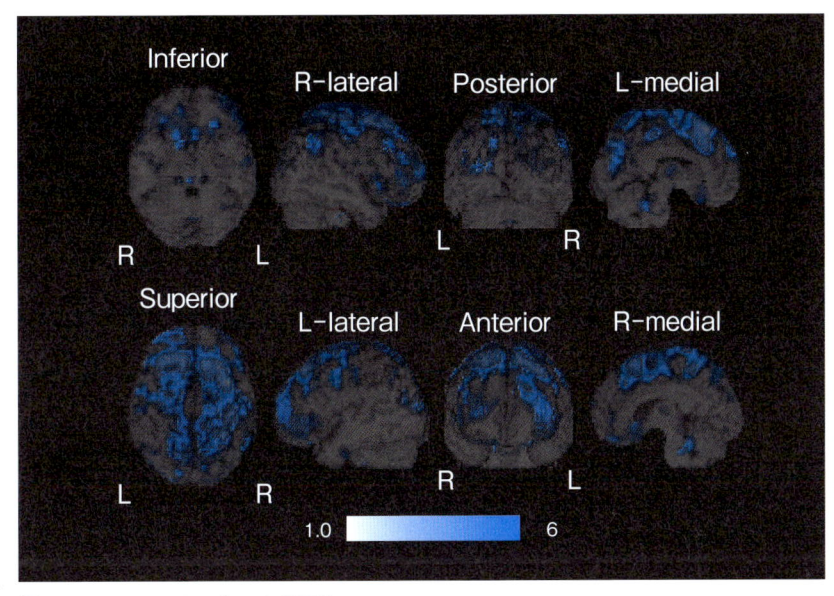

図4　ECD-SPECT（eZIS表示）
　　　両側前頭葉眼窩面，前頭極，前頭頭頂葉の穹隆面・内側面に広範な取り込み低下を認める

　2）考え無精：（検者）「電車を知っていますか」→（患者）「知っています」，（検者）「電車とは何でしょう」→「知らないです」，（検者）「電車を利用したことはありますか」→「ありません」．

　3）強迫的・環境依存的・脱抑制的行動：食事の際，食物を一気に口に押し込み，ほとんど咀嚼せず，無理やりに飲み込み，直後に「トイレです」と言って歩き出す．看護師がトイレに付き添い，再度席に戻った途端に「トイレです」と言い，トイレに向かって走り出す．

　このように本例では失語，発語失行，構音障害などの言語性のコミュニケーション障害がなかったにもかかわらず，アパシー，考え無精，注意転導性，強迫的行動，保続などに基づくコミュニケーションタクティックスの障害が高度であった．PSPでは強迫的・環境依存性行動が時に顕

著であることが特記される[3,4]．対策法として，FTLDの精神・行動異常に対する治療法に準じた選択的セロトニン再吸収阻害薬，抗精神病薬，トラゾドンによる薬物治療を行った．強迫性はやや減じたが，コミュニケーション障害の改善には至らなかった．

4 まとめ

この章ではCBDとPSPで生じやすいコミュニケーション障害を解説し，コミュニケーションが成り立つためには前頭葉機能と関連したコミュニケーションタクティックスが重要であることを強調した．

■文献

1) Grossman M：Primary progressive aphasia：clinicopathological correlations. Nat Rev Neurol, **6**：88-97, 2010.
2) Josephs KA, Duffy JR：Apraxia of speech and nonfluent aphasia：a new clinical marker for corticobasal degeneration and progressive supranuclear palsy. Curr Opin Neurol, **21**：688-692, 2008.
3) Ghika J, et al.：Environment-driven responses in progressive supranuclear palsy. J Neurol Sci, **130**：104-111, 1995.
4) Fukui T, et al.：Obsessive-compulsive behavior as symptoms of dementia in progressive supranuclear palsy. Dement Geriatr Cogn Disord, **30**：179-188, 2010.

第3章 コミュニケーション支援

3 BPSDへの対応

1 認知症の行動・心理症状（BPSD）

　1996年，米国での研究者会議において認知症の周辺症状とされる様々な行為，状態像を認知症の行動・心理症状（behavioral and psychological symptoms of dementia：BPSD）という用語で述べることの合意がされた．また，これを受け，国際老年精神医学会（International Psychogeriatric Association：IPA）は代表的なBPSDの精神症状として妄想，幻覚，抑うつ気分，睡眠障害，不安，誤認などを，行動面の異常として攻撃，興奮，徘徊，不穏などの行動をあげ，各症候の出現頻度や介護者への負担の程度によってこれらをさらに3群に分類している（**表1**）．

　1群に関しては認知症による混乱なのか，精神疾患をベースにした症状なのか，専門医を受診し見極める必要がある．精神科疾患がベースになる場合は投薬などの治療で軽減する場合もある．2群，3群は環境の調整や対応の仕方で症状を軽減することも可能である．たとえば認知症患者の生活史や性格などを知ることで，行動の意味づけができ，認知症患者の思いにそった対応が行えることでBPSDの軽減につながることもある．

　しかしBPSDは認知症だからといって必ず出現する症候ではない．さらに，周辺の人的・物理的環境の調整や介護方法の見直し，薬物の調整などを行うことで減少することもあり，その人を取り巻く生活環境や介護家族も含んだ人の関わり方にも注意を払いながら対応策を考えることが重要である．

　表2は代表的な認知症の特徴，精神症状などを一覧にまとめたものである．認知症は脳の障害

表1　BPSDの種類

group 1＜1群＞ 頻度が高く，介護者が最も悩まされる症状群	group 2＜2群＞ 頻度は中等度で，介護者がやや悩まされる症状群	group 3＜3群＞ 管理可能な症状群
A．精神症状（psychological） 　妄想（delusion） 　幻覚（hallucinations） 　抑うつ気分（depressive mood） 　睡眠障害（sleeplessness） 　不安（anxiety） 　誤認 B．行動異常（behavioral） 　攻撃（physical aggression） 　興奮 　徘徊（wanderring） 　不穏（restlessness）	A．精神症状（psychological） 　誤認（misidentifications） B．行動異常（behavioral） 　焦燥（agitation） 　不適切な振るまい，行動 　（culturally inappropriate-behavior and disinhibition） 　彷徨（pacing） 　金切り声を上げる（screaming）	B．行動異常（behavioral） 　啼泣（crying） 　暴言（cursing） 　無気力（lack of drive） 　繰り返しの質問（repetitive questioning） 　つきまとい（shadowing）

133

表2 認知症のタイプと特徴

認知症のタイプ	アルツハイマー病 Alzheimer disease	血管性認知症（VaD） vascular dementia	レビー小体型認知症（DLB） dememtia of Lewy body	前頭側頭型認知症（FTD） frontotemporal dementia
特徴	・近時記憶・エピソード記憶の障害が強い ・見当識障害 ・視空間認知の障害 ・失語・失行・失認など ・場合わせ，取り繕い反応	・脳の損傷部位・程度によって麻痺などの状態像が異なる ・比較的保たれている部分と，そうでない部分がある（まだら）	・注意や覚醒レベルの変動 ・具体的で詳細な内容の幻視 ・パーキンソン症候群	・緩徐に発症し，進行する ・早期から性格変化，社会性の消失 ・手続き記憶，エピソード記憶，視空間認知能力は保たれる ・運動性失語症様の症状 ・語義失語（意味性認知症）
精神症状	・妄想（物盗られ妄想） ・意欲低下 ・易怒性 ・不安感	・意欲の低下 ・感情失禁 ・夜間せん妄など ・再発することが多く，しかも，その度に段階的に悪化する	・幻覚，特に幻視 ・体系化した妄想 ・幻覚・妄想に基づく不安，焦燥，興奮，異常行動 ・注意や明晰さの著明な変動 ・意欲低下　など	・被影響性の亢進 ・脱抑制 ・常同行動 ・自発性の低下 ・特定のものに執着する
身体症状	・麻痺や固縮（筋強剛）など局所徴候はみられないことが多い ・終末期には錐体路症状がみられる	・排尿障害，歩行障害，麻痺 ・偽性球麻痺に伴う嚥下障害，構音障害 ・パーキンソン症候群など	・繰り返す転倒 ・失神 ・抗精神病薬に対する感受性亢進 ・パーキンソン症候群がある（固縮，小刻み歩行）	・麻痺や固縮など局所神経兆候は初期にはみられないことが多い ・運動ニューロン型では，上肢に顕著な筋力低下と筋萎縮がみられる

される部位により出現する症状も違ってくる．たとえばアルツハイマー病（Alzheimer disease：AD）の場合は内発的な動作はスムーズに出ることも多いが，人から指示されて行う行動は苦手である（「第2章2 認知症の日常生活評価の実際」（p63～）．このことを知らずに口頭指示ばかり行えば，かえって患者の混乱に拍車をかけ，その結果BPSDが増大する．前頭側頭型認知症（frontotemporal dementia：FTD）には意味記憶障害が伴うことがあるが，物を取ってもらう際に物品の名前を何度言っても理解してもらえず，強い口調で指示したことで患者の不安感をあおりBPSDの増大につながることもある．表2の特徴とBPSDとの関連をしっかりと整理し関わりを持つことが認知症のリハにとっては重要なポイントとなる．

2 なぜBPSDは出現するのか

　人は必ず年をとる．そしてその年齢の積み重ねの中で，自分なりの（その年なりの）生き方・考え方を持つようになる．人は一人では生きていけないので周囲と様々な関わりを持ちながら生活していくが，その周辺で起こる様々な出来事や関係において，その培ってきた"自分らしさ"で対応しながら，できるだけ自分が納得いく形で物事に対処している．
　たとえば，70歳の女性が交通事故で腕を骨折したとする．腕にギプスを巻き，痛む腕に対して主治医が「大丈夫，2か月もすればきちんと治癒するから」と言われ安心する．また，以前同じように骨折をした友人もきちんと治ったというエピソードを思い出し安心する．主治医の意見を

表3 BPSDの考え方と対応の一例

観察されること		考えられること	対応
食事	じっと座ったままで，食事動作がみられない	食物を「食べる対象物」として認知していない（認知障害，記憶障害）	一口味わうことで，食物としての認知を助ける 馴染みのある食器や箸で認知を助ける 好物で記憶を呼び覚ます
		食べて良いのかわからず待っている（「召し上がって下さい」ということばが難聴で聞こえていなかったり，自分に対して言われたということがわからずに，待っている場合もある）	認知症患者が理解できるように，食べても良いことを伝える
		義歯が合っていない．口腔内に痛みがある 動作がわからない	義歯の確認などを行う
	口に食物を溜め込んだまま飲み込まない	食事していることを忘れる	声をかけたり，優しく体にタッチするなどして，気持ちを食事にもどす
		食物の咽頭への送り込みがうまくいかない	嚥下反射促通手段（甲状軟骨から下顎下面へ指で皮膚を上下に摩擦することによる嚥下反射の惹起）の活用．好みの食物や冷たい物の摂取により嚥下反射を惹起
徘徊	目的がなく歩きまわるように見える	今いる場所がわからず，不安になり歩き出す 無くしたものを探している 人（妻や夫）を探す 用事を思い出してそれを済まそうと動き出すが，途中で用事を忘れてしまう．これの繰り返し	目的がないように見えても，何らかの理由があり行動していることが多い．どんな些細なことでも話を聞いて，行動の意味づけを行ってみる．
帰宅要求	家に帰ると言って動き回る	その空間の居心地が悪い 自分の役割がない 楽しくない 自分を必要としていない	家のような雰囲気を作るというよりは，本人が役割を持ったり，馴染める仲間（職員でも）を作る

記憶し，友人の出来事を思い返すことで，骨折という現状に自分なりの折り合いをつけ，混乱を最小限に止める．こうしたことを我々は意識的・無意識的に行うことで，自分なりの生活や生き方を破綻させることなく，周囲と協調して生活を営むことができている．しかし，認知症が出現することで「これで納得のいく解決ができた」と思って対処していた方法が通用しなくなってくる．「事故」というエピソードが抜け落ち，なぜギブスを巻いているのか自分ではわからない．自分の置かれている状況を何とか整理しようとするが，もがけばもがくほど周囲は「何度同じ事を言わせるの！」「心配ないから！」と素っ気なく言われる．早川[5]が「いいじゃないか」（わらじ医者京日記）という詩に書いている"ひっくり返りの世界"である．アルツハイマー病ご本人（Diana Friel Mcgowin[4]）」が書かれた手記である「私が壊れる瞬間（とき）」には，こうした「ひっくり返りの世界」生じる，自分がもう一人いるのではないかという恐怖感や何をやってもうまくいかない不安感が経験を通したことばとして語られている．不安感や恐怖感に対する反応のしかたは人それぞれである．それはそれまで培ってきたその個人の生き方や考え方が大きく反映するからである．こうしたことを松田[7]は「『私』と環境とのつながりは認知機能とくに記憶の役割は大きく，認知症はその架け橋が脆弱になることで『私』と環境とのつながりが希薄になり，そこから不安や恐怖感，孤独がうまれてくる．記憶障害は『私』の根源的存在を脅かすことにな

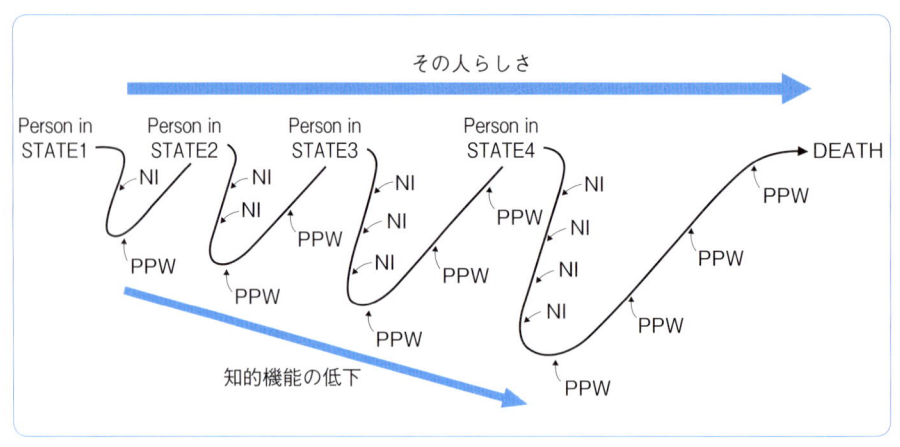

図1 弁証法的過程[8]（Kidwood, 2000）
相互が影響し合いながら，少しでもその時々の良い状況に進んでいく
NI：neurological impairment（神経学的障害），PPW：positive person work（積極的な相互行為・交流）

る」と述べている．記憶障害という中核症状を誘因とする「自分の存在の危機」があり，そして当たり前の反応としてBPSDが出現することを理解しなければならない．表3はそうしたことを念頭に入れたBPSD対応の一例である．その時々に適切な関わりが提供されることで生物的機能低下はあるとしても個人の尊厳をしっかりと支える関わりもできると思われる（図1）[8]．

3 Tune in

山鳥ら[3]は高次脳機能障害へのリハにおいて「その人の行為や動作の改善に向けて，関わる人たち（治療者や介護者）が右往左往しながらその人に合った関わり方を考える．対象者もその関わりに応えようとし動作を一生懸命練習する．そうすることで，高次脳機能障害が改善していなくても，介助者はどのポイントで介入すると動作がスムーズに行え，対象者も動作が出やすいタイミングなどを会得していく」と述べている．

脳機能の改善ばかりを目指すのではなく，障害があってもその人の生活の仕方や動作をしっかりと観察し，どこで動作が困難なのか，どのタイミングであれば動作が出やすいかなどをしっかりと見る．このことを山鳥はラジオの周波数をゆっくりと合わせることにたとえて「Tune in」ということばで表現している．

認知症患者のBPSDについても同じことが言える．対応困難と思われたBPSDが出現した時こそ，その背景にあるその人の揺らぐ思いにTune inすることから始めてみてはどうだろうか．案外，そこにBPSDを鎮静化させるヒントが隠されていることも多いように思われる．

■文献

1) 日本老年精神医学会：BPSD．アルタ出版，2012．
2) 三村 將，山鳥 重，河村 満：認知症の「みかた」．医学書院，2009．
3) 山鳥 重，河村 満：神経心理学の挑戦．医学書院，2000．
4) Diana Friel McGowin, 中村洋子訳：私が壊れる瞬間（とき）―アルツハイマー病患者の手記．DHC出版，1993．

5) 早川一光：わらじ医者京日記-ボケを看つめて　OP叢書．ミネルヴァ出版，1979.
6) 北九州市すこやか住宅推進協議会：すこやか住宅，2006.
7) 松田　実：認知症BPSD（本間　昭・他監修）．日本医事新報社，2010，pp.19-39.
8) TOM Kidwood：Dementia reconsidered, Oxford University Press, 2000, p68.
9) 小川敬之，竹田徳則：認知症の作業療法．医歯薬出版，2009.

● 第3章　コミュニケーション支援

4 情報支援環境の整備—認知症患者とのより良いコミュニケーションのために—

1 はじめに

　認知症の中核症状の一つに記憶障害がある．記憶障害とは情報が貯蔵できない，検索できない，あるいは活用できない情報障害と考えられる[1]．たとえば，直前の服薬行為の情報が貯蔵できないために二度飲んでしまう，自宅の外観情報が検索できず道に迷う，などが生ずる．したがって，適切かつ迅速な情報支援が認知症患者の記憶，生活支援の要となる．しかし，認知症のコミュニケーション障害の背景にある記銘力障害，意味記憶やエピソード記憶などの長期記憶障害から生じる対話者との情報共有困難が顕著な場合，これらの記憶障害を代償する会話支援も重要である．また，不安や妄想などが加わると，対人関係の悪化を招くので，心理的安定のための支援が必要となる．さらに人との対話を避ける認知症患者もいる．この場合には，従来の人間中心のコミュニケーション概念を拡大した観点から支援すべき[2]と考える．

　以上，認知症患者のより良いコミュニケーションのためには，①情報支援，②会話支援，③心理支援，④コミュニケーション概念の拡大による支援，が必要と考える．これらは広義的には情報支援環境の整備と言えよう．未だこのような支援の報告は乏しいが，本項では我々が開発した支援ツール，介入方法，市販機器の適応例などを中心に紹介する．

2 情報支援

　記憶障害が中核症状である認知症患者に対し，臨床家はその認知症の程度や生活状況に応じた様々な記憶ツールを開発し，情報支援に努めるべきである．

1.1 書き込み提示型ツール

　認知症向け専用日記：軽度～中等度の認知症ならば日々の予定や記録を自ら残し，自身へ情報提供をする．しかし，忘備録的な従来の日記帳は，予定や記録の不断の確認が必要な認知症患者には不適である．「記憶サポート帳」（エスコアール社）[1]（**図1**）は，薬，食事などの記入欄が区分けされているため，後からの確認が容易である．また，覚えるべきことは毎日書くことができるため，このサポート帳を常に開いておき，その都度記入することが重要である．

　認知症向けカレンダーや伝言板：従来のカレンダーは予定の記入用で，記録用の余白はほとんどなかった．そこで余白を持つカレンダー（週別，月別）を開発した[1]．一方，書き込みを嫌うが列挙された日課を遂行できる人もいる．そこで，日課を列挙，遂行後に印を入れる日課チェック表も作成した．これを曜日別に備えておく．重度になると，複数の日課の遂行が困難となる．Bourgeoisはマグネット板に伝言を書き，提示情報を絞った鉄製伝言板[3]を発表した．山崎は工業

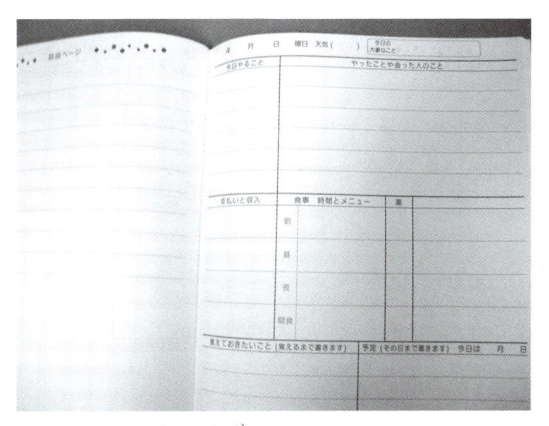

図1 記憶サポート帳[1]

デザインの見地から各種の伝言板や卓上メモ板など[4]を作成した．石渡らはタブレット版電子カレンダー[5]を開発中である．

1.2 着用型情報提示

身体装着用メモ帳：上記のツールで情報提示しても，多くは移動中に情報を忘れる．そこで，移動中でも情報の参照や記入ができる服着メモ帳[1]を各種開発した．これらを90度開けておけば，腕に触れた時その存在に気づく．眼前情報提示ルールも開発した．以上のカレンダーなどは筆者のホームページ（http://homepage3.nifty.com/yasuda-kiyoshi/）から印刷できる．

"メモリーベスト"など：認知症患者は鍵や財布なども忘れやすい．そのため，情報ツールと共にそれらを収納できる物が必要となる．そこで，マグネット板などでメモ帳を表面に張り付けたウエストポーチやポシェット[1]を開発した．Bourgeoisは"メモリーエプロン"のポケットに"メモリーブック"[3]を入れ，会話のキーワードを与えようとしている．我々はポケット自体がメモ帳，書記台，携帯電話などの操作台になる"メモリーベスト"[1]を提案した．これらを常に開けておけばメモの参照や記入，録音が即座にできる．

1.3 電子機器による情報提示

音声と動画の提示：自発的に用件が想起できない場合に，録音した指示を設定時に自動出力する「音声出力記憶補助器」[1]を開発した．その後は同様の機能を持つソニーICレコーダーを使い，たとえば「犬の散歩は済んでいるので，行かなくてよい」旨の言語指示を複数回出力し，ある認知症患者の徘徊を未然に防いだ．現在も同機種で認知症患者の服薬，日記記入，火や戸締りの点検などの生活支援を行っている[1]．一方，動画像などをパソコン画面から設定時に自動的に提示，服薬などの日記の遂行を促している[1]．介護者の指示より動画提示の方が，日課の達成率が高かった．

手順提示：多くの生活動作は一連の手順からなる．その典型はトイレでの排泄動作であろう．対象者の位置や姿勢を赤外線パターンで観測し，次の手順をパソコン画面から音声や見本映像で示すトイレ動作支援システム[1]を初めて試作した．軽度～中等度認知症患者への模擬実験では良好な結果が得られた．手順支援研究の発展が期待される．

1.4 その他の市販情報機器

設定時に用件を言う人形，ブザー音による財布などの探知機，薬箱の設定時自動提出器，特定

場所での録音指示出力器，書いた文章が光る夜間情報提示機などが市販されている[1]．以上のような機器の使用で介護負担が減れば，認知症患者に対する態度が好転し，より良いコミュニケーションにつながると思われる．

3 会話支援

中重度認知症患者は会話において，眼前の相手が誰かわからない，時間や場所などの失見当識がある，自伝的記憶が薄れ質問に答えられないなどの阻害要因を抱えている．また，特定観念への執着や常同的な質問も多い．結果的に一方的な会話となり，対話者に忍耐を強いることになる．双方向的に展開してゆく会話と，十分な会話機会を保証する支援法の開発が必要である．

テレビ電話での会話：テレビ電話で認知症患者と話し相手が，症例の古い写真を互いに見ながら対話する遠隔回想法[6]を開発した．4例中2例の在宅中軽度認知症患者から有意な心理的安定が得られた．家族からは「不穏になりやすい夕方に会話してもらい助かった」との感想を得た．うち1例は3時間後でも心理的に安定していた．その後4例を追試，やはり3時間後でも安定している1例を見出した．会話を十分に行うことの意義と心理的安定の持続効果を初めて実証した．施設入所者でも外部のボランティアなどとの会話を薦めたい．ただし，同じ話の繰り返しは対話者の苦痛となる．我々は毎回同じ話を聞いても苦痛に感じない認知症患者同士の会話や，以下のエージェントとの会話を提案している．

HPを活かした会話：我々は単語集「楽々自由会話」をHPとして公開した[8]．これはカテゴリー別に関連単語集を提示し，それらの指差しで中等度～重度失語症者などの自由会話を促進するものである．これは自伝記憶の薄れた認知症向け回想支援ツールともなる．たとえば，有名な山一覧集は今まで登った山を想起するのに役立つ．さらに，Kuwabaraら[7]は「楽々自由会話」のようなHPを，テレビ電話で相手と指差しながら会話をする"指差しチャット"を開発し，Wikipediaからカテゴリー別関連単語集の自動抽出[9]も試みている．これらは専門知識という長期記憶が残っている人との会話に使うことができる．

エージェントとの会話：会話相手がいない場合も多い．そこでパソコン画面上のアニメ人間と認知症患者との会話[10]を初めて試みた．アニメが自動的に質問し，対象者が話し終わった数秒後に次の質問をする方式である．約15人に試行，良好な結果を得た．「人間相手の会話は疲れるが，これは楽しい」との感想も得られた．

4 心理支援

認知症患者は情報障害から様々な不安や妄想を持ちやすい．重度化に従い，うつ，易怒性，意欲の低下なども併発する．心理的に不安であれば，快適なコミュニケーションは望めない．そこで，心理的な安定のための介入が必要となる．介入前に，症例への対応やケアが適切かなどを評価シート[11]を用いて振り返りたい．その人らしい状況が保障されてこそ，より良いコミュニケーションが可能となる．従来，心理的な介入としては動物，人形，音楽，癒し系ロボットなどが使われてきたが，我々は以下のような心理的介入法を開発した．

音楽の自動提示と行動誘導：ソニーICレコーダーから自動的に歌謡曲などを（一部は人形を介して）聞かせた後，音声指示を提示しデイサービスへの参加や，食事量が増加した認知症症例[1]を報告した．また，易怒性のある症例にも一定時間ごとに唱歌を自動提示，怒る回数を減らすこ

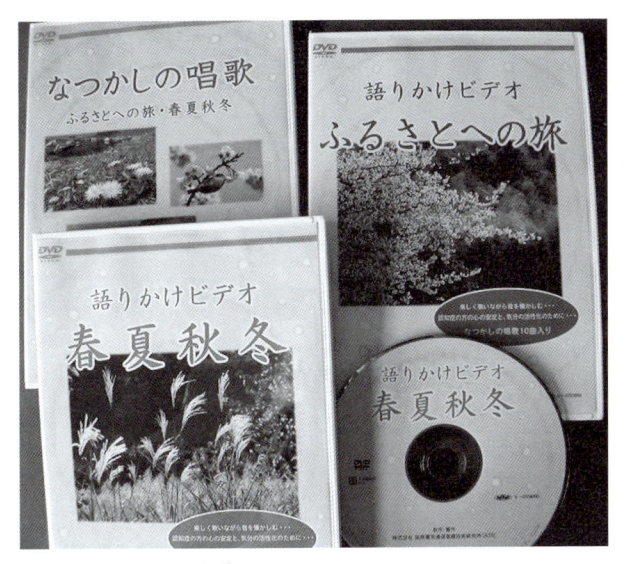

図2　語りかけビデオ

とができた[1]．本法は入浴やトイレなどへの誘導にも応用できる．

一般向け回想法ビデオ：中重度の認知症患者でも一定時間集中して楽しめるものがあれば，不穏行動などの発生を減らすのに有用である．そこで，ビデオから話しかけや歌いかけを行う一般向け「語りかけビデオ」(http://www.escor.jp)[1]を開発した（**図2**）．ビデオからの語りや歌に対し，笑いや頷き，追唱などの反応が多くみられている．

個人向け回想法ビデオ：重度認知症の個々を対象とした「思い出写真ビデオ」[1]も開発した．これは本人の昔の写真をビデオに録画し，ナレーションと唱歌をつけたものである．15例の認知症患者の実験ではテレビ番組と比較して，各人の思い出ビデオを有意に集中して見ていた．ある認知症患者は前日見たことを忘れ，約3年間見続けた．息子からは，「ビデオを見た後は昔の母親に戻ったようだ」との感想をもらった．

住環境の整備：居住空間も情報や安住感を提供することが望ましい．復古的な内装にしている施設もある．壁の色や照明が認知症患者の心理に及ぼす影響も大きい．山崎は家庭内にアルバムなどを置いた回想コーナー[4]を設けた．昔の家具などを置くこともすすめられる．部屋に物が多いと片づけようとして，疲労を招く．これは情報過多環境とも言える．室内の物や洋服は必要最小限に減らすべきであろう．

5 コミュニケーション概念の拡大

言語を中心にしたコミュニケーション概念では，言語機能を失った重度の失語症や認知症患者などが包含できない．筆者は周囲の自然や社会環境に心を寄せることもコミュニケーションとする拡大概念[2]を提唱している．具体的には周囲の事物や動植物との心理的交流，芸術活動，動物との交流なども含めている．実際に菊苗の配布や病院ギャラリーの運営を行ってきた．前頭側頭型認知症（frontotemporal dementia：FTD）患者では人とのコミュニケーションを避けることがある．ゲームなども症例にとっては意義のあるコミュニケーションになろう．

叫び声とのコミュニケーション：認知症患者が最重度になると，非言語的な嬌声を発すること

がある．このような認知症患者とのコミュニケーションは全く試みられていない．我々は患者の嬌声を音源とし，そこから音楽的なコミュニケーションへと発展させる研究[12]を行っている．

認知症支援犬とのコミュニケーション：IT機器の装着を拒否し，情報支援が困難な認知症患者がいる．一方，多くの人は動物を可愛がる．そこで，我々は犬にカメラや小型パソコンなどを搭載した認知症支援犬案[13]を発表した．現在，犬の訓練士と在宅や施設向けに育成案を検討している．実現すれば，犬とITの相乗効果で従来にないコミュニケーションが生まれよう．

6 まとめ

本項の一部は，「訪問看護と介護」誌2007年5月号より1年間，「もの忘れを補うモノたち」で連載されたものである[14]．最近，脳トレなどがマスコミでブームとなっているが，その理論的な根拠は疑問である[15]．視力低下者には眼鏡，歩行困難者には杖や車椅子のように，認知症患者には情報や各種支援ツールが提供されるべきである[1]．さらにコミュニケーション概念を拡大することで，従来支援が及ばなかった，または困難だった認知症患者や場面への対応が可能となろう．

■文献

1) 安田 清：ITを用いた認知症リハビリテーション－Low techとHigh tech機器による認知症の記憶障害の生活支援．総合リハビリテーション，**38**：21-25，2010．
2) 安田 清：失語症者におけるコミュニケーション論の再考．失語症研究，**14**：43P，1994．
3) Bourgeois M：Memory books and other graphic cuing systems- Practical communication and memory aids for adults with dementia. Health Professions Press Inc. 2007.
4) 山崎正人：ヒト・モノ・バをつなぐ認知症ケア．訪問看護と介護，13（7）～14（9）2008～2009．
5) 石渡利奈・他：認知症者の日付把握支援における電子カレンダーの有効性評価．
第27回リハ工学カンファレンス講演論文集，CD-ROM，2012．
6) Noriaki Kuwahara, et al.：Remote assistance for people with dementia at home using reminiscence systems and a schedule prompter. Int. J. Computers in Healthcare, **1**：126-143, 2010.
7) Kiyoshi Yasuda, et al.：Daily assistance for individuals with dementia via videophone, American Journal of Alzheimer's Disease & Other Dementia, **28**：508-516, 2013.
8) Kazuhiro Kuwabara, et al.：Remote Conversation Support for People with Aphasia. Stephanidis C（ed）, Universal Access in Human-Computer Interaction. Addressing Diversity, LNCS5614, pp.375-384, Springer 2009.
9) Yasuko Yamane, et al.：Conversation Support System for People with Language Disorders- Making Topic lists from Wikipedia. 2010 ICCI（International Conference on Cognitive Informatics）．2010
10) 安田 清・他：パソコンによる認知症向け会話支援：自由会話アニメエージェントの開発．2012年11月日本高次脳機能障害学会で発表．
11) 認知症介護研究・研修センター：ひもときシート，http://www.dcnet.gr.jp/support/training/#training02．
12) Chika Oshima, et al.：An Accompaniment System for Healing Emotions of Patients with Dementia who Repeat Stereotypical Utterances, ICST 2011（International Conference on Smart Homes and Health Telematics），2011.
13) 認知症支援犬を育てる会．http://hojoken.grupo.jp/
14) 安田 清：簡単な道具と器機による認知症・記憶障害の方への生活支援．訪問看護と介護，12（5）～13（4）：2007～2008．
15) 藤田一朗：脳ブームの迷信，飛鳥新書，2009．

第3章　コミュニケーション支援

5　介護者支援

　認知症の症状はケアの質で変化するとされる．認知症患者のより良い生活を支援していくためには，リハビリテーション（以下リハ）とケアを切り離して考えるべきではないだろう．認知症患者のケアでは，本人ばかりではなく介護者への支援も重要なポイントとなる．下村[1]も，「認知症患者の介護は長期にわたるため，患者だけでなく家族を含めた広い領域を適切に評価し，介護者へのきめ細やかな教育・指導を行うことが重要である」と述べ，介護者支援の大切さを指摘している．在宅では家族やヘルパーなどが介護者であるが，介護老人保健施設や老人ホームなどの施設生活では介護士が主たる介護者となる．

　認知症ではコミュニケーションの問題を抱えることも多い．ここでは，言語聴覚士（以下ST）の立場から，介護者が認知症患者に関わる際のポイントと注意点について述べ，次に家族と介護士に向けた支援の具体例を示す．

1　コミュニケーションへの助言・指導

　意味性認知症（semantic dementia：SD）のように発症当初からコミュニケーションに問題をきたすケース，失語症（aphasia）や運動障害性構音障害（dysarthria）などのコミュニケーション障害に認知症を後発したケースなど，認知症に伴うコミュニケーション障害の様相は多彩かつ複雑である．STは認知症患者のコミュニケーションの様子を適切に評価したうえで，日常生活におけるコミュニケーションの問題点や留意点を介護者へ伝えていくことが大切である．

　施設に面会に訪れる家族が，認知症患者にどう接したらよいか途方にくれ，時間をもてあまし，そのまま帰ってしまう光景を見かけることがある．お互いの顔や表情を直接見ると安心感を持つことができるので，面会はとても大切である．しかしながら，コミュニケーションをどのようにとったらよいのかわからない家族には，コミュニケーションのとり方について指導を行っていく必要がある．患者のコミュニケーション上の問題点を伝えたうえで，コミュニケーションの引き出し方にも工夫が必要である点を伝える．施設では家族にコミュニケーション方法などの指導を行おうと思っても，日中，家族にタイミングよく会える機会は意外に少なく苦慮する．筆者は家族向けに「認知症の方とのより良いコミュニケーションのために」と題した簡便なリーフレットを作成し，持ち帰りが自由なようにして施設に常備している（図1）．

　図2には，失語症に認知症を合併したケースに対する自宅訪問時の指導例を示した．指導内容を記した書面を用意し，訪問時に介護者に手渡すようにしている．基本的には失語症者への接し方を基本としているが，認知症患者は相手の表情や態度に敏感であるため，笑顔で語りかけ，認知症患者の笑顔を引き出してからコミュニケーションすることを推奨している．たとえことばが発せられなくとも，寄り添ってそばに座り，笑顔をかわすこともコミュニケーションの一部であ

143

認知症の方とのより良いコミュニケーションのために

認知症の方は，ことばがスムーズに言えなかったり，同じことを何度もくりかえしたり，何も話さないなど，さまざまなコミュニケーションの問題をお持ちです。

対話が成立せず，面会にいらしたご家族がお困りになることも多いかと思います．
そんな時，このリーフレットがお役にたてば幸いです．

ピースプラザ　リハビリテーション科
言語聴覚士　○○○○

■思い出の写真や，以前からその方が大事にしていた物があったらお持ち下さい．

認知症の方の多くは，昔のことはよく覚えていらっしゃいます．思い出の写真・品物がお話のきっかけになることがあります．

その時に，質問責めにするのはよくありません．ご本人から何も話さないようでしたら，こちらから「この人は○○さんね」「この写真は，温泉に行った時の写真ね」「これはいつも聞いていたオルゴールね」などのように話しかけてみて下さい．
面会のたびに同じ内容のくり返しになってもよいのです．心地よく，楽しく話をする時間を持てることが大切です．

■ちぐはぐな応答やわけのわからないこと，現状にそぐわないお話をする場合

その方のお話を否定せず，うなづきながらゆっくり聞いてあげて下さい．
時々，こちらから話題を変えるように，話しかけてもよいでしょう．

例．「そうそう，今日来る途中で，きれいな花が咲いていたわ」
「昨日，親戚の○○さんが家に来たのよ」など

■難聴がある場合

できるだけ静かなところで，<u>低めの声で</u>ゆっくり，短いことばで話しかけて下さい．大声を出すと，かえって興奮させてしまうことがあります．
できれば，お話の内容を文字で示しながら話した方が正しく伝わりますし，相手も安心できます．

図1　家族向けリーフレット（左：表面　右：裏面）

るととらえ，その大切さを介護者に正しく理解してもらう必要がある．また，在宅では施設に比しその人らしい生活を過ごしやすい環境にある．女性であれば可能な家事を一緒に行いながら，その家事動作を話題にして話しかけるとよい．たとえば，一緒に洗濯物をたたむ場合には，「このシャツは気持ちいいわね」，「そろそろこの下着では寒いわね」「これは，○○ちゃんのブラウスね」などの会話が可能であろう．実生活での場面を話題にしたコミュニケーションの方が介護者にとっても話しかけやすく，ことばも引き出しやすい．

できるだけ生活の中でコミュニケーションをする機会を設けることが，無理のない良好なコミュニケーションを維持できると考える．在宅での指導のポイントは，常に穏やかに接するよう心がけてもらうこと，生活の中で自然にコミュニケーションができる環境作りの大切さを強調するのがよいであろう．

指導を行う際には次のような点に注意する．

1.1　介護者の気持ちへの配慮

心情的に患者が認知症であることを認めたがらない家族も少なくない．元気で身体機能も認知

○○さんのことばの問題点，対応法

「話す」
　なめらかに話すことが可能ですが，なかなか言いたいことばが出てきません．
　現在，ご自身の名前を言うことも難しい状況です．復唱も困難で，違うことばを言ってしまいますが，ご自身は誤りに気付いておられません．
　無理に言わせるのでなく，自然な生活場面でことばを引き出すように接するのがよいでしょう．

ことばを引き出すための工夫：
・穏やかな表情で，にこやかに話しかけて下さい．
・ことばの誤りは訂正しないで下さい．推測がつく誤りでしたら，確認をするのは構いません．
　例：食事前に，「お腹がいっぱい」と言っていたら，「お腹が空いたの」と聴いてみる．
・状況に応じたことばかけを行って下さい．
　例：食事場面では，食事に関する話題をもちかける
・カレンダー，時計，昔の写真や思い出の品，好きな物を身近な所に置いておいて下さい（質問するのではなく，思い出を語りかけるようにする）．
・洗濯物をたたむ，テーブルを拭くなど，できる作業を一緒に行いながら，話しかけるとよいでしょう．

図2　家族向け指導例

機能も問題がなかった時間を共に過ごしてきた家族にとって，それは受け止めがたい現実なのである．認知症患者が示すコミュニケーションの問題は様々であり，たとえば同じことを繰り返し質問してくることへの対応に困り果てている家族もいる．助言や指導を行う際には，そのような家族の気持ちを理解し，高圧的な態度にならないよう注意しながら穏やかな雰囲気で話をするとよい．

1.2　わかりやすい説明

たとえば，「ゆっくり話しかけて下さい」とだけ説明するより，具体的にSTがゆっくり話してみせる方がわかりやすい．「ゆっくり」は主観的な表現であり，相手によってイメージする発話スピードはまちまちである．ゆっくり過ぎても，認知症患者にはわかりにくい．

また，コミュニケーションがうまくいった時の実際のことばかけや，その時の認知症患者の反応をまじえるなどして，できるだけ具体的に説明するようにするとさらにわかりやすくなるであろう．

1.3　高齢な家族に説明する際の配慮

認知症患者の家族も高齢であることが多い．キーパーソンとされる家族が誰にも気づかれることなく認知症を発症していることがある．キーパーソンがこちらの説明を正しく理解しているか，見極めながら説明する必要があることもある．説明にあたっては，ゆっくりと話しかけ，短いことばかけを用いることが大切である．場合によっては，説明した内容について文書を作成して手渡しておいた方がよいだろう[2]．

2　コミュニケーション環境の整備に関する指導

認知症患者と対話をする際，話題に窮して話に行き詰まることがある．コミュニケーションをとりやすくするための環境整備も介護者支援の一端である．

2.1 馴染み深い物やその人が好む物の常備

馴染み深い物やその人が好む物を目に触れやすいところに置くことは，コミュニケーションのきっかけを引き出す工夫として有用である．またそのような物が身近にあることで，安心感を得る認知症患者も多い．こちらからの働きかけにすぐに応じ，コミュニケーションが難なく成立する人には，介護者はいつでも気軽に声をかけることができる．一方，会話が少ない人に関わる際には，その人が好きだったことを話題にするなどの工夫が必要となる．しかしながら，施設では介護士は多勢の利用者のケアに関わらねばならず，個々の利用者の趣味や好みについての情報を記憶することは難しいことも多い．そのような場合，共通スペースに，その方の好みなどを簡単に書き記してもよい．

筆者には次のような経験がある．会話がほとんどできず，自ら対人交流も欲しない利用者がいた．その人は趣味も持たなかったが，家族からの情報で，ある俳優の大ファンであることがわかった．そのことを知ったリハスタッフが，その俳優の写真を食堂に掲示した．その際，「○○さんが大好きな俳優さん」と書き添えた．本人は，日中はずっと車椅子を自操して，療養棟内を徘徊していた．掲示した写真にもあまり興味を示さなかったが，その人が写真のそばを通る際に，介護士や他のスタッフが「○○さん，この俳優さんが好きなのね」と声かけする光景がしばしばみられるようになった．そのような声かけに対して，ふだんは笑顔が少ないその人が，ある時，にこりとほほ笑んでいた．また相手が指さした物に視線を移し，笑顔で応じるのも大切なコミュニケーションである．このようにコミュニケーションが難しい人への介護者の関わりを手助けするために，環境を整備することも必要である．

2.2 カレンダーや時計，メモなどの利用

認知症があると日付や時刻などの見当識も失われやすい．日付や時刻がわからないことのみならず，日付などに関心がなくなることがより問題であろう．そのため，目に触れやすいところにカレンダーや時計を置いておくことの大切さを伝えるとよい．文字や絵の理解が保たれている場合には，メモの利用もコミュニケーションに役立つことがある．同じことをすぐに聞いてくる人へ対応する際には，大切な内容を目につきやすいところにメモとして書き示しておくとよい．単語のみを理解するのか，文章も理解できるのか，その人が理解できるレベルも伝える必要がある．

2.3 メモリーブックの利用

メモリーブックに関する詳細は「本章 7 メモリーブックを用いた支援」を参照していただきたい．ことばを何とか発してほしいと熱心に思う家族が，思い出の写真を前に「この人は誰なの？」「ここはどこ？」など，矢継ぎ早に質問をしていることがある．質問に答えられればよいが，答えられないと認知症患者にとっては大きな負担となる．家族との折角の触れあいを苦痛なものにしてはならない．メモリーブックは，内容をながめながら穏やかに楽しく時間を過ごすために活用するだけでもよい．同じものをながめ互いに共感することは，認知症患者にとって心地よい体験となる．ことばを引き出そうと質問攻めにすることは避けるべき行為であることをきちんと指導するとよい．

3 家族への支援

3.1 精神的支援

認知症に限らず，コミュニケーション障害があると家族の介護負担感は増大する可能性があ

る．認知症のケア自体，容易ではなく，さらにコミュニケーションの問題を抱えていると介護はより難しく，家族の身体的・精神的負担は大きくなると予測される．家族が精神的に安定していなければ，家族は認知症患者にやさしく接することは困難であり，追い詰められると虐待に繋がってしまうこともある．

　認知症患者にとって家族が一番の心休まる存在であることを伝えるとともに，頑張って介護していることを認め，激励することばかけが大切であろう．家族が精神的ストレスをためないように，家族が吐露する訴えや疲労感には共感的態度で傾聴する．家族が良い対応を行っている場合は称賛し，良い対応方法であることをフィードバックする．専門家から称賛されることによって，家族は大いに勇気づけられるであろう．また家族にとっては愚痴をこぼす相手も必要である．家族の訴えや愚痴を真摯に聴く態度が大切である．

3.2　社会資源の利用のすすめ

　認知症患者の身体・認知機能の改善や維持のためにも，本人が定期的に外出する機会を設けることが望ましい．地域のサービスとしては介護保険によるデイケアやデイサービスなどがあるが，認知症があると参加の意義が理解できず，参加の継続が難しいことも多い．参加を定着させるためには，本人に居心地の良さをまず感じてもらうことが必要であろう．そのためには，ケアマネジャーとよく相談し，その人に合った施設を紹介してもらうことが大切であることを家族に伝える．

　また，家族が本人の性格や生活習慣から，デイサービスなどの利用は困難と先入観を抱えていることも多い．しかしながら，もともと集団での活動を好まない人が，高齢になって同年輩の人との交流を求めるようになることもある．実際，家族が病院でのグループ訓練場面を見学してその笑顔や発話の多さに驚き，退院後デイケアを申し込んだケースや，デイケアに参加してみたら意外に大丈夫だったということもよくある[2]．参加できないと決めこまず，まず積極的にサービスを利用してみる手もあることを家族に伝えるとよいだろう．訪問リハで関わっている場合には，時間をかけてサービス利用を促すことが可能である．社会資源の利用に消極的な家族へは，繰り返しサービス利用の意義を説明し，最終的には地域サービスの利用に繋げることが望ましい．

　介護者が身体的・精神的疲労を蓄積した状態にあると，認知症患者に穏やかに接する心の余裕が失われ，結果的にコミュニケーションもうまくとれなくなってしまう可能性がある．家族の休養は在宅生活の維持には重要であり，デイケア・デイサービス・ショートステイなどの介護保険サービスの積極的な利用が望ましい．サービス利用に際しては，本人にとっては身体・認知機能の向上・維持に役立つこと，家族にとっては身体的・精神的疲労の軽減がより良いコミュニケーションの成立に関係することを説明し，本人・家族が納得することが大切である．

4　介護士への支援

　認知症ケアでは，英国の老年心理学者Kitwoodが提唱したパーソン・センタード・ケアの考え方が重要視されている．"その人らしさ（personhood）"すなわち，その人の個性や人生を尊重することを理念としている[3]．STとしても"その人"に寄り添うために，介護士から日々の生活の中で生じる様々な反応や変化に関する情報を得る意義は大きい．生活上の細やかな情報を得ることがコミュニケーションに役立つことも多い．介護士から情報を得ると同時に，STからも介護士に伝えるべき情報を伝え，相互に支援する必要がある．介護士に対しては，家族と同様にコ

表1 個人史を引き出すための質問例

子どもの頃はどんな遊びが好きでしたか？
ご両親はどんな人（性格）ですか？
どんな仕事をしていましたか？
退職してからはどのような生活をしていましたか？
仕事でつらいことはありませんでしたか？
子どもさんはどんな性格ですか？
子育てで大変だったことは何ですか？
今まで行った所で良かった所はどこですか？
好きな季節はいつですか？
好きな食べ物は何ですか？
嫌いな食べ物は何ですか？

＊生年月日・年齢・住所・家族などの基本事項を除く．仕事や家族情報など事前に情報収集を行い，その人に合わせて，適宜質問内容を変える必要がある．返答がない場合は，選択肢となる具体例をあげてみるなどの工夫を行う

ミュニケーション方法への指導の他，介護士が認知症患者とコミュニケーションがとりやすくなるよう環境作りへの支援も行うとよい．

4.1 コミュニケーションをとりやすくするための指導

認知症患者とコミュニケーションを行う際には，その人がリラックスするような話しかけ方をする，自ら話すことがない人に対してはことばを引き出しやすい話題を提供するなど，色々な工夫が必要であることを介護士に伝える．その人が生きてきた時代背景に関するものや，個々人の生活に関する個人史は，コミュニケーションを引き出しやすい話題の一つである[4]．その人が好み，発話を促すことが可能な話題内容を具体的に介護士に伝えるとよい．筆者はカルテに家族構成・出身地・趣味などの記載があれば事前に確認したうえで，本人に**表1**のような質問をよく行っている．家族構成の情報から子育て経験があると思われた女性に，子どもさんの性格や子育て中の苦労話などを尋ねたら，ふだんは口数が少ない人が急に多弁になったというエピソードを経験したことがある．竹田[5]も，事前に収集した情報を話題としたコミュニケーションの展開が，対象者に残存している能力（プラスの側面）を引き出す一助になると指摘している．会話がはずむ話題は，認知症患者にとっても負担が少なく，かつ有用な刺激となる．会話がはずめば，毎回同じ話題で話しかけてもよいことも介護士に伝えるとよい．

4.2 ケアに役立つ情報の提供

認知症患者の不安や不満をできるだけ取り除いて，施設で穏やかに生活してもらうことが，良いケアにつながる．しかしながら，認知症患者は施設での生活に何か不満があってもうまく介護士に伝えられないことも多い．そのような人にとっては，コミュニケーションの専門職であるSTが最も話しやすい相手である場合も多いだろう．認知症患者の不安の原因や食事の味や量など生活上の不満について情報を得た場合には，介護士にきちんと伝えることが大切である．

4.3 認知症の行動・心理症状（BPSD）軽減への支援

認知症の介護は認知症の行動・心理症状（behavioral and psychological symptoms of dementia：BPSD）の出現，介護拒否があるなど，決して容易なことではない．介護の専門家である介護士にとっても，認知症のない人の介護に比しより難しく手間も要する．日々認知症患者の介護に努力する介護士の「大変さ」を軽減するよう支援することも大切である．介護士が時間的・精

148

神的余裕を得ることができれば，認知症患者とコミュニケーションをとる時間をより作れるようになるかもしれない．何かその人ができることを提供することが，不安や帰宅願望の軽減に役立つことがある．勤勉で働き者であった人は，夕暮れ時を何もせずに過ごすことに不安や焦燥感を感じ，家に帰ればこの不安から逃れられると思うのではないだろうか．

　筆者には次のような経験がある．ペーパータオルなど紙の収集癖があり，また帰宅願望も強く夕方になると徘徊を始める女性に，やわらかい紙質のチラシの紙片を手渡し，「子どもが喜ぶから，これで小さいボールを作ってくださいね」と依頼したところ，落ち着いて作業を始めることができた．このことを介護士に伝え，何もすることがない時間帯や不穏時に同じ作業をしてもらうようにした．その結果，女性の帰宅願望や徘徊は軽減し[6]，介護士もボール作りを通してその女性に関わる機会が増えた．その人が一人でできることを見出し介護士に情報提供することがBPSDの軽減に繋がれば，介護士への間接的なコミュニケーション支援にもなろう．

　認知症の症状や精神状態は，周囲の人の対応によって変動する．どのように関わると安定するのかは，個々人で異なる．個別に丁寧に関わることで適切な対応方法を探り工夫し，その情報を介護者全員で共有していくことが大切である．

■文献

1) 下村辰雄：認知症老人のリハビリテーション概論．MB Med Reha 特集 認知症のリハビリテーション実践マニュアル，No. 54，全日本病院出版会，2005，pp1-6.
2) 鈴木 勉：失語症訓練の考え方と実際—新人STへのヒント—，第1版，三輪書店，2010，pp118-120.
3) Kitwood T：Dementia Reconsidered. 1997, Open University Press, Buckingham（高橋誠一（訳）：認知症のパーソンセンタードケア．初版，筒井書房，2005，pp6-246.）
4) 飯干紀代子：今日からの実践 認知症の人とのコミュニケーション 感情と行動を理解するためのアプローチ．第1版，中央法規出版，2011，pp102〜103.
5) 竹田徳則：認知症．作業療法ケースブック コミュニケーションスキルの磨き方（澤 俊二，鈴木孝治編），第1版，医歯薬出版，2007，pp133-140.
6) 上杉由美：生活適応期における評価と支援：失語症・認知症を含むコミュニケーション障害者に対する老健での取り組み．コミュニケーション障害学，27：124-125，2010.

第3章 コミュニケーション支援

6 グループ訓練

　グループ訓練は，人と人とのコミュニケーションなしには成立しない．回想法のように語らいを主にする活動はもちろんのこと，音楽療法や絵画療法など題材自体に言語は介在しない活動でも，患者とスタッフ，あるいは患者同士での言語を用いたやりとりは必ず存在する．表情，ジェスチャー，ボディタッチなどの非言語的コミュニケーションを含めると，すべてのグループ訓練は，何らかの形でコミュニケーションを促進する活動であると言える．

　本項では，まず認知症患者にグループ訓練を実施する際の，コミュニケーションに関する留意点を述べる．次に，筆者らが実施している認知症患者のコミュニケーション機能そのものに働きかけるグループ訓練の実施方法と経過を紹介する．

1 認知症患者を対象にしたグループ訓練におけるコミュニケーションに関する留意点

1.1 リーダーと補助の役割を分別する
　難聴あるいは注意の持続や分配が困難な場合が多いため，患者に与える刺激量をかなり統制する必要がある．グループのリーダーと補助が同時に話すと，患者の注意が拡散する．リーダーの指示と同じことを繰り返すことが重要で，先走ったり，別のことを指示したりしない．

1.2 視覚刺激を多用する
　難聴やワーキングメモリー容量の減少のため，聴覚的な指示だけでは理解に限界がある．文字，絵，写真，イラストなどの視覚刺激で補完することで理解が促される．たとえば，大型スクリーンに映すのも有効である．

1.3 指示は短く
　前述のように聴覚的理解が低下しているため，1文の長さを短くすることと，1文につき1メッセージを心がける．理解していることを確認してから，次の指示を与える．

1.4 見当識確認を2回行う
　グループ訓練の開始時と終了時の2回，見当識の確認を行う．軽～中等度認知症患者に各5分程度の見当識強化を行ったところ，MMSEにおいて日付と曜日，現在いる建物の名称と階数に関する見当識が改善した[1]．これらの項目は，検査場面で問われて考えるだけなく，日頃からカレンダーを見る，病院内の曜日ごとのスケジュールを気に留める，移動した場合は位置を覚えておくなどの見当識に対する意識がなければ検査場面での正解は得にくい．また，MMSEの下位項目と日常生活活動の関係について重回帰分析を行ったRazaniら[2]によると，見当識項目得点が日常生活活動を最も予測すると報告されている．グループ訓練で見当識を強化することで，日々の生活における自分を取り巻く現実状況の把握を促すと考えられる．

150

1.5 開始と終了を明確に

認知症患者は多くの病院や施設において在院・所期間が長い傾向があるため，グループ訓練が明確な終了期限を設けずに継続する場合がある．グループ訓練も認知症治療の一つであることから，1クールを3～6か月程度に区切って実施する必要がある．初期評価と同じ評価を実施して，効果を確認し，訓練継続の是非，訓練内容の修正を検討する．患者にとっても，開始式や修了式を行うことで，時の流れを再確認でき，ある種の達成感を得られる．

1セッションも開始と終了の挨拶を明確に行う．決まった時間に始まり，定時に終わるという生活リズムを作ることにつながる．挨拶は，特定の語を2者間で復唱し合う行為であり，認知症患者に保たれている復唱機能を使った重要なコミュニケーションと言える．

2 コミュニケーション機能の維持・向上を目的としたグループ訓練

2.1 対象

対象は，軽～中等度の認知症患者8例（男性3例，女性5例）．平均年齢83.5±6.0歳，MMSE平均得点16.8±7.4点であった．原疾患はprobable AD 5名，VaD 2名，その他1名で，コミュニケーション障害の種類は軽度の聴覚障害3名，運動障害性構音障害3名，廃用による発声発語機能低下4名，注意機能低下1名（重複を含む）であった．

2.2 訓練目標

機能・構造面の改善目標：発声発語器官の運動，言語機能（聴覚的理解，視覚的理解，発話，書字），コミュニケーションの基盤となる注意・記憶・見当識．

活動・参加面の改善目標：発話明瞭度，他者とのやりとり，活動への意欲．

2.3 訓練概要

頻度・時間・参加スタッフ：週1回60分，6か月間．言語聴覚士2名，診療助手1名．

1セッションの流れ：1セッションは，開始と終了の挨拶，出席確認，時間と場所の見当識確認，グループ訓練の目的の確認，発声発語器官の体操，コミュニケーションに関する課題で構成される（表1）．いつ，どこで，何のために集まっているのか，という見当識を促すため，時間と場所，訓練の目的を，1セッションの冒頭と終わりに1回ずつ計2回行うのが，一般的なグループ訓練と異なる特徴的な点である．発声発語に関する課題は，①下顎の開閉，②口唇の突出・引

表1　1セッションの流れ

開始前	スタッフや患者同士の挨拶
	見当識確認カードの記入
グループ訓練	開始の挨拶
	出席確認
	時間と場所の見当識確認①
	グループ訓練の目的確認①
	発声発語器官の体操
	コミュニケーションに関する課題
	時間と場所の見当識確認②
	グループ訓練の目的確認②
	終了の挨拶

表2　コミュニケーションに関する課題の具体的内容

課題	具体的内容
注意	・単語・短文を与える，あるいは歌唱しながら，単音節（ka）で拍手 ・ボールを隣の人に回し，合図で逆回転．あるいは1〜5まで数え，5を数える時はボールを上にあげる ・ホワイトボードに数字（1〜10）を書き，指示棒で示しながら数唱．10の時に手を挙げる ・棒を使った体操で，STとは上下左右反対に動かしてもらう ・ホワイトボードに身体部位を書き，指示棒で指された自分の身体部位を触る
記憶	・物品2個を記銘し，干渉課題として後出しじゃんけんを行った後，再生 ・写真と名前を意味ヒントを与えて記銘，意味ヒントを手がかりに再生 ・絵カードを使った神経衰弱ゲーム ・図形を1セット配布して記銘し，ホワイトボード提示された図形の中から同じものを選択
読解・書字	・ホワイトボードに書かれたクイズを読んで，挙手して答える ・絵と文章の正誤を考える ・詩を模写し，記銘して作品にする ・ことわざの穴埋め．全体で答え合わせを行う ・年賀状作成
発話	・名前，出身地などの自己紹介 ・詩の音読と発表 ・テーマにそって話す：子どもの頃の遊び，秋について

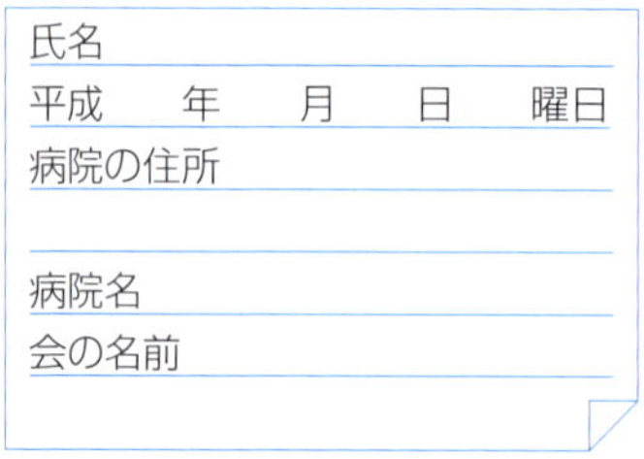

図1　見当識確認カード

始めの挨拶
「姿勢を正して下さい．
これから，なかよし会を
始めます．礼」
終わりの挨拶
「姿勢を正して下さい．
これで，なかよし会を
終わります．また来週，
元気に集まりましょう．礼」

図2　患者が音読する挨拶文

き，③舌の突出・引き，④舌の左右反復，⑤頬の膨らましであり，いずれも5回ずつ，毎回同じものを反復して実施し定着を図った．コミュニケーションに関する課題（**表2**）は，注意，記憶，読解・書字，発話を主とするプログラムを日替わりで行った．

会が始まる前までの待ち時間を利用して，見当識確認カード（**図1**）に日付，曜日，病院の住所などを記入してもらう．わからない患者には正解の書かれたカードを模写してもらい，誤りなしな学習とする．会の開始と終了の挨拶時には，号令役の患者を決めて，挨拶文を他の患者に聞こえ渡るような大きな声で読んでもらう（**図2**）．見当識確認時は，あらかじめ書いてもらった見当識確認カードを患者に読み上げてもらい，正面のホワイトボードにスタッフが記入して全員で確認し音読する．併せて，グループ訓練の目的もホワイトボードで確認して全員で音読する（**図3**）．

運営上の特徴

・毎回，同じ時間帯に同じ場所で行う．
・評価より明らかになった個々の患者の復唱，音読，模倣などの残存する言語機能を活用する．
・メンバーを2つのチームに分けて対抗戦形式にし，課題への取り組み意欲を高める．

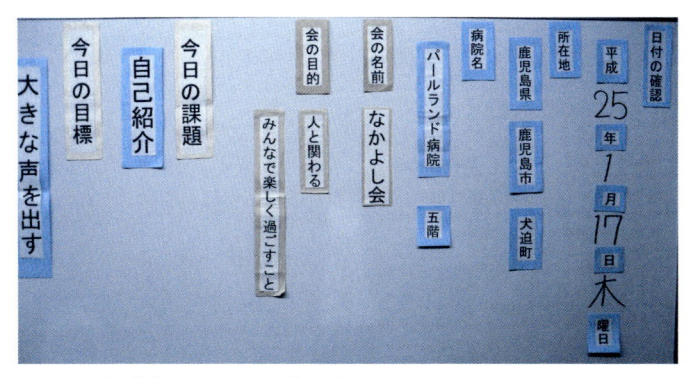

図3 参加者全員での確認ボード

- 結果を数値化して達成感を持たせる.
- スタッフは, ほぼすべての課題において失敗体験をなるべく排除した誤りなしな手続きで正答に導く.
- 残存能力を発見し賞賛する.

2.4 訓練導入後の変化

- 訓練への参加率の平均は87.1%と高かった.
- MMSEでは, 総得点が2点以上向上[3]したのは3例であり, いずれも見当識が改善していた. 2点以上低下したのは3例, 他は不変であった.
- 構音検査では, 訓練開始時に, 文レベルの発話に必要とされる10秒を下回る例が4例いたが, 全例, 訓練後も10秒を超えなかった. 交互反復訓練も著変はなかった. ただ, 発声発語器官の運動自体は模倣にてほとんどの患者が自力で行うことが可能となった.
- 言語検査は著変なかった.
- 能動的態度評価では, 全例総得点が向上し, 下位項目では,「対人意識」「参加態度」「発話行動」「社会的行動」が特に大きく上昇した.
- 行動観察所見では, 訓練場所に自発的に移動する, 号令係に立候補したり他者を推薦したりする, 訓練前にスタッフに見当識を確認する, 他患に自発的に挨拶する, 訓練外での離床時間の延長などを認めた.

以上より, 発声発語器官の機能や言語機能の変化はみられなかったが, 見当識の向上と, 意欲や対人交流で効果を認めた.

■文献

1) 飯干紀代子・他:認知症者に対する集団での包括的認知訓練の効果-MMSE (Mini Mental State Examination) の下位項目による分析. 高次脳機能研究, 29:426-433, 2009.
2) Razani J, et al.: Predicting Everyday Functional Abilities of Dementia Patients with the Mini Mental State Exam. J Geriatr Psychiatry Neurol, 22:62-70, 2009.
3) Iverson, GL: Interpretation of Mini-Mental State Examination scores in community-dwelling elderly and geriatric neuropsychiatric patients. Journal of Geriatric Psychiatry, 13:661-666, 1998.

第3章 コミュケーション支援

7 メモリーブックを用いた支援

1. メモリーブック総論

1 メモリーブックとは

　メモリーブックとは，オハイオ大学の Speech Pathologist である Bourgeois MS が 1990 年代に考案した，認知症や記憶障害患者を対象にしたコミュニケーション支援ツールの一つである．本人から聴取した生活史を文章にして，写真や地図などとともに，一冊のノートにわかりやすくレイアウトしてまとめたアルバムである[1]．

　筆者らは Bourgeois らとの共同研究において，本邦の文化・社会背景を考慮したメモリーブックを開発・施行中である．本項では，筆者らが手掛けているメモリーブックの目的や特徴，具体的な作成方法や実施方法，現時点での効果について紹介する．

　生涯発達心理学では，高齢期は人生の統合あるいは高位の自己実現を達成できる時期とされ[2]，それを成し遂げる重要な方法の一つに，これまでの人生の歴史を振り返ることがあげられる．加えて，人は生涯にわたって自分の持てる能力を開発し続ける存在であることも生涯発達心理学の重要なテーマである．たとえ超高齢であっても，認知機能が低下していても，寿命が尽きるその時まで人は何かしら変化する可能性を秘めていると言える．

　「memory」という単語には，「思い出す」という過去の記憶を振り返る意味と，「覚える」という新たに記憶を作り出す意味の2つがある．メモリーブックは，「過去」を振り返り，その連続として「現在」の生活を確認し，かつ「未来」にも目を向けるという基本コンセプトを持つ．近年調査報告が蓄積されてきている高齢期におけるプロダクティブな発達観を，メモリーブックを通して認知症患者にも拡大適用することを企図している．

2 メモリーブックの構成

　メモリーブックは，前述のように，「過去」「現在」「未来」の3つのパートに分かれる．パート1の「過去」では，これまでの人生に関する思い出を記す．これは第2章で述べた，患者の自伝的記憶に相当し，生い立ちから，幼少期，小中高校や大学，就職，結婚，家庭，退職後など，本人が記憶している事項を，文章と写真で時系列に綴る．パート2の「現在」では，今の生活に関する覚書きを記す．見当識に関する情報や現在のスケジュールや日課などである．パート3の「未来」は，これから先の生活への希望や期待である．「平和」「無常」といった形而上学的なことでも，「○○を食べたい」といったささやかなことでも何でも良い．経験的には，たとえ重度認知症

154

患者であっても，丁寧に聴取すると本人なりの希望や願望は持っていることがある．

　これら3つのパートすべてを作成することが基本であるが，認知症の重症度，あるいは用途によっては，必要に応じた一部分のみの作成・利用も可能である．

3 メモリーブックにより期待される効果

　メモリーブックを用いた支援により期待される効果は5つある．第1は，過去を回想することによる情動の安定である．個人回想法で得られる効果とほぼ同じと言えよう．第2は，現在の見当識に関する能力の向上であり，RO法で得られる効果とほぼ同じと言えよう．第3は，過去・現在・未来を通して自分の人生を考えることがもたらす人生への肯定感，第4は，自伝的記憶を口述，書字，音読，読解することによる言語機能の改善である．第5は，患者を取り巻くスタッフや家族が，患者の自伝を知ることによる患者理解と，患者との良好な関係性構築の促進である．すなわち，人生の統合やwell-being（主観的幸福度）の促進効果である．

4 メモリーブックの作成方法

　メモリーブックは，文章と，それを適切に反映する写真やイラストで構成される．まず，文章と写真やイラストの収集方法をパートごとに紹介し，次に，それらを統合して1冊のアルバムにまとめるための具体的な留意点を述べる．

4.1 文章作成と写真やイラストの収集方法

パート1：過去の思い出

　文章：メモリーブックに記載する過去の思い出において重要なことは，客観的な事実としての過去の出来事というより，本人が覚えている思い出，つまり自伝的記憶を記すことである．なぜなら，客観的には事実であっても本人がそれを覚えていない場合は，完成したメモリーブックを読んでも，自分の人生史として認識せず，他人の話あるいは架空の物語としてとらえてしまうからである．生い立ちから，幼少期，学童・生徒期，成人期，結婚・家族，仕事，退職後と時系列にそって，なるべくポジティブな感情を生起できる出来事を聴取する．具体的な聴取方法や留意点は第2章第3節を参照のこと．

　本人の写真：家族に頼んで，患者の自伝的記憶エピソードに関連する写真を借りる．理想的には生い立ちから現在までの写真が揃うとよいが，収集可能な範囲で良い．複数の写真が集まったら，その中から，メモリーブックに収める写真を選ぶ．

　写真選びのポイントは3つある．第1に，写真の意味を患者自身がわかっていることである．先に述べたように，メモリーブックには自伝的記憶，すなわち本人が覚えている思い出を載せる．したがって，写真は本人の思い出とフィットするもの，昔のことを生き生きと思い出すものでなければならない．家族や第三者の視点で患者の人生にとって大きな意味を持つと思われる写真ではなく，本人にとっての重要性で選択する．第2に，重要な人物や建物が中心にはっきり写っていることである．たとえば，生まれた家の写真であれば，家の全景が写真いっぱいに広がっていることが重要である．玄関の一部しか映っておらず誰の家か判別しにくい写真や，逆に，周りの家がたくさん写っていて自分の家がどれかわからない写真は不適切である（**図1**：左が良い例，右が悪い例）．第3に，適切な解像度とサイズである．高齢者は視力やコントラスト感度が低下するため，写真の細部や輪郭の認知が困難な場合が多い．本人が明瞭に認知できるような解像度と

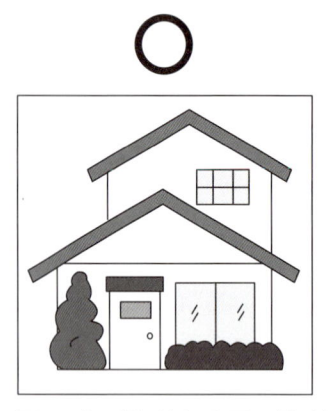

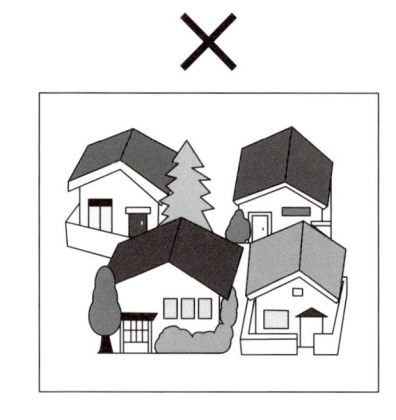

図1　良い例（左）と悪い例（右）

サイズに加工する.

　なお，古い写真は大変貴重なので，家族から借りた写真はコピーやスキャナーで複製し，オリジナルは速やかに返却する．多めにコピー，スキャンして，バックアップしておき，今後のために保管しておく．細かい話になるが，古い写真をアルバムから剥がす時は，破損しやすいので細心の注意が必要である．

　ネットや書籍からの写真，地図，イラストなど：患者によっては，写真がないか極端に少ない，あるいは，家族が遠方にいるため持って来られないなどの理由で写真が手に入らない場合がある．また，幼児・児童期の遊び，成人期の趣味や特技，職業内容を端的に表すような写真は，そもそも写真に撮っていないことも多い．そのような時は，本，雑誌，インターネットを活用する．

　たとえば，中等度アルツハイマー病（Alzheimer disease：AD）のAさんの職業「水道管の配管」に関するメモリーブックのページには，水道の配管に使う各種の道具や，部品の写真が添えられている．また，裁縫学校に汽車で通っていた中等度ADのBさんの「女学校時代の思い出」のページには，好きだった唱歌の教科書と，通学に利用していた蒸気機関車の写真が載っている．これらは，いずれもインターネットで検索したものである．なお，インターネットを通して手に入れる写真については，著作権に十分配慮する．

　生誕地についてのページには，地図を載せる．その際には，範囲の大きいものから小さいものへと載せていくことが大切である．たとえば，先のAさんの生まれは東京都の文京区であるが，彼のメモリーブックの最初のページには，関東地方の地図，次に，東京都の地図，そして文京区の地図が並ぶ．Aさんは，ページにそって，順を追って自分の生まれ育った場所を明確に思い出していく（図2）．

パート2：現在の生活

　文章：メモリーブックの「現在の生活」に記載する内容は2つある．第1は，患者の現実見当識に関する情報である．具体的には，When（いつ），Where（場所），Who（誰と一緒），What（何をしている）の4Wであり，たとえば，現在の年号，入所している施設名・住所・部屋番号，家族やスタッフの名前などである．患者はメモリーブックを見るたびに，現実見当識訓練を自ら実践することになる．第3章第6節で述べた24時間RO法に類似しているとも言えるが，メモリーブックの独自性は，現在の見当識情報が，パート1の「過去の思い出」のページと連動して

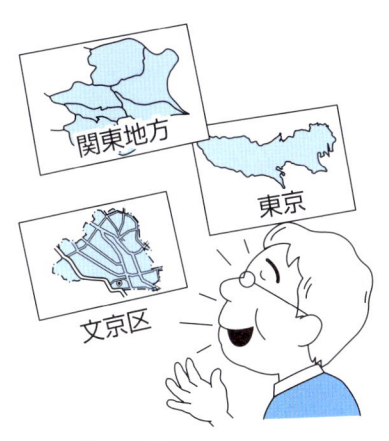

図2　地図は範囲の大きいものから小さいものへ

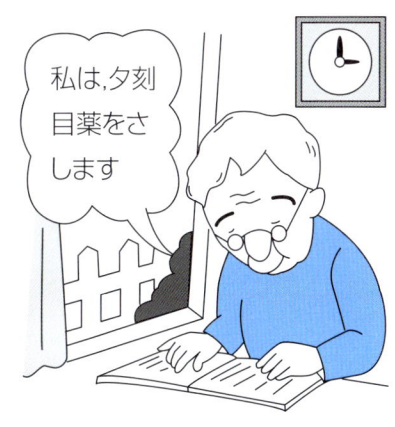

図3　日課を載せる

いる点である．これまでの生活を振り返ったうえで現在が提示されるので，患者の混乱が少なく，納得しやすい．ただし，自分の実年齢を認識していない，あるいは施設入所中にかかわらず現役で働いていると思っている患者などに対しては，現実の情報を与えることが混乱を引き起こすため，留意が必要である．また，現実見当識に加え，趣味，特技，好きなこと，大切にしていることなどの情報も，現在の生活を支える情報として有益である．

　第2は，患者の生活スケジュールや日課である．曜日が決まっている入浴やリハビリテーション（以下リハ），デイケアなどの予定を一覧表にして，メモリーブックに載せる．ただし，今日の曜日を認識し，かつスケジュール表の予定と一致させる能力が保たれた軽度例のみが適応となる．曜日に応じたスケジュールを確認できない中等度や重度例の場合は，毎日欠かさず行う日課，たとえば，朝食後に薬を飲む，目薬をさす，眼鏡は机の引き出しにあるなど，メモリーブックを備忘録として活用できる．ただし，単にメモリーブックを置いておくだけでは効果が期待できないため，スタッフや家族が，一日に何回かメモリーブックを見るよう促すことが必要である．筆者らの経験では，MMSEが20点前後だと，メモリーブックの該当ページを開いて机の上に置いておけば，自発的に読んで，そこに書いてある行動をとれる可能性が高いが，15点以下だとスタッフや介護者や家族の促しや助力が必要という印象を持つ（図3）．

　写真やイラスト：メモリーブックの現在の生活に載せる写真は，今の生活場面の写真を撮るところから始まる．施設や自宅の外観，自室，デイルーム，リハ室，風呂など建物や空間の写真なので，必ずしも本人が写っている必要はない．留意点は，パート1で述べたように，本人が写真を見てその場面を認識できること，重要な建物などが中央にはっきり写っていること，解像度やコントラストが明瞭なことである．

パート3：未来への希望

　パート1，パート2で述べた過去の思い出や現実の生活についての記述部分は，意欲の向上や見当識の改善といったある程度エビデンスのある効果を期待できる支援方法といえる．しかし，パート3の未来への希望は，変化を数値で表せるものではなく，効果の客観的な検証はきわめて難しい．むしろ，エビデンスとは別の軸での考え方，認知症患者に対する人生の質への洞察に関わる支援の一つと考えている．

たとえば，MMSE 10点代前半のアパシー傾向のある中等度認知症患者に，パート1の生い立ちからこれまでの思い出，パート2の現在の生活を経て，パート3で希望を何回かに分けて聴取したところ「話せて本当によかった」「色々あったけど，よい人生でした」「また，少しでも日記をつけていこうと思います」と穏やかな表情で深々と頭を下げて帰室していく．本項では，そのような人生の肯定感に基づく今後の展望を目的としたパート3：未来への希望の作成方法を記す．

　文章：未来への希望に記載する文章は，基本的には，直接患者に尋ねて得られた答である．たとえ重度の認知症患者であっても，経験的には，丁寧に聞けば，実現可能性や適切性はともかくとして，何らかの希望を述べる．尋ね方の基本は，「オープンクエスチョンからクローズドクエスチョンへ」，である．パート1で患者の自伝的記憶を聴取すると，患者にとって，再びやってみたいこと，できなかったけれど新たにやりたいことの見当はつく．しかし，患者の未来の希望を誘導することは避ける．まずは，たとえば，「これからの生活（暮らし）で，やってみたいな，とか，こうなったらなということはありませんか」というような，答えを限定しないオープンな聴き方で尋ねる（オープンクエスチョン）．一般に，高齢になると，若年期のように自分の発展的な未来や将来の夢を考えることはきわめて少ないため，この質問については，答えるまでに時間がかかるので，かなり根気強く待つ必要がある．答えが出なかった場合は，自伝的記憶に基づいた選択肢を出してクローズドに尋ねる（クローズドクエスチョン）．

　写真やイラスト：未来への希望に載せる写真の集め方は2通りある．1つは，未来の希望が過去の経験の再現である場合で，自伝的記憶で収集した過去の出来事の写真を活用できる．もう1つは，過去にできなかったことを改めてやってみたい場合である．これは，本人の写真にはないエピソードなので，著作権に十分配慮して，インターネットの写真やイラストを活用することになる．留意点は，パート1で述べたように，本人が写真を見てその場面を認識できること，重要な建物などが中央にはっきり写っていること，解像度やコントラストが明瞭なことである．

4.2　文章と写真やイラストを組み合わせる

　文章と写真やイラストを組み合わせる際の留意点は3つある．第1は写真やイラストを上部に文章を下部に配置することである．視覚的理解力が低下している認知症患者にとって，たとえ平易な表現で視力に合ったサイズで書かれた文字であっても，読解には負荷がかかる．ページの上部に写真やイラストなど，下部に文章を配置して，まず，イメージを賦活してから文章を読み進むようなレイアウトにする．

　第2は1ページに1エピソードを収めることである．エピソードの途中でページを区切ると，ワーキングメモリーの低下した認知症患者の読解力は著しく阻害される．次ページをめくっている間に何の話だったか忘れてしまい，前ページに戻って確認することになり，なかなか先に進めない．また，1ページの文字数が多いと患者の読む意欲を削ぐことにもなり，疲労もする．患者の読解力に合わせた文章量にする．

　第3は本人の言った単語や言い回しをそのまま使うことである．認知症患者が理解可能な語彙数，つまり意味記憶は減衰している．したがって，同じ意味であっても単語が違うと本人は意味がつかめないことがある．たとえば，Bourgeoisが中等度AD患者にメモリーブックを作成した際，自伝的記憶のやりとりの中で，「休日に狩りに行った」という話が出た．彼女はメモリーブックに「My hobby was hunting.」と記して翌日患者に見せたが，彼は全くピンとこない様子であった．彼女は言い回しを変えて彼に見せることを繰り返し，「I was engaged in hunting.」という文

章を見せたところ，彼はすぐさま嬉しそうな表情を浮かべ，「Yes, I engaged hunting. Yes, Yes.」と，その文章を何度も呟いたという．本人が用いる言い回しは，本人のこれまでの経験に基づく深い感情に裏打ちされていることが多いので，大切なキーワードとして，なるべくそのまま用いる．

　文章を校正する：前述した，患者の発言をそのまま記載することと矛盾するようであるが，極端に文意がとれない，長すぎる，同じ内容の繰り返しといった発話は，校正が必要である．

　ポイントは3つある．第1は文章の形式的側面であり，文字のサイズや書体である．文字サイズは患者が判読可能な大きさでなければ意味がないが，一方で視力には個人差があり，経験的には小さな文字でも判読可能な患者がかなり存在する．2章で述べたMNREAD-JKなどを利用して適正な大きさの文字にする．筆者らは，軽度から重度の認知症患者10例を対象に，**ゴシック体**，**教科書体**で書かれた10単語を音読してもらった．順序効果を相殺するため患者ごとに読む順序を変え，所要時間を計測した後，どちらが読みやすかったか尋ねた．結果は，**教科書体**が最も音読速度が速かった．その一方で，読みやすさの印象は**ゴシック体**が一番と答える患者が多かった．**教科書体**は字体への馴染み感が，また**ゴシック体**はコントラストの強さが，それぞれの結果を生むのではないかと思われる．我々は**教科書体**を用いている．

　第2は文章の長さである．本人の言った文章がとても長かったり，要領を得ない回りくどい言い方だったりした場合は，本人が使った単語や言い回しは最大限尊重しながら，文章を区切って短くする，文の構成を入れ替えるなどして，本人が理解できる長さの文章に校正する．

　第3は漢字と仮名の問題である．漢字読解能力が保たれている患者はもとの知的レベルの反映を含め認知機能全体が高い．一方で，仮名文字の音読や読解能力は後期まで保たれる[4]．したがって，認知症の重症度に応じて，漢字と仮名を使い分ける，あるいは漢字にルビを振るなどの工夫を行うことが重要である．軽度例は漢字を，中等度・重度例は漢字にルビを振る，最重度例は仮名単語のみというのがおおよその目安であるが，実際に患者に提示しながら適切な表記方法に訂正していく．

　アルバムに綴じる：メモリーブックは使い続けることに意味がある．患者の自伝的記憶の再認，見当識やスケジュールの保持や更新，未来に向けた展望記憶の強化は，使い続けることで効力を発揮する．そのために重要なポイントの一つとして，アルバムの「材質」と「サイズ」があげられる．

　これまで筆者らがアルバムとして使ったのは，「ノート」「アルバム」「バインダー」「クリアファイル」「メモ帳」などである．選ぶポイントは，患者にとっての見た目のインパクトと耐久性である．飽きずに繰り返し見てもらわなければならないので，本人の好む色や素材感を選ぶ．たとえば，茶道や華道を嗜み，年末には合唱団で第九交響曲を歌っていた軽度認知症のCさんのメモリーブックは，光沢のある藤色のアルバムである．タイトル文字も芸術雑誌に使われるような書体を使った．Cさんは，「これは私の宝です」と言って部屋に飾っている（図4）．一方で，中・重度患者のメモリーブックには，耐久性が求められる．メモリーブックの存在を忘れて車椅子の座面のクッションの下敷きになっていたり，ベッドの下に落ちていたりといったことがしばしば起こるため，見た目より丈夫さを重視する．破れにくく角がつぶれにくいもの，汚れても拭けるコーティングがされたものが適している（図5）．

　「サイズ」についても同様である．Cさんのメモリーブックは，宝であり永久保存版なので，

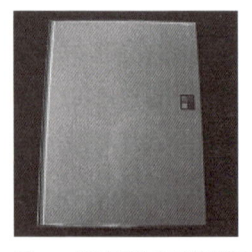

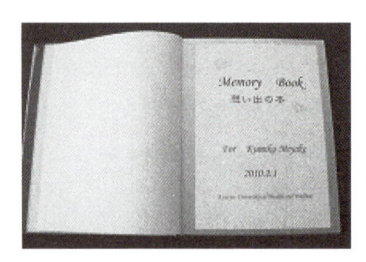

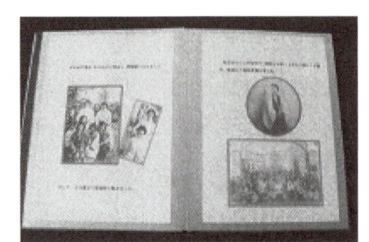

図4　軽度認知症患者に作成したメモリーブック

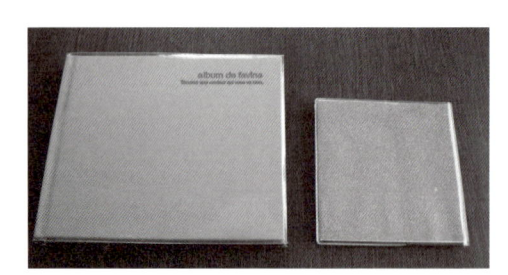

図5　中等度〜重度患者に作成したメモリーブック

30×25センチの大きなアルバムである．一方で，中・重度患者の場合は，気軽に持ち運べていつでもページを開けられるコンパクトなサイズ，20×15センチくらいのA5サイズが経験的には適切な大きさである．これより小さいと写真がうまく収まらず，文章の文字も小さすぎて見えにくい．

■文献
1) Bourgeois MS：Enhancing conversation skills in patients with Alzheimer's disease using a prosthetic memory aid. J Appl Behav Anal, 23 (1)：29-42, 1990.
2) Erikson EH, 西平直, 中島由恵・訳：アイデンティティとライフサイクル．誠信書房，2001.
3) Maslow AH, 小口忠彦監訳：人間性心理学．産業能率短大出版部，1971.
4) 高月容子・他：アルツハイマー病患者の言語障害―WAB失語症検査日本語版による検討―．失語症研究, 18：315-321, 1998.

2. メモリーブック各論

1 メモリーブックの使い方

　メモリーブックの使い方は大きく2つに分かれる．1つはリハやケアプログラムとしての活用，もう1つはスタッフや家族の患者理解を促進するための活用である．本項では，各々の活用方法について，自験例を提示しながら解説する．

1.1　リハ訓練プログラムの一つとして

　メモリーブックは作成プロセスそのものが訓練プログラムとなる．患者の自伝的記憶を聞き，文章にして読んでもらい修正し，写真を吟味し，アルバムにまとめるという過程が数回にわたる

表1 個別リハプログラムとしてのメモリーブック

作成過程		自伝的記憶の聴取
	〃	書字
	〃	音読
	〃	新たな想起
	文章と写真の統合	
完成後	音読	
	フリートーク	
	新たな想起	
	想起内容の書字	

個人訓練として成り立つ．自伝的記憶の具体的な聴取方法は前述（pp.152〜156）を参照．表1に，筆者らの実践の概略を示す．

完成したメモリーブックを訓練でどのように用いるかは，認知症の重症度によって異なる．以下に，重症度別の活用例を紹介する．

軽度認知障害（mild cognitive impairment：MCI）や軽度認知症患者：MCIや軽度認知症患者は，メモリーブックを作り上げること自体に大きな意義がある．メモリーブックの作成途上や完成したものを初めて通読する時までは，毎回の訓練プログラムとして実施でき，患者の意欲もきわめて高く，情動の安定や発話量の増加といった効果も顕著である．しかし記憶力が比較的保たれているので一度読んだメモリーブックの内容を覚えていることが多く，メモリーブックが完成した後は，内容に対する新鮮味が薄れ，毎回の訓練で繰り返し用いることに抵抗を示す患者が多い．1〜2週間に1回，あるいは月に1回程度，音読し，新たなエピソードを引き出す，その内容を書字するといった活用になる．MCIや軽度認知症患者は認知機能維持向上のための個人訓練を行うことが多いが，訓練開始時のフリートークの材料として，メモリーブックの一つのエピソードを使うことは有益である．

中等度認知症患者：中等度認知症患者への目的は，①情動の安定や意欲の喚起，②BPSDの軽減，③見当識の維持や一部改善である．記憶障害が進行しているため，メモリーブックを読んだ事実や書かれている内容を覚えていないことが多くなる．メモリーブックを毎回読んでもその都度新奇刺激としてとらえるため，多くの患者は連日メモリーブックを使った訓練を行っても，毎回，新鮮かつ意欲を持って訓練を持続することができる．

【回復期病棟において粗暴行為や拒否を呈し，看護やリハに困難をきたした中等度ADに対するメモリーブックを用いた支援】[2]

症例：70歳代，男性，AD，FASTステージ5，CDR2，罹患期間7年，ドネペジル服薬中．
現症：病棟では介護看護拒否，暴言や暴行，性的脱抑制を認め，ほぼ終日臥床．PT・ST訓練では，離床拒否，来室拒否，検査・訓練拒否，暴言・暴行，性的脱抑制を認め，発話はほとんどなく対応に難渋していた．ST訓練にてフリートークで生い立ちのことを話題にしたところ，文レベルのまとまった発話が認められた．
神経心理学的所見：検査拒否のため限定して実施．MMSE 15/30点，SLTA-ST「まんがの

説明」の平均発話開始時間は 50.3±60.3 秒（最大 137 秒），段階評価は 3-1〜4，主題説明はすべて困難で 4 問とも 0 点であった．

<u>行動心理学的所見</u>：標準意欲評価法（CAS）の面接による意欲行動評価スケールは 34/60 点，日常生活行動評価は 28/40 点，自由時間観察では行為評価段階 3（無動），談話評価 4（無言），臨床的総合評価では段階 4（ほとんど意欲がない）であった．BPSD の直接的行動観察式評価（BPSD-AS）[1]における担当 PT・ST 各々の評価は，指示・誘導・介助への興奮拒否が中〜重度，負担度が軽〜中等度，易刺激性が軽〜中等度，負担度が極軽〜軽度，脱抑制が重度，負担度が軽度であった．訓練 1 回当たりの暴力行為，性的脱抑制行為回数は，PT が平均 4.4±1.9 回，ST が平均 5.6±2.3 回であった．

<u>介入</u>：13 週間，週 2〜3 回，10〜20 分実施した．メモリーブックは，「過去の思い出」は 9 ページ，「現在の生活」は 4 ページ，計 13 ページであった．第 I 期（1〜2 週）はベッドサイドにて生活史を聴取した．傾眠傾向が強く，起こそうと声かけをすると暴力行為を認めた．発話は単語レベルが主であったが，家族や故郷の話などでは文レベルの発話を認めた．第 II 期（3〜13 週）は，完成したメモリーブックを用いた訓練を行った．依然として離床拒否のためベッドサイドにて開始した．メモリーブックの音読は拒否し黙読した．6 週目以降はリハへの拒否が減少し，初めて ST 室にて実施可能となった．8 週目以降にはリハ中の暴力行為はほとんどなく，文レベルの自発話も認めるようになった．

<u>再評価</u>：MMSE は 15→17/30 点となり「時間の見当識」が変化した．SLTA-ST「まんがの説明」は，発話開始までの時間が平均 50.3→3.5 へと著しく短縮し，段階評価は 3→4〜5，主題説明は 0→1〜2 点へと向上した．発話量も 9 文節が 1 文→10〜19 文節が 3 文と向上し，"一生懸命"や"ガッカリしている"などの感情描写も認められた．

CAS では，面接による意欲行動評価スケールが 34→27/60 点，日常生活行動評価は 28→24/40 点，自由時間観察では行為評価段階 3（無動），談話評価 4（無言）で変化はなく，臨床的総合評価は段階 4（ほとんど意欲がない）→段階 2（中等度意欲低下）へと自由時間観察以外の全項目にて意欲向上を認めた．病棟では，依然として臥床傾向はあるものの，食堂での食事摂取，病棟でのレクリエーション参加，他患へ挨拶をするなどの変化を認めた．BPSD-AS では，指示・誘導・介助への興奮拒否の重症度が中〜重度→中〜なし，負担度が軽〜中等度→軽〜なし，易刺激性の重症度が軽〜中等度→なし，負担度が極軽〜軽度→なし，脱抑制の重症度が重度→中等度，負担度が軽度→軽〜極軽度へと改善した．訓練中の暴力行為，性的脱抑制行為回数は，PT では平均 4.3→2.6 回，ST では平均 5.3→1.0 回と減少した．

観察による訓練室での変化を表 2 に示す．メモリーブックを用いた訓練をきっかけに生活全般への拒否傾向が軽減し，暴力行為が減少するなど情動が安定した．それと併行して発話が質・量ともに好転したことが示された．

<u>重度認知症患者</u>：重度認知症患者に対するメモリーブック使用の目的は，①情動の安定や意欲の喚起，②生活障害の軽減，③BPSD の軽減である．

【ナーシングホーム入所中で時々下着の着衣を忘れる重度 AD 患者に対する支援（米国）】
<u>症例</u>：80 代，女性，AD，MMSE 10 点．

> 現症：下着の着衣を忘れて，食堂やレクリエーションルームに出てきてしまう．
> 目的：確実に下着を着衣する．
> 方法Aと経過：メモリーブックのパート2：「現在の生活」のページに，①下着を付けましょう，②Tシャツを頭からかぶりましょう…といった，短文とイラストからなる着衣の方法を記す．介護者が時折手助けすれば，このマニュアルを見て，着替えが可能となった．しかし，依然として，時折，下着を付けずに自室を出てくることがあった．
> 方法Bと経過：症例の自室の洗面所の鏡に，「○○さん，いつも下着を履いておきましょうね」というメモリーカードを貼付（図1）．症例は，洗面所で手を洗ったり，身だしなみを整えたりするたびに，そのメモリーカードを目にし，音読した．そして，自分がちゃんと下着を付けているか確かめるようになった．症例の着衣忘れが完全に消失したわけではないが，回数が半分に減るだけでも，介護負担は軽くなる．症例の残存する言語による自己管理能力を最大限に活用した介入方法である．

表2　訓練経過

期	週	時間	訓練場所	BPSD	発話内容
第Ⅰ期	1～2週	約10分	ベッドサイド	離床拒否 暴力行為（病棟・リハ室）	「畳屋」「7人」「次男」など主に単語レベルの発話．自発話ほとんどない．家族や故郷，趣味の民謡の話では，文レベルの発話．
	3週	約10分	ベッドサイド	離床拒否 暴力行為（病棟・リハ室）	「なんで何回も読むんだ」と音読拒否，黙読にて実施．黙読時，家族の写真や自らが民謡を歌っている写真は特によく見ていた．
	4週	約10分	ベッドサイド	離床拒否 暴力行為（病棟・リハ室）	民謡を歌っている写真を見て，「こんないい時代もあったんだな」という自発話．
第Ⅱ期	5～6週	約10～20分	ベッドサイド→ST室	暴力行為（病棟・リハ室）	静かにメモリーブックを眺める．STの質問に対して「（小学校まで）4キロくらいある．歩いて行ってた」など短文での返答．
	7週	約15分	ST室	暴力行為（病棟・リハ室）	民謡のページの写真をずっと眺めた後，自ら，2曲，民謡を歌う．促すと拒否なくメモリーブック音読．
	8～10週	約15分	ST室	暴力行為（病棟のみ）	メモリーブック音読後，担当PTに会い，少々間違えながらも名前を呼んで会話．
	11～13週	10～20分	ST室	暴力行為（病棟のみ，かつ減弱）	「もうこの家には帰れねーだろうな．車がないからなー」「水曜だから，本当だったら民謡に行ってるんだけどな」など文レベルの自発話増加．STの質問への返答も文レベルで返答．

1.2　リハ・看護・介護スタッフ・家族の患者理解を深めるツールとして

　認知症患者の支援にとって，患者の生活史を聴取することの重要性はすでに数多く提唱されている．たとえばパーソン・センタード・ケアの考えに基づいた介護研究センターが開発しているセンター方式[3]などで患者の詳細な生活史をデータ化している介護保険関連施設も多いと思われ

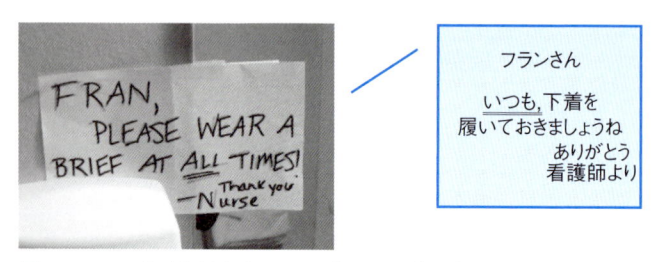

図1　BPSDに対するメモリーブックの応用例

る．人生の詳細な聴取と記録もデータベースとしては貴重であるが，その中には患者自身がすでに忘却してしまっている事実も多く含まれる．本人が自ら語る自伝的記憶の集積であるメモリーブックに記載された内容は効率のよい貴重な患者理解の方法であると考える．一般病院や回復期病院などでは，そもそも，患者の生活圏など背景情報を詳しく聴取していないことが多い．患者の生い立ちから現在までのエピソードをメモリーブックという形で共有することは，認知症患者の支援にとって，重要な医療情報の一つと考える．

　認知症患者を介護する家族は，程度に差はあろうが介護による心身負担を担うことを余儀なくされる．認知症患者と家族とのこれまでの関係性における問題，あるいは介護の過程において生じてしまった関係性の見直しや修復へのきっかけとして，メモリーブックを活用することを提言したい．家族が日々を過ごしていく過程では，仲たがいする，疎遠になる，わだかまりが残るといったことも避けて通れない場合がある．そこに認知症が加わり介護を余儀なくされると，苦痛体験がいっそう増えることは事実であるが，一方で，それは家族に与えられた関係修復のための最後のチャンスの一つととらえることもできる．メモリーブックを作るために家族から写真を借り，それにまつわるエピソードを聞く時から，家族の心もまた過去をさかのぼり始め，家族だけしか知りえない思い出が鮮明に思い起こされていく．もちろん，このような思い出に浸っていられるのは，ほんのわずかな時間であり，現実には日々の介護や自分たちの生活が待っている．しかし，一瞬であっても昔の楽しく温かい思い出に浸ることは，家族の歴史を再確認する意味でも，困難な現実を乗り越えていくためにも，重要であるという印象を持つ．

　たとえば，Aさんは，MMSE 11点の重度のADの女性で，週5日デイケアに通いながら，息子夫婦と暮らしていた．息子夫婦は多忙な仕事を抱えながら自宅での介護を続けていた．デイケアから自宅に帰り，息子夫婦が帰宅するまでの2時間，寂しさや所在なさから家を出て門にしゃがみこむ，近所の家の前をふらふら歩くといった行動を何とかできないかと，息子夫婦から相談を受け，家族と共にメモリーブックを作成した．自宅の居室の机の上に置かれたメモリーブックを，彼女は毎日手にとって熱心に読んでいたという．誰が何のために作ったか，そして前日もそれを読んだということも忘れてしまっているが，毎日，新鮮に，驚き，頷き，懐かしそうに読んだ．メモリーブックを作っている段階から，息子夫婦が昔を思い出し懐かしい気持ちになっていることが伺えたが，母親が毎日メモリーブックを熱心に読んでいる姿を見て，「介護は確かに大変だが，しっかり者であった母親の姿が，ありありと想い起こされる」と涙を浮かべて話したのが印象的であった．介護に追われる家族の疲労や閉塞感に，メモリーブックがプラスの変化をもたらすことを知った一例である．

1.3 生活の中でケアの一環として

　メモリーブックは作成のプロセスそのものに意義があることは前述した通りである．本項では，完成したメモリーブックを日常生活でケアの一環として活用する方法として，パート1とパート2各々に分けて実践例を紹介する．

パート1「過去の思い出」：本人の読み物や，スタッフとの雑談の材料として用いる

　認知症患者から聴取した自伝的記憶は，長年にわたって本人が経験し積み重ねてきた夥しい量の記憶の中から抽出されて残存しているエピソードである．それを文字と写真で綴ったメモリーブックを，患者は，熱心に感慨深く読み，思い出に浸る．完成したメモリーブックは，基本的に患者の手元に置いて，繰り返し目を通してもらう．しかし，認知症が軽度である場合は読んだという事実と書かれている内容をある程度覚えているため，頻回には読まない．前日の出来事をあまり記憶していないような中等度の認知症患者が，最も熱心に，新たな本を読むような面持ちでメモリーブックを手にして読む．

　また，スタッフと患者の雑談の話題の一つとしてメモリーブックを用いるのも有益である．

パート2「現在の生活」：見当識強化や，スケジュール・日課の確認として用いる

　現在の生活の情報，つまり，現在地や病院の名前，年号や月日，スケジュール表などは，通常，ポスターや壁に貼ってどの患者からも見えるように提示されているものである．しかし，注意機能や見当識に関する意欲の低下した認知症患者にとって，遠くの壁に貼ってある掲示事物は，自分にとって貴重な情報をもたらす存在としてではなく，壁紙や風景の一部と化していることが多い．メモリーブックに記載した個人的な情報を患者の目の前に提示することで，個別のオーダーメードの刺激となり得る．軽度であれば週間スケジュール表を，中等度や重度であれば毎日ルーチンで行う日課を記載して読んでもらい，実行する．

■文献

1) 北村葉子・他：認知症における行動心理学的症状（Behavioral and psychological symptoms of dementia：BPSD）の直接行動観察式評価用紙の開発：信頼性と妥当性の検証．高次脳機能研究，**30**：24-36，2010．
2) 後藤麻耶・他：中等度アルツハイマー型認知症例に対するメモリーブックを活用した認知コミュニケーション訓練．言語聴覚研究，2013（掲載予定）．
3) 認知症介護研究・研修東京センター・他編：三訂 認知症の人のためのケアマネジメント　センター方式の使い方・活かし方．中央法規，2011．

本書で用いた主な略語一覧

《疾患・状態》

略語	英語	日本語
AD	Alzheimer disease	アルツハイマー病
BPSD	behavioral and psychological symptoms of dementia	認知症の行動・心理症状
CBD	corticobasal degeneration	大脳皮質基底核変性症
DLB	dementia with Lewy body	レビー小体型認知症
FTD	frontotemporal dementia	前頭側頭型認知症
FTLD	frontotemporal lobar degeneration	前頭側頭葉変性症
LPA	logopenic progressive aphasia	
MCI	mild cognitive impairment	軽度認知障害
PA	progressive aphasia	進行性失語
PD	Parkinson disease	パーキンソン病
PDD	Parkinson disease with dementia	認知症を伴うパーキンソン病
PNFA	progressive nonfluent aphasia	進行性非流暢型失語
PSP	progressive supranuclear palsy	進行性核上性麻痺
SD	semantic dementia	意味性認知症
SDAT	semile dementia of Alzheimer type	アルツハイマー型老年認知症
VaD	vascular dementia	血管性認知症

《評価・検査法》

略語	英語	日本語
Behave-AD	Behavioral Pathology in Alzheimer's Disease Rating Scale	
CADL	Communication ADL Test	実用コミュニケーション検査
CDR	Clinical Dementia Rating	臨床認知度評価法
CMAI	Cohen-Mansfield Agitation Inventory	コーエン・マンスフィールドagitation評価票
CSTD	Communication Screening Test for Dementia	認知症コミュニケーションスクリーニング検査
DAD	Disability Assessment for Dementia	認知症行動評価尺度
FAST	Functional Assessment Staging	
HDS-R	Revised Hasagawa's dementia scale	改訂長谷川式簡易知能評価スケール
MoCA-J	Japanese version of the Montreal Cognitive Assessment	
MMSE	Mini-Mental State Examination	
MNREAD-J	Minnesota Rearing Test-Japanese Version	ミネソタ式臨界読書力検査日本版
NPI	Neuropsychiatric Inventory	
PPIC	Profile of Pragmatic Impairment in Communication	
RCPM	Raven's Coloured Progressive Matrices	レーブン色彩マトリシス検査
PSMS	Physical Self Maintenance Scale	
RO法	reality orientation 法	現実見当識訓練

SLTA	Standard Language Test of Aphasia	標準失語症検査
TLPA	A Test of Lexical Processing in Aphasia	失語症語彙検査
WAB	Western Aphasia Battery	失語症検査
WAIS-Ⅲ	Wechsler Adult Intelligence Scale-Ⅲ	ウェクスラー成人知能検査
WAIS-R	Wechsler Adult Intelligence Scale-Revised	ウェクスラー成人知能検査
WMS-R	Wechsler Memory Scale-Revised	ウェクスラー記憶検査

索 引

あ

アイデンティティ……………71
アクセシビリティ障害…………17
アパシー……………34, 35, 107, 130
アルツハイマー病……………2, 26
アルバム…………………159
相槌………………………78
誤りなし…………………153
誤り排除学習………………31

い

異聴………………………21
意味カテゴリー別名詞検査……100
意味記憶…………………119
意味記憶障害…………25, 116, 117
意味性……………………71
意味性錯語………………101
意味性錯行為……………118
意味性ハブ………………119
意味属性の活性化障害………119
怒り………………………125
痛み………………………80
陰性感情…………………125

う

ウェルニッケ失語……………118
うつ症状……………………33, 35
うつ病……………………121
迂言………………………99
運動企図……………………70
運動障害性（麻痺性）構音障害の
　検査法−短縮版………………57
運動障害性構音障害………23, 151

え

エージェント………………140
エビデンス…………………157
エピソード………………74, 158
エピソード記憶………………73
エピソード性………………71
叡智………………………72
遠隔記憶……………………30

お

オープンクエスチョン…………158
応答方法……………………41
押韻脚同パターン……………99
思い出……………………154
音韻性錯語…………………103
音楽の自動提示……………140
音楽療法…………………109
音誦症………………………26
音声………………………16
音声言語……………………16
音声障害……………………18
音綴断片…………………103

か

カウンセリングマインド………78
カレンダー…………………126
ガランタミン………………35
加齢性難聴……………20, 40, 90
加齢性白内障………………19
仮性作業……………………33
仮名………………………159
家族会………………………6
家族支援…………………125
介護拒否…………………148
介護者支援………………143
介護負担感…………………146
介護保険…………………147
会話支援…………………138
回想………………………108
回想支援…………………140
回想法……………………104
回想法ビデオ………………141
快の報酬系…………………89
改訂長谷川式簡易知能評価
　スケール………………128
喚語困難………………99, 128
感情…………………79, 123
感情価………………………77
関係性………………73, 74, 164
緘黙状態……………………99
環境整備…………………145
観念運動性失行……………128

き

キーパーソン………………145
キーワード…………………75
キャラバン・メイト……………6
希望………………………154
記憶研究……………………29
記憶錯誤…………………103
記録………………………76
器質性構音障害……………23
聴こえの日常生活支障度評価表…42
義歯………………………94
共感………………………78
共感的態度………………147
共感的理解…………………78
教科書体…………………159
局在型 AD………………116, 117, 118
局在型（非定型）の AD…………116
近時エピソード記憶…………107
近時記憶……………………30

く

クラスター…………………87
クローズドクエスチョン………158
グループ訓練………………150
グループダイナミクス…………93
グレーゾーン………………120
空語句……………………104

け

ケア………………………165
軽度認知障害…………2, 30, 120
傾聴態度……………………78
血管性認知症…………2, 27, 105
見当識………………151, 154, 165
見当識確認…………………150
見当識確認カード…………152
見当識訓練………………108
幻視………………………113
言語機能……………………51
言語機能の改善……………155
言語技能……………………11
言語産生能力………………17
言語的コミュニケーション………16
言語理解能力………………17
現実見当識………………157
現実見当識訓練………92, 156

索引

こ

コーエン・マンスフィールド
　agitation 評価票 …………… 59
コミュニケーション概念 ……… 141
コミュニケーション環境 ……… 145
コミュニケーション支援 …… 82, 89
コミュニケーション障害 … 8, 86, 127
コミュニケーションストラテジー
　……………………………………… 8
コリンエステラーゼ阻害薬 …… 35
ゴシック体 ……………………… 159
ことわざ ………………………… 56
呼名 ……………………………… 42
個人回想法 ……………………… 155
個人史 …………………………… 148
個別性 …………………………… 88
語音聴取能 ……………………… 21
語音明瞭度 ……………………… 20
語間代 ……………………… 26, 99
語義失語 …………………… 25, 116
語健忘 …………………………… 26
語頭音ヒント …………………… 103
語用論 …………………………… 11
語漏 ……………………………… 103
口腔顔面失行 …………………… 128
口形提示 ………………………… 91
行動・心理症状 ………………… 133
行動支援 ………………………… 126
行動障害 ………………………… 33
肯定 ……………………………… 79
後迷路性難聴 …………………… 20
構音 ……………………………… 16
構音障害 ………………… 18, 55, 128
構音障害型 ……………………… 94
声のトーン ………………… 123, 127

さ

再帰性発話 ……………………… 25
在宅生活 ………………………… 147
作話 ……………………………… 103
叫び声 …………………………… 141
残存機能 …………………………9, 72
残存能力 …………………… 52, 153

し

シルビウス裂周辺 ……………… 106
ジェスチャー ……… 13, 19, 52, 95
ジャルゴン失語 ………………… 99
しぐさ …………………………… 123
市販情報機器 …………………… 139
施設生活 ………………………… 143
視覚 ……………………………… 16
視覚機能低下 …………………… 38
視覚性失認 ……………………… 46
視覚認知障害 …………………… 101
嗜銀顆粒性認知症 ……………… 127
字義的意味 ……………………… 11
自己実現 ………………………… 72
自宅訪問 ………………………… 143
自伝的記憶 ………………… 71, 155
自動言語 ………………………… 103
自動的運動命令 ………………… 70
時系列 …………………………… 73
失語 ……………………………… 128
失語症 …………………………… 24
失語症検査 ……………………… 54
失語症語彙検査 …………… 55, 100
失行 ……………………………… 128
失構音 …………………………… 24
失認症 …………………………… 46
失敗体験 ………………………… 88
実生活での場面 ………………… 144
実用コミュニケーション検査 … 53
写真 ………………… 155, 156, 157, 158
社会資源 ………………………… 147
社会情緒的選択理論 …………… 77
社会的技能 ……………………… 11
若年性認知症 …………………… 121
手話 ……………………………… 19
受容 ……………………………… 79
収集 ……………………………… 33
重度失語症検査 ………………… 52
純粋性 …………………………… 78
生涯発達心理学 …………… 71, 154
症候論 …………………………… 9
情報支援 ………………………… 138
情報収集 ………………………… 148
情報処理モデル ………………… 9
情報障害 ………………………… 138
情報提示 ………………………… 139
心理支援 ………………………… 138
神経原線維変化型認知症 ……… 127
神経症 …………………………… 121
進行性核上性麻痺 ……………… 127
進行性失語 ………………… 115, 127
進行性非流暢型失語 ………… 24, 54
新造語 …………………………… 99
新造語ジャルゴン ……………… 104
新日本版トークンテスト ……… 55
人格障害 ………………………… 121

す

スクリーニング ………………… 51
スケッチブック ………………… 126
ストラテジー ………………… 43, 53

せ

生活指向 ………………………… 88
生活の質 ………………………… 88
成功体験 ………………………… 88
精神的支援 ……………………… 146
精神病症状 ………………… 33, 34
静寂 ……………………………… 125
戦略の重要部位 ………………… 106
全国キャラバン・メイト連絡協議会
　……………………………………… 6
全体不良型 ……………………… 95
全体良好型 ………………… 88, 89
前頭側頭型認知症 …………… 4, 115
前頭側頭葉変性症 ………… 115, 127

そ

粗大なエピソード記憶の障害 … 30
双極性障害 ……………………… 35
双極性障害の傾向 ……………… 35
即時記憶 ………………………… 30
側頭葉前方部 …………………… 118

た

タイマー ………………………… 126
多発梗塞性認知症 ……………… 105
多様式失認 ……………………… 46
大脳皮質基底核変性症 ………… 127
短期記憶 ………………………… 29

ち

知的障害 …………………… 17, 18
中止 ……………………………… 80
注意障害 ………………………… 103
長期記憶 ………………………… 29
聴覚 ……………………………… 16
聴覚印象 ………………………… 57
聴覚障害 ………………………… 40
聴覚障害型 ……………………… 90
聴取 ……………………………… 73
聴性行動反応 …………………… 42
沈黙 ……………………………… 79

索引

て
テレビ電話……………………140
デイケア………………………6
デジタルカメラ………………126
手順提示………………………139
手続き記憶……………………69
電子機器………………………139

と
トリガー………………………74
ドネペジル………………35, 114
取り繕い反応…………………26
時計症状………………………25
同語反復…………………25, 99
洞察………………………77, 157
道具使用障害…………………118
道具の意味記憶障害…………119

な
内耳性難聴……………………20
難聴……………………………144

に
二方向性失名辞…………116, 118
日常生活関連動作……………63
日常生活動作…………………63
認知……………………………28
認知技能………………………11
認知症……………………17, 128
認知症行動障害尺度…………67
認知症支援犬…………………142
認知症の行動・心理症状…3, 31, 58
認知症の人と家族の会………6
認知症向け専用日記…………138
認知症を伴うパーキンソン病…111
認知障害型……………………92
認知リハビリテーション………6

ね
ネガティブ…………………77, 78, 79

の
ノンバーバル・コミュニケーション
　………………………………12
能動的態度評価………………153

は
バーバル・コミュニケーション…12
パーキンソニズム……………113
パーソン・センタード・ケア
　…………………………83, 147
パラ・コミュニケーション……12
破綻と修正……………………13
徘徊………………………33, 35
白内障…………………………38
発語失行………………………128
発声持続時間…………………23
発声発語器官……………22, 57, 95
発声発語器官および構音の検査…57
発声発語器官の運動…………151
発話スピード…………………145
発話速度………………………22
発話明瞭度……………………94
反響言語……………………25, 99

ひ
皮質下血管性認知症…………106
皮質下失語症…………………106
非言語的………………………123
非言語的コミュニケーション
　…………………………16, 150
非言語的なコミュニケーション
　手段………………………95
非生物カテゴリー特異的意味記憶
　障害………………………118
筆談……………………………92
人となり………………………124
表出障害………………………19
表情……………………96, 120, 123
標準失語症検査…………54, 100
標準純音聴力検査…………40, 41
病感……………………………123

ふ
フリートーク…………………161
プレクリニカル AD……………4
服薬メモ帳……………………139
分散化仮説……………………119
分散化プラス意味性ハブ仮説…119
文法・統語障害………………128

へ
米国食品医薬品局……………5
変性性認知症…………………10
弁証法的過程…………………136

ほ
ポジティブ…………77, 78, 155
保続……………………………99
掘り下げ検査…………………53
彩星（ほし）の会……………6
補充現象………………………20
補償……………………………43
補聴器装用……………………90
放尿・弄便……………………33
報告書………………………52, 57

ま
マザー・テレサ………………127
まなざし…………………123, 127
満足度…………………………88

み
ミニメンタルステート検査……2
ミネソタ式臨界読書力検査日本版
　………………………………38

む
無言症…………………………103
無条件の肯定的関心…………78

め
メマンチン……………………35
メモリーカード………………163
メモリークリニック……………4
メモリーブック…146, 154, 160, 162
明瞭度評価……………………56

も
モダリティ………………9, 51, 54
文字言語……………………16, 94

ゆ
指こすり音……………………42

よ
抑うつ…………………………34

り
リーフレット…………………143

170

索 引

リバスチグミン······35
理解障害······19
流暢性失語······119
良性の健忘······30
臨界文字サイズ······39

る
類型化······87

れ
レーダーチャート······52, 57
レビー小体型認知症······2, 111
レミニッセンスバンプ······76

ろ
老視······19
老人性難聴······20

わ
話者交代······13
話題管理······13
話題転換······13
笑い······96

A
ACh······34, 35
AD······2, 26, 33, 34, 35, 36, 127
agitation······34
Alzheimer disease······2, 26

B
Behave-AD······34, 61
behavioral and psychological symptoms of dementia······3, 31, 58
Behavioral Pathology in Alzheimer's Disease Rating Scale······61
bipolarity······35
BPSD······3, 13, 31, 33, 34, 35, 36, 58, 123, 126, 133, 148

C
CBD······127
CDR······50
CMAI······59
Cohen-Mansfield Agitation Inventory······59

corticobasal degeneration······127
CSTD······51, 56

D
DAD······67, 68
dementia with Lewy body······2
Disability Assessment for Dementia······68
DLB······2, 127

E
easy Z-score imaging system······4
eZIS······4

F
FAST······63, 64
FDA······5
frontotemporal dementia······4
FTD······4, 25, 115
FTLD······24, 127
Functional Assessment Staging······63, 64

H
HDS-R······47

I
IADL Scale······66
ICレコーダー······139
immediate memory······30
Information Technology······83
IT機器······142

L
logopenic progressive aphasia······24
logopenic型······24, 116, 117, 118
logopenic失語症······54
long-term memory······29
LPA······24, 25

M
MCI······2, 30, 89, 120, 161
MCIの診断基準······120
MIBG心筋シンチ······113
mild cognitive impairment······2, 30, 120

Mini-Mental State Examination······2
MMSE······2, 34, 48
MNREAD-J······38

N
N-ADL······67
Neuropsychiatric Inventory······61
Neuropsychiatric Inventory (NPI) 日本語版······5
NINDS-AIREN······105
NMDA······35
NPI······61
N式老年者用日常生活動作能力評価尺度······67

P
PA······116
Parkinson disease with dementia······111
PDD······111
Physical Self Maintenance Scale······65
PNFA······24, 115
PPIC······14
progressive nonfluent aphasia······24
progressive supranuclear palsy······127
PSMS······65
PSP······127

R
RCPM······54
recent memory······30
remote memory······30
RO法······92, 155

S
SD······25
semantic型······116
short-term memory······29
SLTA······100
SLTA-ST······54
SLTA補助テスト······54, 57
speech chain······86

T
TLPA······55, 100
Tune in······136

171

索 引

two-way anomia……………116, 118

U

US Food and Drug Administration
　……………………………………5

V

VaD………………………………2, 127

vascular dementia………………………2
VIPS……………………………………84
voxel-based specific regional
　analysis system for Alzheimer's
　Disease………………………………4
VSRAD…………………………………4

W

5W1H…………………………………124

WAB……………………………………54
WAB 失語症検査………………………54
WAIS-Ⅲ…………………………………50
WAIS-R…………………………………50
well-being……………………………155

172

【編者略歴】

三村　將（みむら　まさる）

1984 年	慶應義塾大学医学部卒
1984 年	慶應義塾大学医学部精神神経科研修医
1990 年	慶應義塾大学医学部精神神経科助手
1992 年	ボストン大学医学部行動神経学部門（Martin L. Albert 教授），失語症研究センター（Harold Goodglass 教授），記憶障害研究センター（Laired Cermak 教授）研究員
1994 年	東京歯科大学市川総合病院精神神経科専任講師
2000 年	昭和大学医学部精神医学教室助教授（その後，名称変更により准教授）
2011 年	慶應義塾大学医学部精神・神経科学教室教授

飯干　紀代子（いいぼし　きよこ）

1985 年	鹿児島大学法文学部卒
1987 年	鹿児島大学大学院心理学専攻課程修了
1987 年	パールランド病院心理・言語療法室長
2000 年	九州保健福祉大学保健科学部講師
2005 年	九州保健福祉大学保健科学部准教授
2008 年	九州保健福祉大学保健科学部教授
2012 年	志學館大学・大学院教授

認知症のコミュニケーション障害
その評価と支援　　　ISBN978-4-263-21435-0

2013 年 12 月 10 日　第 1 版第 1 刷発行
2015 年 1 月 20 日　第 1 版第 2 刷発行

編者　三村　　將
　　　飯干紀代子

発行者　大　畑　秀　穂

発行所　医歯薬出版株式会社

〒113-8612　東京都文京区本駒込 1-7-10
TEL.（03）5395-7628（編集）・7616（販売）
FAX.（03）5395-7609（編集）・8563（販売）
http://www.ishiyaku.co.jp/
郵便振替番号　00190-5-13816

乱丁，落丁の際はお取り替えいたします　　印刷・三報社印刷／製本・皆川製本所
© Ishiyaku Publishers, Inc., 2013. Printed in Japan

本書の複製権・翻訳権・翻案権・上映権・譲渡権・貸与権・公衆送信権（送信可能化権を含む）・口述権は，医歯薬出版（株）が保有します．
本書を無断で複製する行為（コピー，スキャン，デジタルデータ化など）は，「私的使用のための複製」などの著作権法上の限られた例外を除き禁じられています．また私的使用に該当する場合であっても，請負業者等の第三者に依頼し上記の行為を行うことは違法となります．

JCOPY ＜（社）出版者著作権管理機構　委託出版物＞

本書を複写される場合は，そのつど事前に（社）出版者著作権管理機構（電話 03-3513-6969，FAX　03-3513-6979，e-mail：info@jcopy.or.jp）の許諾を得てください．

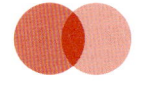

communication